国家卫生健康委员会"十三五"规划教材

全国高等职业教育配套教材

供医学影像技术、放射治疗技术专业用

医学影像诊断学 实训与学习指导

U0285128

主　编　刘林祥　夏瑞明

副主编　李锡忠　徐秀芳　李敬哲　翁绳和

编　者（以姓氏笔画为序）
于广会（山东第一医科大学，山东省医学科学院）
邢　健（牡丹江医学院）
刘林祥（山东第一医科大学，山东省医学科学院）
齐春华（白城医学高等专科学校）
李敬哲（鹤壁职业技术学院）
李锡忠（雅安职业技术学院）
杨义耀（襄阳职业技术学院）
余忠强（绍兴文理学院附属医院）
张英俊（湖南医药学院）
张雪宁（天津医科大学第二医院）
罗　琳（内蒙古科技大学包头医学院第一附属医院）
罗天蔚（四川卫生康复职业学院）
周　鹏（江西医学高等专科学校）
夏　军（哈尔滨医科大学附属第五医院）
夏瑞明（绍兴文理学院医学院）
徐秀芳（杭州医学院）
翁绳和（福建卫生职业技术学院）
董瑞生（山西医科大学附属汾阳医院）
韩晓磊（陕西能源职业技术学院）
廖伟雄（肇庆医学高等专科学校）
魏晓洁（山东医学高等专科学校）

人民卫生出版社
·北京·

图书在版编目(CIP)数据

医学影像诊断学实训与学习指导/刘林祥,夏瑞明
主编. —北京:人民卫生出版社,2021.8 (2024.6重印)
ISBN 978-7-117-31905-8

Ⅰ.①医… Ⅱ.①刘…②夏… Ⅲ.①影像诊断-医
学院校-教材 Ⅳ.①R445

中国版本图书馆 CIP 数据核字(2021)第 163375 号

人卫智网 **www.ipmph.com**	医学教育、学术、考试、健康,	
	购书智慧智能综合服务平台	
人卫官网 **www.pmph.com**	人卫官方资讯发布平台	

医学影像诊断学实训与学习指导
Yixue Yingxiang Zhenduanxue Shixun yu Xuexi Zhidao

主　　编:刘林祥　夏瑞明
出版发行:人民卫生出版社(中继线 010-59780011)
地　　址:北京市朝阳区潘家园南里 19 号
邮　　编:100021
E - mail:pmph @ pmph.com
购书热线:010-59787592　010-59787584　010-65264830
印　　刷:三河市宏达印刷有限公司
经　　销:新华书店
开　　本:787×1092　1/16　印张:20
字　　数:538 千字
版　　次:2021 年 8 月第 1 版
印　　次:2024 年 6 月第 3 次印刷
标准书号:ISBN 978-7-117-31905-8
定　　价:48.00 元

打击盗版举报电话:010-59787491　E-mail:WQ @ pmph.com
质量问题联系电话:010-59787234　E-mail:zhiliang @ pmph.com

前　言

　　医学影像技术、放射治疗技术专业实践性强,加强技能训练是提高人才培养质量的重要环节。根据 2018 年 6 月第四轮全国高等职业教育医学影像技术、放射治疗技术专业规划教材主编人会议(上海)的精神,教材编写要准确把握高等职业教育的专业定位,遵循"三基(基本知识、基本理论和基本技能)、五性(思想性、科学性、先进性、启发性和适用性)"的教材编写原则,以教师易教、学生易学为目标,提高学生的职业素养和实际工作能力。为配合全国高等职业教育医学影像技术、放射治疗技术专业规划教材《医学影像诊断学》(第 4 版)的学习,编写了《医学影像诊断学实训与学习指导》配套教材,以利于更好地掌握医学影像诊断学知识与技能,也是高等职业教育医学影像技术、放射治疗技术专业立体化教材的一部分。

　　本教材的章节设置与主教材《医学影像诊断学》(第 4 版)一致,包括总论、中枢神经系统、头颈部、呼吸系统、循环系统、乳腺、消化系统、泌尿与生殖系统、骨骼肌肉系统 9 章。除总论外,每章内容均包括辨识正常影像解剖结构、常见病病例分析、复习测试题和参考答案四部分,复习测试题部分包括名词解释、选择题、填空题和问答题四种类型。希望学生通过本书的学习,进一步加深对医学影像诊断学理论知识的理解,巩固对常见病医学影像图像的阅读和诊断技能。

　　在本书的编写过程中,全体编写人员以高度的责任感,对书稿进行了深入的探讨,以精益求精的态度对文字和图片进行筛选,同时教材编写参考了国内外部分专家、教授的著作和教材,在此一并表示衷心感谢! 囿于作者的学术、知识水平,缺点和错误肯定难以避免,恳请广大师生相004部肌沸蛤正。

刘林祥　夏瑞明

2021 年 6 月

目　录

第一节　辨识各类影像学图像

1. X 线图像（图 1-1～图 1-4）

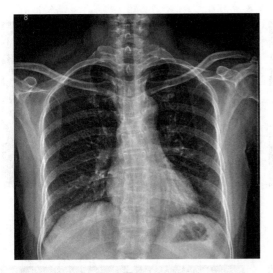

图 1-1

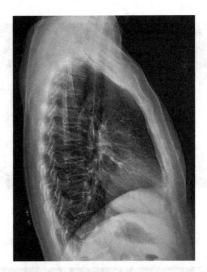

图 1-2

①_____；　②_____；

1

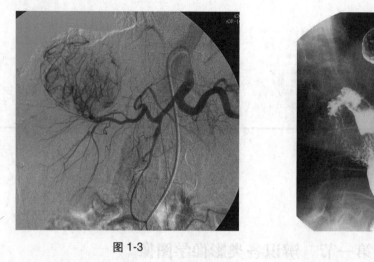

图 1-3

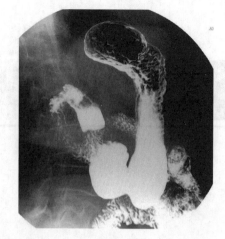

图 1-4

③_____; ④_____。

2. CT 图像(图 1-5~图 1-10)

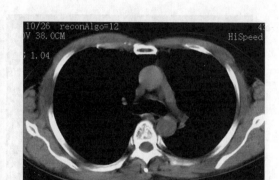

图 1-5

图 1-6

①_____; ②_____;

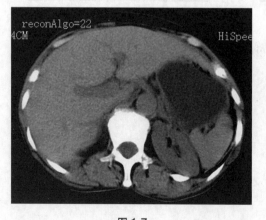

图 1-7

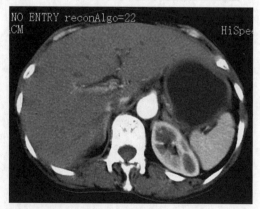

图 1-8

③_____; ④_____;

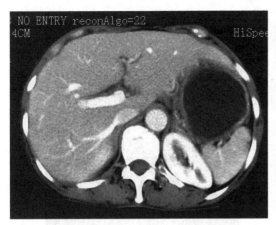

图 1-9

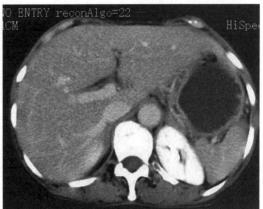

图 1-10

⑤_____；⑥_____。

3. MRI 图像(图 1-11~图 1-16)

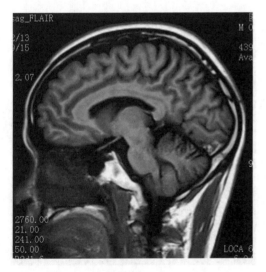

图 1-11

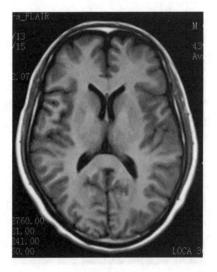

图 1-12

①_____；②_____；

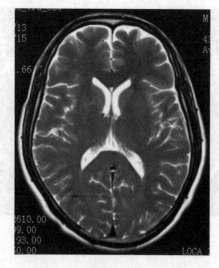

图 1-13

③_____;

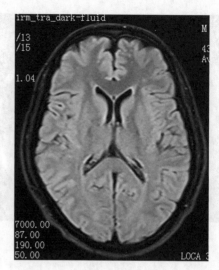

图 1-14

④_____;

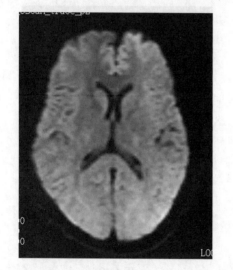

图 1-15

⑤_____;

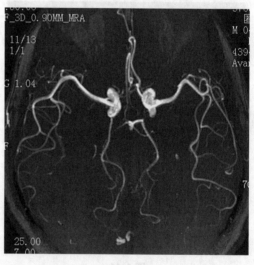

图 1-16

⑥_____。

第二节 复习测试题

一、名词解释

1. 医学影像诊断学

2. 低密度灶

3. 病灶强化

二、选择题

（一）A型题（以下每一道题下面有A、B、C、D、E五个备选答案，请从中选择一个最佳答案）

1. X线片、CT片和MRI片上一般**没有**病人的
   A. 姓名　　　　B. 检查号　　　　C. 婚姻状况　　　D. 性别　　　　E. 年龄

2. 下列各项中，属于CT检查的是
   A. MRCP　　　　B. DWI　　　　　C. MPR　　　　　D. SWI　　　　E. FLAIR

3. 下列各项中，**不属于**MRI检查的是
   A. CPR　　　　B. DWI　　　　　C. STIR　　　　D. SWI　　　　E. FLAIR

4. CT值在0Hu左右的组织是
   A. 水　　　　　B. 脂肪　　　　C. 骨皮质　　　D. 肝　　　　　E. 肺

（二）B型题（以下提供若干组考题，每组考题共同使用在考题前列出的A、B、C、D、E五个备选答案，请从中选择一个与考题关系最密切的答案，每个备选答案可以被选择一次、多次或不被选择）

（1~5题共用备选答案）
   A. 钙化　　　　B. 水肿　　　　C. 肝　　　　　D. 脾　　　　　E. 脂肪

1. CT上呈高密度的是

2. CT值在-120~-30Hu的组织是

3. T_1WI上呈低信号，T_2WI上呈高信号的是

4. T_1WI和T_2WI上均呈高信号的是

5. T_1WI和T_2WI上均呈低信号的是

（6~9题共用备选答案）
   A. 重叠图像　　　　　B. 矢状面图像　　　　　C. 横断面图像
   D. 多平面重组图像　　E. 彩图

6. 平片图像是

7. CT图像多数是

8. 只有MRI可直接成像的图像是

9. CT和MRI共有的图像是

（三）X型题（以下每一道题下面有A、B、C、D、E五个备选答案，其中有2个及以上的正确答案）

1. 在日常工作中，有老片者，应对照老片，观察病灶的动态变化，这些动态变化主要包括
   A. 部位、形态　　　　　B. 数目、大小　　　　　C. 轮廓、边缘
   D. 周围结构改变　　　　E. 密度或信号

2. 下列临床资料中，对影像学作出正确诊断有帮助的是
   A. 性别、年龄　　　　　B. 职业史和接触史　　　C. 家族史
   D. 症状、体征　　　　　E. 实验室检查结果

3. 书写影像报告前，应认真审核图像的信息是否与申请单相符，包括
   A. 病人姓名　　　　　　B. 病人性别、年龄　　　C. 检查号
   D. 检查部位　　　　　　E. 家族史

4. 影像学上发现病灶后，应仔细分析病灶情况，包括

A. 部位、形态　　　　　　B. 数目、大小　　　　　　C. 轮廓、边缘
D. 周围结构改变　　　　　E. 密度或信号

三、填空题

1. 医学影像诊断学包括_____、_____、_____、_____、_____等。
2. 影像诊断的步骤包括
第一步:_____。
第二步:_____。
第三步:_____。
第四步:_____。
第五步:_____。
3. 若病灶密度高于所在器官或结构的密度,则应称为_____病灶。
4. 写出下列英文缩写的中文名称:
CTA _____　　MPR _____　　MRA _____　　T_1WI _____
T_2WI _____　　MRCP _____　　DWI _____　　SWI _____
MRS _____

四、问答题

1. 何谓影像诊断三原则?
2. 请说出 X 线图像、CT 图像、MRI 图像阅片步骤。
3. 如何分辨 MRI 各种图像的类型?
4. 如何正确书写影像诊断报告?

第三节　参 考 答 案

辨识各类影像学图像

1. X 线图像
①胸部正位平片　②胸部侧位平片　③肝动脉 DSA 造影片　④胃肠造影片
2. CT 图像
①胸部 CT 肺窗　②胸部 CT 纵隔窗　③上腹部 CT 平扫　④上腹部 CT 增强动脉期　⑤上腹部 CT 增强门脉期　⑥上腹部 CT 增强实质期
3. MRI 图像
①头颅 MRI 矢状位 T_1WI　②头颅 MRI 横断位 T_1WI　③头颅 MRI 横断位 T_2WI　④头颅 MRI 横断位抑水抑脂序列　⑤头颅 MRI 横状位 DWI　⑥头颅 MRA

复习测试题

一、名词解释

1. 医学影像诊断学:是利用各种影像设备(包括 X 线、CT、MRI、超声、核素显像等),使人体内部结构和器官成像,借助图像,来了解人体内部结构和器官的解剖和生理功能状况及病理改变,以达到诊断疾病目的的一门学科。

2. 低密度灶:X 线平片和 CT 图像上,病灶密度低于所在器官或结构的密度,称之为低密度灶。

3. 病灶强化:CT 或 MRI 增强扫描后,病灶密度或信号比平扫时增高了,称之病灶强化。

二、选择题

（一）A 型题

1. C　　2. C　　3. A　　4. A

（二）B 型题

1. A　　2. E　　3. B　　4. E　　5. A　　6. A　　7. C　　8. B　　9. C

（三）X 型题

1. ABCDE　　2. ABCDE　　3. ABCD　　4. ABCDE

三、填空题

1. X 线诊断学　　CT 诊断学　　MRI 诊断学　　超声诊断学　　核医学

2. 阅读检查申请单,了解影像学检查的目的

了解图像的成像技术和检查方法,观察图像的质量

采用全面、对比、重点观察的方法,发现异常改变

详细分析异常表现,明确其所代表的病理改变和意义

结合临床资料,综合分析,作出影像诊断

3. 高密度

4. CT 血管造影　　多平面重组　　磁共振血管成像　　T_1 加权像　　T_2 加权像

磁共振胰胆管造影　　弥散加权成像　　磁敏感加权成像　　磁共振波谱分析

四、问答题

1. 何谓影像诊断三原则?

（1）依据生理学与解剖学等知识,认识正常人体组织器官的影像学表现。

（2）依据病理学等知识,认识人体组织器官各种病理改变的影像学表现。

（3）结合临床资料,进行综合分析,得出正确结论。

2. 请说出 X 线图像、CT 图像、MRI 图像阅片步骤。

X 线图像阅片步骤:

第一步:阅读检查申请单,了解病人 X 线检查的目的和要求。第二步:观察 X 线图像上的信息。第三步:分辨出图像的类型。第四步:采用全面、对比、重点观察的方法,观察每一幅平片图像。第五步:采用全面、对比、重点观察的方法,观察每一幅造影图像。第六步:发现病灶后,对病灶进行详细分析。第七步:结合临床资料,综合分析,作出 X 线诊断。

CT 图像阅片步骤:

第一步:阅读检查申请单,了解病人 CT 检查的目的和要求。第二步:观察 CT 图像上的信息。第三步:分辨出图像的类型。第四步:采用全面、对比、重点观察的方法,观察每一幅平扫图像。第五步:采用全面、对比、重点观察的方法,观察每一幅增强扫描图像。第六步:发现病灶后,对病灶进行详细分析。第七步:结合临床资料,综合分析,作出 CT 诊断。

MRI 图像阅片步骤:

第一步:阅读检查申请单,了解病人 MRI 检查的目的和要求。第二步:观察 MRI 图像上的信息。第三步:分辨出各种图像的类型。第四步:采用全面、对比、重点观察的方法,观察每一幅平扫图像。第五步:采用全面、对比、重点观察的方法,观察每一幅增强扫描图像。第六步:发现病灶后,对病灶进行详细分析。第七步:结合临床资料,综合分析,作出 MRI 诊断。

3. 如何分辨 MRI 各种图像的类型?

根据图像上血管显示的情况(血管呈明显高信号者为增强扫描图像)或者增强扫描标志(C 或 CE 或 C+或使用的对比剂名称)分辨出平扫和增强扫描图像。

根据图像上自由水信号的特点(自由水如脑脊液呈高信号者为 T_2WI,呈低信号者为 T_1WI),或 TR(重复时间 repetition time,TR)、TE(回波时间 echo time,TE)时间(TR<500ms、TE<30ms,为 T_1WI;TR>1 500ms、TE>80ms,为 T_2WI),或检查序列情况(图像上直接有标出),或显示的组织结构情况分辨出图像类型如 T_1WI、T_2WI、PDWI、FLAIR、STIR、DWI、MRA、MRCP、SWI 等。

4. 如何正确书写影像诊断报告?

首先要充分做好诊断报告书写前的准备工作,包括仔细阅读检查申请单、认真审核图像、相关资料要齐全、全面仔细观察图像。然后要认真书写影像诊断报告书:影像诊断报告书要求用计算机打印;对于不具备打印条件的单位,书写时要求字迹清楚、字体规范、不得涂改,禁用不标准简化字和自造字;书写时要使用医学专用术语、语句通畅、逻辑性强,要正确运用标点符号。影像诊断报告书应包括以下内容:一般资料;成像技术和检查方法;影像学检查表现、印象或诊断;书写医师和复核医师签名。

(夏瑞明)

第二章　中枢神经系统

第一节　辨识正常影像解剖结构

1. 颅骨正侧位 X 线图像(图 2-1)

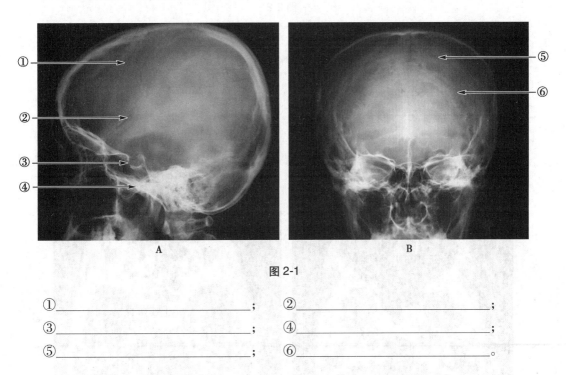

图 2-1

①＿＿＿＿＿＿＿＿＿＿＿＿＿＿＿＿＿＿＿＿；　②＿＿＿＿＿＿＿＿＿＿＿＿＿＿＿＿＿＿＿＿；

③＿＿＿＿＿＿＿＿＿＿＿＿＿＿＿＿＿＿＿＿；　④＿＿＿＿＿＿＿＿＿＿＿＿＿＿＿＿＿＿＿＿；

⑤＿＿＿＿＿＿＿＿＿＿＿＿＿＿＿＿＿＿＿＿；　⑥＿＿＿＿＿＿＿＿＿＿＿＿＿＿＿＿＿＿＿＿。

2. 颅脑 DSA 图像（图 2-2）

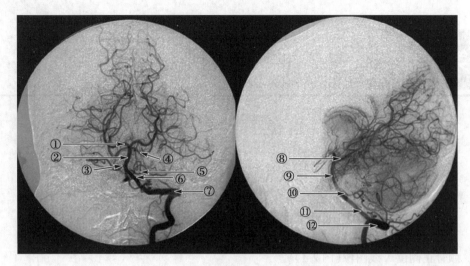

图 2-2

①_____;　②_____;

③_____;　④_____;

⑤_____;　⑥_____;

⑦_____;　⑧_____;

⑨_____;　⑩_____;

⑪_____;　⑫_____。

3. 颅脑 CT 图像（图 2-3）

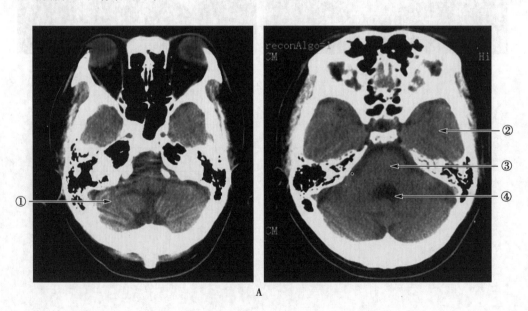

A

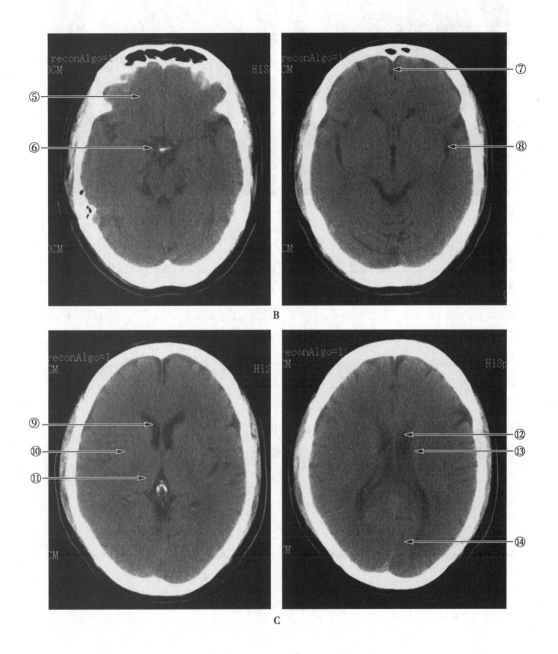

B

C

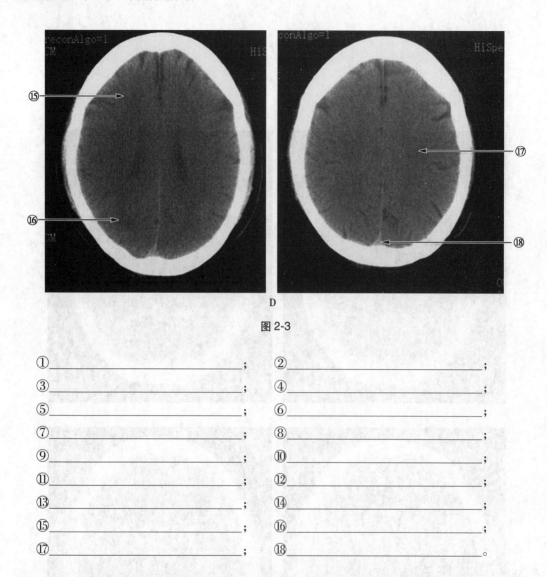

图 2-3

①_____;　②_____;
③_____;　④_____;
⑤_____;　⑥_____;
⑦_____;　⑧_____;
⑨_____;　⑩_____;
⑪_____;　⑫_____;
⑬_____;　⑭_____;
⑮_____;　⑯_____;
⑰_____;　⑱_____。

4. 颅脑 MRI 图像(图 2-4~图 2-7)

(1) 颅脑 MRI 矢状位(图 2-4)

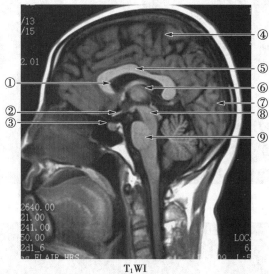

T₁WI

图 2-4

① _____ ;　② _____ ;

③ _____ ;　④ _____ ;

⑤ _____ ;　⑥ _____ ;

⑦ _____ ;　⑧ _____ ;

⑨ _____ 。

(2) 颅脑 MRI 横轴位(一)(图 2-5)

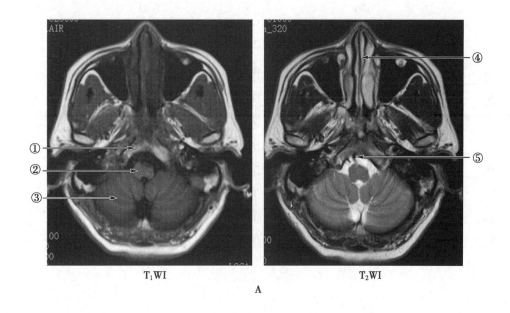

T₁WI　　　　　　　　　　　T₂WI

A

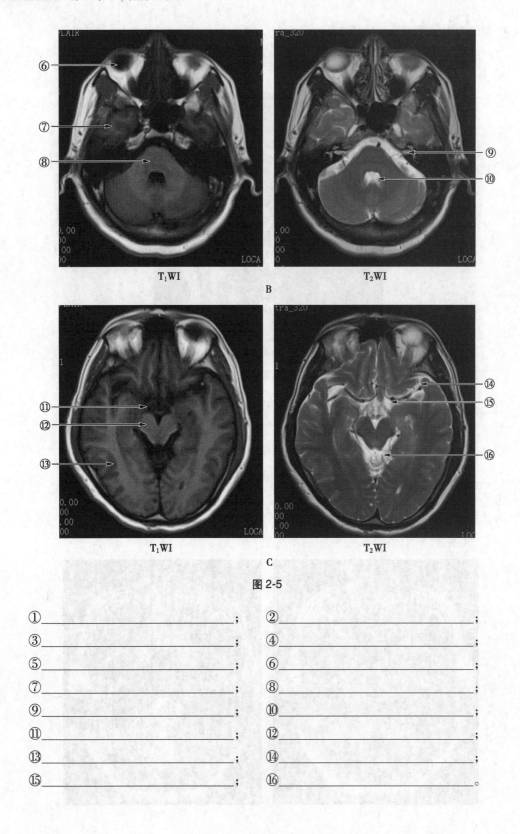

T₁WI   T₂WI

B

T₁WI   T₂WI

C

图 2-5

①_____;   ②_____;

③_____;   ④_____;

⑤_____;   ⑥_____;

⑦_____;   ⑧_____;

⑨_____;   ⑩_____;

⑪_____;   ⑫_____;

⑬_____;   ⑭_____;

⑮_____;   ⑯_____。

（3）颅脑 MRI 横轴位（二）（图 2-6）

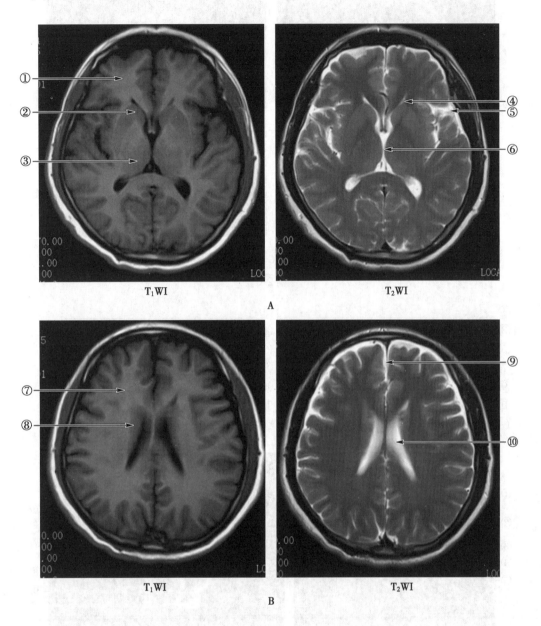

T₁WI   T₂WI

A

T₁WI   T₂WI

B

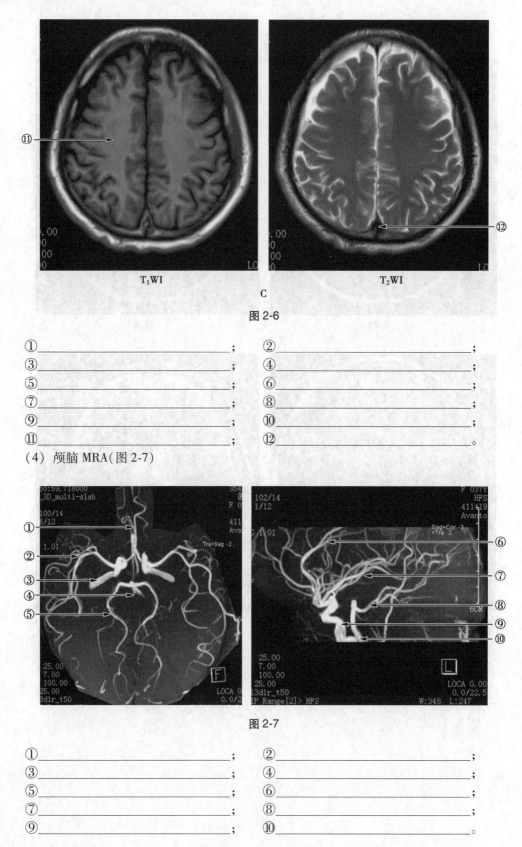

T₁WI

T₂WI

C

图 2-6

① _____ ; ② _____ ;
③ _____ ; ④ _____ ;
⑤ _____ ; ⑥ _____ ;
⑦ _____ ; ⑧ _____ ;
⑨ _____ ; ⑩ _____ ;
⑪ _____ ; ⑫ _____ 。

（4）颅脑 MRA（图 2-7）

图 2-7

① _____ ; ② _____ ;
③ _____ ; ④ _____ ;
⑤ _____ ; ⑥ _____ ;
⑦ _____ ; ⑧ _____ ;
⑨ _____ ; ⑩ _____ 。

5. 脊椎 MRI 图像(图 2-8)

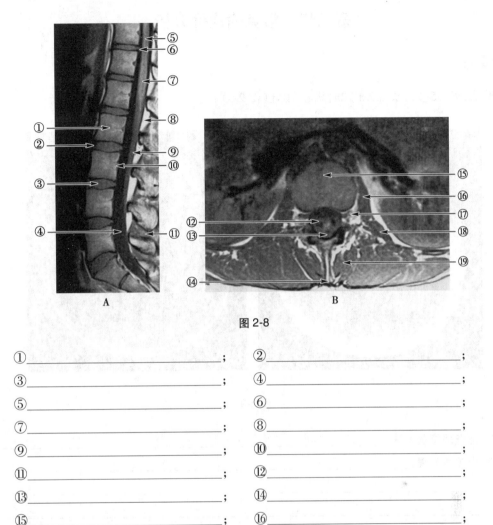

图 2-8

①_____ ; ②_____ ;

③_____ ; ④_____ ;

⑤_____ ; ⑥_____ ;

⑦_____ ; ⑧_____ ;

⑨_____ ; ⑩_____ ;

⑪_____ ; ⑫_____ ;

⑬_____ ; ⑭_____ ;

⑮_____ ; ⑯_____ ;

⑰_____ ; ⑱_____ ;

⑲_____ 。

第二节 常见病病例分析

病例一

病人,男,35 岁。头部外伤 2h,恶心、呕吐(图 2-9)。

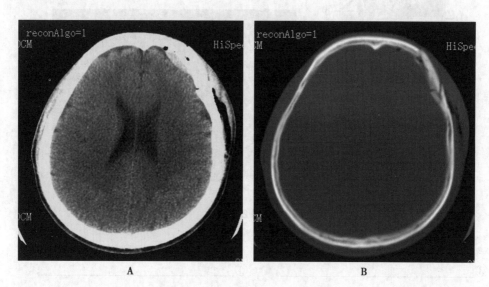

图 2-9

1. 检查部位及方法:_____

2. 影像学表现:_____

_____

_____

_____

3. 影像诊断:_____

4. 鉴别诊断及要点:_____

_____

_____

病例二

病人,男,62岁。右侧肌力下降,偏身感觉异常8h。有高血压病史(图2-10)。

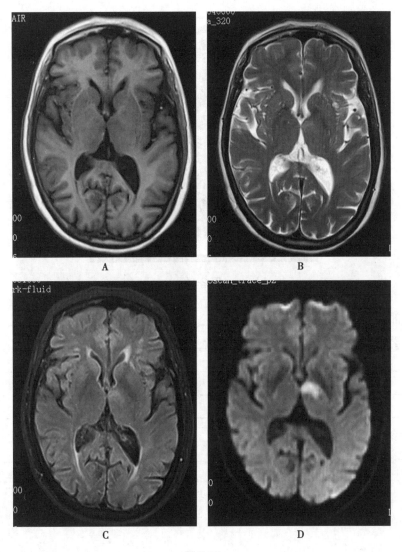

图 2-10

1. 检查部位及方法:_____
2. 影像学表现:_____
_____
_____
_____
3. 影像诊断:_____
4. 鉴别诊断及要点:_____
_____
_____

病例三

病人,女,65岁。高血压20多年,突发头痛、呕吐、意识障碍3h(图2-11)。

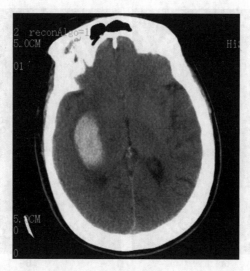

图 2-11

1. 检查部位及方法:_____
2. 影像学表现:_____
_____
_____
_____
3. 影像诊断:_____
4. 鉴别诊断及要点:_____
_____
_____

病例四

病人,女,36岁。间歇性头痛多年,再发2d(图2-12)。

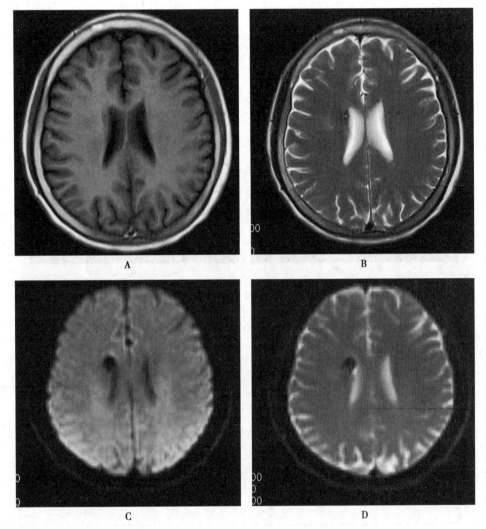

图 2-12

1. 检查部位及方法:_____

2. 影像学表现:_____

_____

_____

_____

3. 影像诊断:_____

4. 鉴别诊断及要点:_____

_____

_____

病例五

病人,男,30岁。头痛3d(图2-13)。

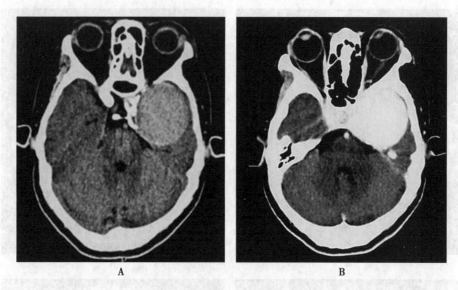

A   B

图 2-13

1. 检查部位及方法: _____

2. 影像学表现: _____

_____

_____

_____

3. 影像诊断: _____

4. 鉴别诊断及要点: _____

_____

_____

病例六

病人,女,29 岁。左侧肢体轻度活动障碍,右侧肢体共济失调(图 2-14)。

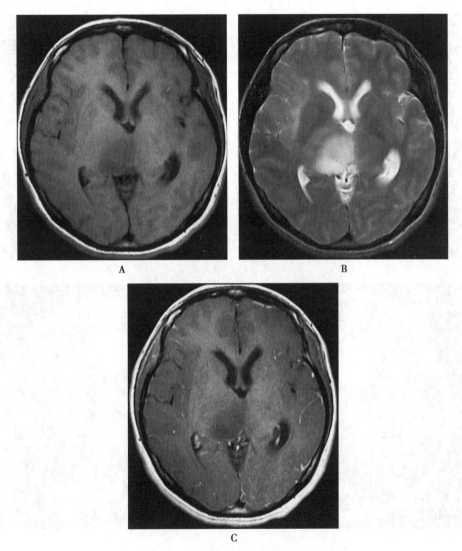

图 2-14

1. 检查部位及方法:_____
2. 影像学表现:_____
   _____
   _____
   _____
3. 影像诊断:_____
4. 鉴别诊断及要点:_____
   _____
   _____

病例七

病人,女,56 岁。头痛数月(图 2-15)。

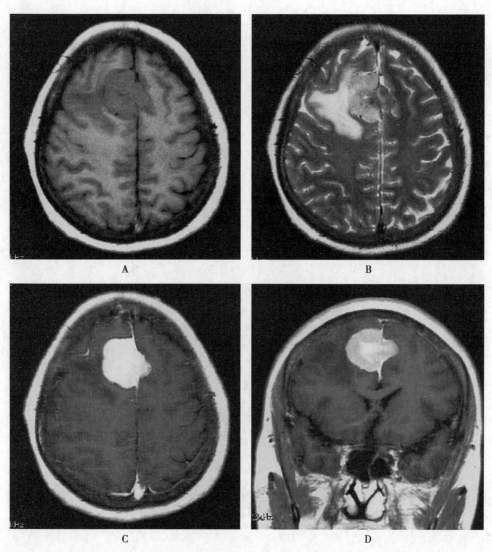

图 2-15

1. 检查部位及方法:_____
2. 影像学表现:_____
   _____
   _____
   _____
3. 影像诊断:_____
4. 鉴别诊断及要点:_____
   _____
   _____

病例八

病人,女,25 岁。闭经,泌乳(图 2-16)。

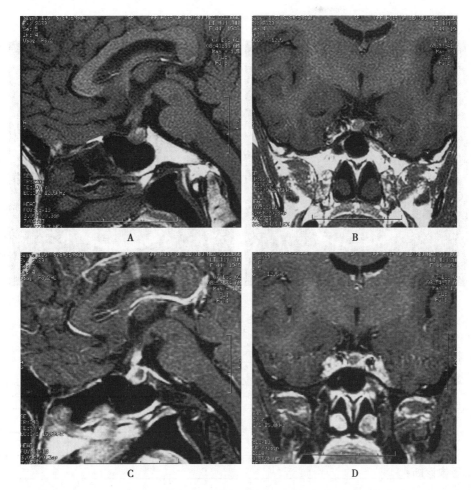

图 2-16

1. 检查部位及方法:_____

2. 影像学表现:_____

_____

_____

_____

3. 影像诊断:_____

4. 鉴别诊断及要点:_____

_____

_____

病例九

病人,男,57岁。1个月前左侧肢体麻木,活动不灵,并逐渐加重,头晕、头疼及恶心(图2-17)。

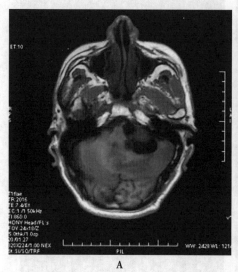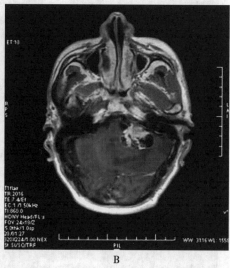

图 2-17

1. 检查部位及方法:_____

2. 影像学表现:_____

_____

_____

_____

3. 影像诊断:_____

4. 鉴别诊断及要点:_____

_____

_____

病例十

病人,女,52 岁。18 个月前因左侧乳腺癌行左侧乳腺切除,近 3 个月头痛加剧(图 2-18)。

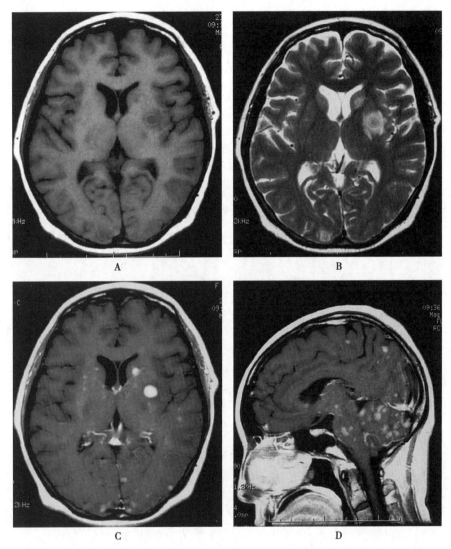

图 2-18

1. 检查部位及方法:_____
2. 影像学表现:_____
_____
_____
_____
3. 影像诊断:_____
4. 鉴别诊断及要点:_____
_____
_____

病例十一

病人,男,16 岁。癫痫(图 2-19)。

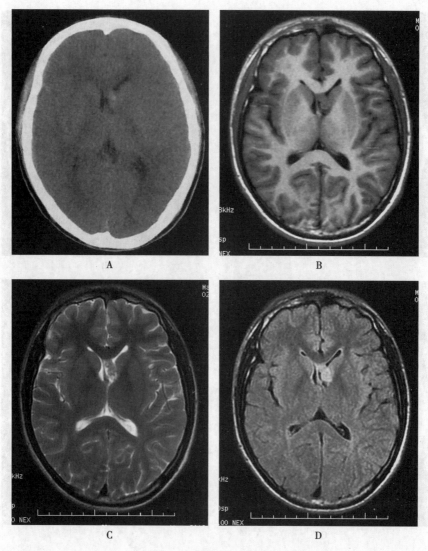

图 2-19

1. 检查部位及方法:_____
2. 影像学表现:_____
_____
_____
_____
3. 影像诊断:_____
4. 鉴别诊断及要点:_____
_____
_____

病例十二

病儿,男,10岁。至今走路不稳,言语不清(图2-20)。

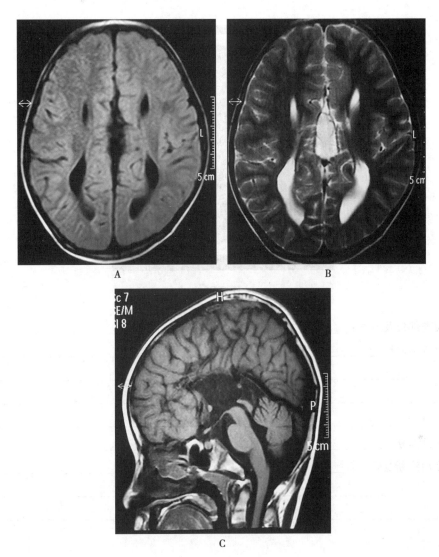

图 2-20

1. 检查部位及方法:_____
2. 影像学表现:_____

3. 影像诊断:_____
4. 鉴别诊断及要点:_____

病例十三

病人,男,26 岁。癫痫,轻度运动及感觉障碍(图 2-21)。

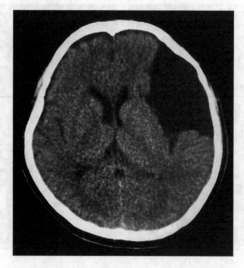

图 2-21

1. 检查部位及方法:_____

2. 影像学表现:_____

_____

_____

_____

3. 影像诊断:_____

4. 鉴别诊断及要点:_____

_____

_____

病例十四

病人,女,28 岁。反复肢体麻木、视物模糊 18 个月(图 2-22)。

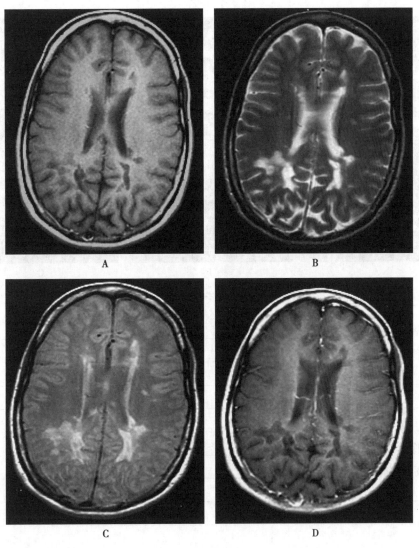

图 2-22

1. 检查部位及方法:＿＿＿＿＿＿＿＿＿＿＿＿＿＿＿＿＿＿＿＿＿＿＿＿＿＿
2. 影像学表现:＿＿＿＿＿＿＿＿＿＿＿＿＿＿＿＿＿＿＿＿＿＿＿＿＿＿＿

＿＿＿＿＿＿＿＿＿＿＿＿＿＿＿＿＿＿＿＿＿＿＿＿＿＿＿＿＿＿＿＿＿

＿＿＿＿＿＿＿＿＿＿＿＿＿＿＿＿＿＿＿＿＿＿＿＿＿＿＿＿＿＿＿＿＿

3. 影像诊断:＿＿＿＿＿＿＿＿＿＿＿＿＿＿＿＿＿＿＿＿＿＿＿＿＿＿＿＿
4. 鉴别诊断及要点:＿＿＿＿＿＿＿＿＿＿＿＿＿＿＿＿＿＿＿＿＿＿＿＿＿

病例十五

病人,男,36 岁。感觉及运动障碍,脊柱疼痛(图 2-23)。

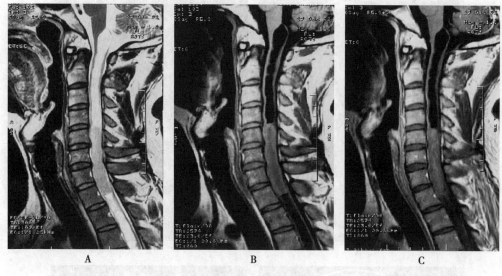

图 2-23

1. 检查部位及方法:_____
2. 影像学表现:_____

_____

_____

_____

3. 影像诊断:_____
4. 鉴别诊断及要点:_____

_____

_____

病例十六

病人,男,44岁。颈部疼痛,运动及感觉障碍(图2-24)。

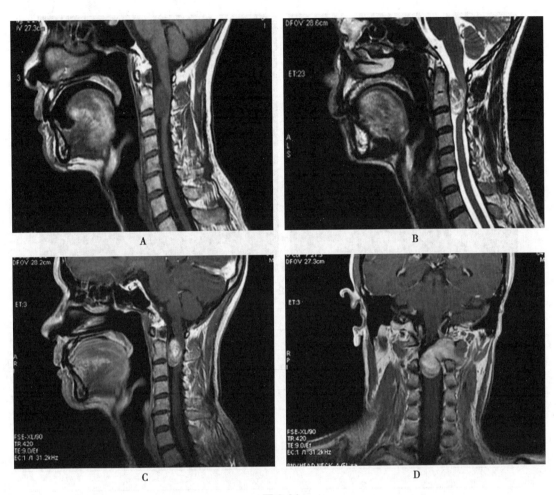

图 2-24

1. 检查部位及方法:＿＿＿＿＿＿＿＿＿＿＿＿＿＿＿＿＿＿＿＿＿＿＿＿＿
2. 影像学表现:＿＿＿＿＿＿＿＿＿＿＿＿＿＿＿＿＿＿＿＿＿＿＿＿＿＿＿

＿＿＿＿＿＿＿＿＿＿＿＿＿＿＿＿＿＿＿＿＿＿＿＿＿＿＿＿＿＿＿＿＿＿＿

＿＿＿＿＿＿＿＿＿＿＿＿＿＿＿＿＿＿＿＿＿＿＿＿＿＿＿＿＿＿＿＿＿＿＿

＿＿＿＿＿＿＿＿＿＿＿＿＿＿＿＿＿＿＿＿＿＿＿＿＿＿＿＿＿＿＿＿＿＿＿

3. 影像诊断:＿＿＿＿＿＿＿＿＿＿＿＿＿＿＿＿＿＿＿＿＿＿＿＿＿＿＿＿＿
4. 鉴别诊断及要点:＿＿＿＿＿＿＿＿＿＿＿＿＿＿＿＿＿＿＿＿＿＿＿＿＿

＿＿＿＿＿＿＿＿＿＿＿＿＿＿＿＿＿＿＿＿＿＿＿＿＿＿＿＿＿＿＿＿＿＿＿

＿＿＿＿＿＿＿＿＿＿＿＿＿＿＿＿＿＿＿＿＿＿＿＿＿＿＿＿＿＿＿＿＿＿＿

病例十七

病人,男,38 岁。4 个月前颈部外伤,平片示第 5 颈椎粉碎性骨折,现高位截瘫(图 2-25)。

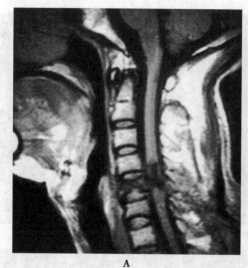 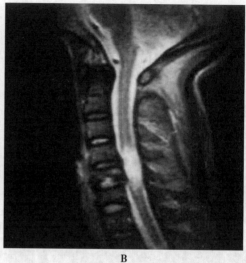

A   B

图 2-25

1. 检查部位及方法:＿＿＿＿＿＿＿＿＿＿＿＿＿＿＿＿＿＿＿＿＿＿＿＿＿
2. 影像学表现:＿＿＿＿＿＿＿＿＿＿＿＿＿＿＿＿＿＿＿＿＿＿＿＿＿＿＿＿
＿＿＿＿＿＿＿＿＿＿＿＿＿＿＿＿＿＿＿＿＿＿＿＿＿＿＿＿＿＿＿＿＿＿＿
＿＿＿＿＿＿＿＿＿＿＿＿＿＿＿＿＿＿＿＿＿＿＿＿＿＿＿＿＿＿＿＿＿＿＿
＿＿＿＿＿＿＿＿＿＿＿＿＿＿＿＿＿＿＿＿＿＿＿＿＿＿＿＿＿＿＿＿＿＿＿
3. 影像诊断:＿＿＿＿＿＿＿＿＿＿＿＿＿＿＿＿＿＿＿＿＿＿＿＿＿＿＿＿＿
4. 鉴别诊断及要点:＿＿＿＿＿＿＿＿＿＿＿＿＿＿＿＿＿＿＿＿＿＿＿＿＿
＿＿＿＿＿＿＿＿＿＿＿＿＿＿＿＿＿＿＿＿＿＿＿＿＿＿＿＿＿＿＿＿＿＿＿
＿＿＿＿＿＿＿＿＿＿＿＿＿＿＿＿＿＿＿＿＿＿＿＿＿＿＿＿＿＿＿＿＿＿＿

第三节 复习测试题

一、名词解释

1. 脑积水
2. 弥漫性轴索损伤(DAI)
3. 腔隙性脑梗死
4. 动脉致密征
5. 岛带征
6. 靶征
7. 脑膜尾征
8. 白靶征

9. 皮质扣压征

10. 束腰征

11. 直角脱髓鞘征象

二、选择题

（一）A 型题（以下每一道题下面有 A、B、C、D、E 五个备选答案，请从中选择一个最佳答案）

1. 脊髓神经鞘瘤是

　　A. 髓内肿瘤　　　　　　B. 椎管内髓外硬膜外肿瘤　　　C. 椎管内髓外硬膜内肿瘤

　　D. 椎管内硬膜外肿瘤　　E. 椎管外肿瘤

2. **不符合**动脉瘤的 MR 表现为

　　A. 多数可显示来源　　　B. 可有血栓形成　　　　　C. 增强后均有强化

　　D. 可呈流空信号　　　　E. 有时需与肿瘤鉴别

3. 听神经瘤的特点**不包括**

　　A. 多为神经鞘瘤　　　　　　　　　B. 以内听道为中心生长

　　C. 少数可不显示内听道口扩大化　　D. 增强后强化不明显

　　E. 可有听力障碍

4. 关于脑梗死的描述，**错误**的是

　　A. 发病 24h 内，CT 可正常　　　　　B. 发病 24h 内，MRI 可有阳性发现

　　C. 发病 24h，强化最明显　　　　　　D. 发病 24h 后，出现边缘模糊低密度影

　　E. 发病 6h，DWI 可有阳性发现

5. 下列关于颅咽管瘤诊断要点的叙述中，**错误**的是

　　A. 儿童多见　　　　　B. 多发于鞍上　　　　　C. 囊变者高达 80%

　　D. 常见钙化　　　　　E. 增强后无强化

6. 下列关于表皮样囊肿特点的叙述中，**错误**的是

　　A. 青壮年多见　　　　　　　　　B. 好发于脑桥小脑三角区、鞍上池

　　C. 可有脂肪密度结构　　　　　　D. 增强扫描明显强化

　　E. DWI 呈高信号

7. 关于脑动静脉畸形，下列描述正确的是

　　A. 脑动脉畸形好发于幕下

　　B. 脑动脉畸形好发于基底节、丘脑

　　C. CT 平扫示等或高密度团块，可确诊

　　D. 增强 CT 扫描示曲张血管强化，占位效应轻度或不明显

　　E. MRI 不能显示钙化，诊断脑动脉畸形不如 CT 好

8. CT 和 MR 增强扫描时，**不强化**的病变是

　　A. 脑膜瘤　　　B. 胶质瘤　　　C. 垂体瘤　　　D. 蛛网膜囊肿　　　E. 听神经瘤

9. 病人，女，25 岁。右侧耳鸣，听力下降，CT 扫描无异常。临床拟诊内听道内小听神经瘤。应选择的检查方法是

　　A. CT 增强扫描　　　B. 动态 CT 扫描　　　C. MRI

　　D. 颈内动脉造影　　　E. 超声检查

10. 阻塞会引起基底节腔隙性脑梗死的动脉是

A. 大脑前动脉   B. 大脑后动脉   C. 豆纹动脉

D. 椎动脉   E. 大脑中动脉

11. 在我国,发病率居第一位的原发性脑肿瘤是

     A. 脑膜瘤   B. 转移瘤   C. 胶质瘤

     D. 垂体腺瘤   E. 听神经瘤

12. 正常头颅 CT 轴位鞍上池呈

     A. 圆形或椭圆形   B. 梯形或双梯形   C. 三角形或棱形

     D. 六边形或五边形   E. 长方形或方形

13. 临床疑为脑出血的重危病人,首选的影像学检查方法是

     A. 超声   B. 颅骨平片   C. 脑血管造影

     D. CT   E. MRI

14. 下列关于神经上皮肿瘤的叙述中,**错误**的是

     A. WHO 将星形细胞瘤分为 Ⅰ～Ⅳ 级

     B. 少突胶质细胞瘤可见弯曲条状钙化

     C. 高级别胶质瘤瘤周水肿及出血较常见

     D. 低级别胶质瘤呈明显均匀强化

     E. 高级别胶质瘤常有不均匀强化

15. 颅底骨折的间接征象是

     A. 硬膜外血肿   B. 硬膜内血肿

     C. 头皮血肿   D. 脑血肿

     E. 鼻旁窦和乳突气房出现积气、积液

16. 颅内出血最常见的原因是

     A. 高血压脑出血   B. 动脉瘤破裂出血   C. 脑血管畸形出血

     D. 脑肿瘤出血   E. 静脉瘤破裂出血

17. 病人,女,40 岁。头部外伤 2h。CT 示左枕骨骨折,枕顶部棱形高密度,中线结构右移。应诊断为

     A. 硬膜外血肿   B. 硬膜下血肿   C. 脑挫伤伴硬膜下血肿

     D. 脑血肿伴硬膜外血肿   E. 脑挫伤伴硬膜外血肿

18. 能够引起相邻颅骨增厚的肿瘤是

     A. 脑膜瘤   B. 星形细胞瘤   C. 听神经瘤

     D. 垂体瘤   E. 血管瘤

19. 新鲜出血的 CT 值为

     A. 20～40Hu   B. 30～50Hu   C. 40～60Hu

     D. 50～70Hu   E. 60～80Hu

20. 关于颅内高压的叙述,**错误**的是

     A. 蝶鞍扩大及后床突骨质吸收   B. 可表现为颅缝增宽

     C. 颅内高压是一种疾病   D. 可由颅内占位性病变引起

     E. 可由梗阻性脑积水引起

21. 下列病变,在 T_1WI 上表现为高信号的是

     A. 脑水肿   B. 亚急性血肿   C. 缺血性脑梗死

     D. 蛛网膜囊肿   E. 铁沉积

22. 颅脑外伤,临床表现重、CT表现轻,常提示
    A. 脑震荡   B. 脑挫裂伤   C. 弥漫性神经轴索损伤
    D. 脑出血   E. 蛛网膜下腔出血

23. 脑桥小脑三角区最常见的肿瘤是
    A. 脑膜瘤   B. 三叉神经瘤   C. 胆脂瘤
    D. 听神经瘤   E. 动脉瘤

24. 脑转移瘤的特征性影像学表现是
    A. 小的肿瘤伴有大范围的水肿   B. 肿瘤多不强化
    C. 肿瘤常发生钙化   D. 肿瘤多为单发
    E. 边缘不规则

25. 硬膜下血肿是指血液积聚在
    A. 硬脑膜与蛛网膜之间   B. 颅骨与硬脑膜之间   C. 蛛网膜与软脑膜之间
    D. 软脑膜与脑实质之间   E. 蛛网膜与颅骨之间

26. 急性硬膜外血肿的CT表现**不包括**
    A. 梭形   B. 高密度   C. 内缘光滑、税利
    D. 内缘模糊不清   E. 皮层受压内移

27. 弥漫性神经轴索损伤最常发生于
    A. 半卵圆中心   B. 皮髓质交界区   C. 脑桥
    D. 外囊   E. 基底节

28. 临床疑有椎管内占位性病变时,首选影像学检查方法是
    A. CT检查   B. X线平片   C. 椎管造影
    D. MRI检查   E. 超声

29. CT平扫鞍区蛋壳样钙化占位性病变,提示
    A. 脑膜瘤   B. 胶质瘤   C. 颅咽管瘤
    D. 垂体瘤   E. 生殖细胞瘤

30. 下列**不属于**基底节结构的是
    A. 尾状核   B. 豆状核   C. 屏状核   D. 丘脑   E. 苍白球

31. 下列**不符合**髓外硬膜内占位的脊髓造影表现是
    A. 脊髓变形   B. 占位呈充盈缺损   C. 脊髓向健侧移位
    D. 肿瘤侧蛛网膜下腔增宽 E. 对侧脊蛛网膜下腔增宽

32. 颅内高压征的X线表现**不包括**
    A. 骨质破坏   B. 颅缝分离   C. 脑回压迹增多
    D. 蝶鞍变形   E. 鞍背骨质吸收

33. 下列关于脑外伤的叙述,正确的是
    A. 脑出血者,均有颅骨骨折
    B. 脑震荡者,CT检查均有阳性发现
    C. 疑有颅骨骨折者,要注意观察骨窗
    D. 骨折部位与血肿部位完全一致
    E. 对于顶骨骨折,常规CT扫描明显优于平片

34. 典型的化脓性脑脓肿,感染后10~14d,其病理改变处于
    A. 早期脑炎期   B. 晚期脑炎期   C. 局部化脓期

D. 包膜形成期   E. 软化灶期

35. 脑囊虫病按部位分型,**不包括**

     A. 鞍区型   B. 脑实质型   C. 脑室型

     D. 脑膜型   E. 混合型

36. 胼胝体发育不全的表现**不包括**

     A. 第三脑室扩大、拉长   B. 第三脑室位置上移

     C. 双侧侧脑室间距缩小   D. 侧脑室枕角不对称性扩大

     E. 冠状位上侧脑室前角呈倒"八"字形

37. 关于结节性硬化,下列**错误**的是

     A. 可合并肾错构瘤   B. 可有皮脂腺瘤

     C. 可合并脑膜瘤   D. 可合并室管膜下巨细胞星形细胞瘤

     E. 可有癫痫、智力障碍

38. 关于脑梗死早期 CT 表现,下列**错误**的是

     A. 动脉致密征

     B. 岛带征

     C. 患侧豆状核密度减低,与脑白质等密度

     D. 小血管闭塞者,12h 内 CT 可完全正常

     E. 大血管闭塞者,6h 表现为大面积密度减低区

39. 关于脑结核 CT 表现,下列描述**错误**的是

     A. 平扫鞍上池、大脑外侧裂池密度增高   B. 增强扫描鞍上池、脑表面强化

     C. 脑内散在分布粟粒样病灶   D. 脑内病灶平扫常呈低密度改变

     E. 粘连性脑积水

40. 下述关于肾上腺脑白质营养不良的 CT 特点,**错误**的是

     A. 三角区周围白质内对称分布   B. 蝶翼状密度减低区,可边缘性强化

     C. 动态观察可见病灶从后向前扩展   D. 多有明显占位效应

     E. 晚期以弥漫性脑萎缩表现为主

41. 下述多发性硬化诊断要点,**错误**的是

     A. 20~40 岁多见,女性居多   B. 脑内多发脱髓鞘病变

     C. 病灶不大,多位于脑室旁   D. 水肿及占位明显

     E. 急性期病灶可强化

42. 关于脑白质疏松病的描述,**错误**的是

     A. 主要累及侧脑室旁、半卵圆中心

     B. 不对称性分布

     C. 常合并两侧室扩大和脑萎缩

     D. 皮层下弓状纤维和胼胝体很少受累

     E. CT 平扫为边缘不清,斑片状略低密度影

43. 低级别星形细胞瘤与脑梗死的鉴别最有意义的是

     A. 低密度   B. 增强后无强化   C. 单脑叶分布

     D. 多脑叶分布   E. 不按血管支配区分布

44. 少突胶质细胞瘤 CT 表现描述**错误**的是

     A. 混合密度   B. 斑块状钙化   C. 增强后不规则强化

D. 可呈低密度　　　　　　　E. 肿瘤周围水肿强化

45. 脑内多发海绵状血管瘤与转移瘤鉴别的主要依据是

    A. 肿瘤部位　　　　　　　B. 肿瘤大小　　　　　　　C. 肿瘤密度

    D. 有无钙化　　　　　　　E. 瘤旁水肿

46. 被称为大腺瘤的垂体瘤,其大小应

    A. ≥10mm　　　　　　　B. ≥15mm　　　　　　　C. ≥20mm

    D. ≥25mm　　　　　　　E. ≥30mm

47. 听神经瘤的特点**不包括**

    A. T_2WI 高信号　　　　　B. 脑干受压　　　　　　C. 可引起内听道扩大

    D. 不易发生囊变　　　　　E. 增强后强化明显

48. 下列脑膜瘤的描述中,正确的是

    A. 多发于幕上,男性比女性发病率高　　　　B. 发生在脑内

    C. 都是圆形或椭圆形　　　　　　　　　　D. 多为等或高密度并明显强化

    E. 瘤周均水肿明显

49. 脑囊虫病的特点及表现是

    A. 为脑内细粒棘球蚴寄生　　　　　　　　B. 活动期可见囊虫头节

    C. 用 Gd-DTPA 头节多不增强　　　　　　D. 囊虫变性不引起脑水肿

    E. "白靶征"指头节为高信号

50. 一位病人临床查体高度怀疑脑干肿瘤,最佳检查方式是

    A. X 线头颅正侧位片　　　　B. 脑血管造影　　　　　C. CT

    D. MRI　　　　　　　　　E. 超声检查

51. 某中年女性病人,头颅 CT 示矢状窦旁左顶叶半球状较高密度病灶,界线清楚,病灶边缘与大脑镰紧密相连,增强扫描可见明显均匀强化,最可能的诊断为

    A. 脑脓肿　　　　　　　　B. 脑内星形细胞瘤　　　　C. 脑转移瘤

    D. 脑膜瘤　　　　　　　　E. 脑出血

52. 病人,男,21 岁。头痛、呕吐伴意识障碍 3d。CT 平扫示双侧大脑白质弥漫性密度减低,灰白质分界不清,脑室、脑沟变窄,增强扫描可见双侧脑室实质内多发小圆形低密度灶,边缘尚光滑。首选考虑的诊断是

    A. 急性脑炎型脑囊虫病　　　　　　　　　B. 双侧脑动脉炎急性脑缺血

    C. 急性血行播散性结核　　　　　　　　　D. 急性脑白质病(急性白质脱髓鞘)

    E. 急性中毒性脑病

(二)B 型题(以下提供若干组考题,每组考题共同使用在考题前列出的 A、B、C、D、E 五个备选答案,请从中选择一个与考题关系最密切的答案,每个备选答案可以被选择一次、多次或不被选择)

(1~5 题共用备选答案)

    A. MRI　　　　B. CT　　　　C. X 线平片　　　　D. SWI　　　　E. MRA

1. 头外伤病人首选检查方式为

2. 若怀疑病人患有脑部肿瘤,应选择的检查方式为

3. 无需造影剂即可使脑血管成像的方式为

4. 对颅内微小出血最敏感的序列为

5. 以上检查方式中,对颅内病变的显示最差的为

（三）X 型题（以下每一道题下面有 A、B、C、D、E 五个备选答案，其中有 2 个及以上的正确答案）

1. 下列脑肿瘤,容易发生钙化的是
    A. 颅咽管瘤
    B. 少突胶质瘤
    C. 脑膜瘤
    D. 松果体瘤
    E. 神经母细胞瘤

2. 发现脑桥小脑三角区占位,可能是
    A. 脑膜瘤
    B. 听神经瘤
    C. 三叉神经瘤
    D. 颈静脉球瘤
    E. 面神经瘤

3. 颅底局部骨质增厚、密度增高见于
    A. 脑膜瘤
    B. 骨纤维异常增殖症
    C. 硬化型乳突炎
    D. 骨瘤
    E. 成骨性转移瘤

4. 儿童小脑星型细胞瘤特点为
    A. 多起源于小脑半球
    B. 多起源于小脑蚓部
    C. 多呈单房或多房的囊样结构
    D. 水肿程度比大脑半球者重
    E. 水肿程度比大脑半球者轻

5. 脑萎缩影像包括
    A. 健侧脑组织向患侧移位
    B. 脑沟增宽,脑回变窄
    C. 侧脑室增宽
    D. 侧脑室顶部夹角>40°
    E. 脑组织体积增大

6. 下列属于神经上皮肿瘤的是
    A. 星形细胞瘤
    B. 少突胶质细胞瘤
    C. 胶质母细胞瘤
    D. 室管膜瘤
    E. 髓母细胞瘤

三、填空题

1. 颅内非病理性钙化包括_____、_____、_____、_____。
2. 脑中线结构有_____、_____、_____、_____和_____。
3. 亚急性期血肿 MRI 表现 T_1WI 呈_____信号,T_2WI 呈_____信号。
4. 垂体微腺瘤是指直径小于_____的垂体肿瘤。
5. 颅内血管畸形常见的有_____、_____和_____。
6. 脑积水可分为_____和_____。
7. CT 平扫可表现为高密度病变有_____、_____、_____。
8. 脑梗死可分为_____、_____、_____。
9. 椎管内肿瘤根据部位可分为_____、_____、_____。

四、问答题

1. 试述脑星形细胞瘤的 CT 和 MRI 表现。
2. 试述脑膜瘤的好发部位及 CT、MRI 主要表现。
3. 试述高血压性脑内血肿不同时期 CT 平扫表现。
4. 试述椎管内占位性病变的分类及脊髓造影表现。
5. 试述脑挫裂伤 CT 平扫表现。
6. 脑内动静脉畸形 CT 及 MRI 表现有哪些?
7. 听神经瘤 CT、MRI 表现有哪些?

8. 试述垂体大腺瘤 CT、MRI 表现及鉴别诊断。

9. 脑转移瘤 CT 表现有哪些?

10. 试述颅咽管瘤 CT 表现。

11. 如何鉴别脑内肿瘤与颅内脑外肿瘤?

12. 胼胝体发育不全的 MRI 表现有哪些?

13. 试述脊髓损伤 MRI 表现。

第四节 参 考 答 案

辨识正常影像解剖结构

1. 颅骨正侧位 X 线图像

①冠状缝 ②脑膜中动脉压迹 ③蝶鞍 ④枕骨斜坡 ⑤冠状缝 ⑥人字缝

2. 颅脑 DSA 图像

①P1 大脑后动脉 ②B1 基底动脉 ③B2 小脑前下动脉 ④B3 小脑上动脉 ⑤V41 小脑后下动脉 ⑥V4 椎动脉硬膜内段 ⑦V3 椎动脉脊椎外段 ⑧P1 大脑后动脉 ⑨B1 基底动脉 ⑩V41 小脑后下动脉 ⑪V4 椎动脉硬膜内段 ⑫V3 椎动脉脊椎外段

3. 颅脑 CT 图像

①小脑半球 ②颞叶 ③脑桥 ④第四脑室 ⑤额叶 ⑥鞍上池 ⑦纵裂和大脑镰 ⑧外侧裂池 ⑨侧脑室前角 ⑩基底节 ⑪丘脑 ⑫侧脑室体部 ⑬尾状核体部 ⑭枕叶 ⑮额叶 ⑯顶叶 ⑰半卵圆中心 ⑱上矢状窦

4. 颅脑 MRI 图像

(1) 颅脑 MRI 矢状位

①胼胝体膝部 ②视交叉 ③垂体 ④顶叶 ⑤胼胝体 ⑥丘脑 ⑦枕叶 ⑧大脑脚 ⑨脑桥

(2) 颅脑 MRI 横轴位(一)

①斜坡 ②延髓 ③小脑半球 ④鼻中隔 ⑤基底动脉 ⑥眼球 ⑦颞叶 ⑧脑桥 ⑨听神经 ⑩第四脑室 ⑪视交叉 ⑫大脑脚 ⑬枕叶 ⑭外侧裂池 ⑮鞍上池 ⑯四叠体池

(3) 颅脑 MRI 横轴位(二)

①额叶 ②尾状核头 ③丘脑 ④侧脑室前角 ⑤外侧裂池 ⑥第三脑室 ⑦额叶 ⑧尾状核体部 ⑨纵裂池与大脑镰 ⑩侧脑室体部 ⑪半卵圆中心 ⑫上矢状窦

(4) 颅脑 MRA

①大脑前动脉 ②人脑中动脉 ③颈内动脉 ④基底动脉 ⑤大脑后动脉 ⑥大脑前动脉 ⑦大脑中动脉 ⑧大脑后动脉 ⑨颈内动脉 ⑩基底动脉

5. 脊椎 MRI 图像

①椎体 ②前纵韧带 ③椎间盘 ④蛛网膜下腔 ⑤脊髓 ⑥后纵韧带 ⑦圆锥 ⑧硬膜外脂肪 ⑨马尾 ⑩椎基静脉孔 ⑪棘间韧带 ⑫马尾 ⑬蛛网膜下腔 ⑭棘突 ⑮椎体 ⑯腰大肌 ⑰神经根 ⑱腰方肌 ⑲竖脊肌

常见病病例分析

病例一

1. 检查部位及方法:头部 CT 平扫,脑窗和骨窗。

2. 影像学表现:左侧额骨多发骨质不连,左颅骨内板下见梭形高密度影,颅内可见气影,邻近头皮肿胀、积气。

3. 影像诊断:左侧额骨粉碎性骨折,伴头皮血肿、积气;左侧硬膜外血肿;颅内积气。

4. 鉴别诊断及要点:主要与硬膜下血肿鉴别,后者表现为颅骨内板下新月形高密度影。

病例二

1. 检查部位及方法:头部 MRI 平扫,T_1WI、T_2WI、FLAIR 及 DWI。

2. 影像学表现:左侧丘脑见小片状等 T_1 稍长 T_2 信号,FLAIR、DWI 呈高信号,未见明显占位效应。

3. 影像诊断:左侧丘脑腔隙性脑梗死。

4. 鉴别诊断及要点:主要与软化灶、血管周围间隙相鉴别,后两者 FLAIR、DWI 均呈低信号。

病例三

1. 检查部位及方法:头部 CT 平扫,脑窗。

2. 影像学表现:右侧基底节区见卵圆形高密度影,CT 值约 72Hu,周围见水肿带环绕,右侧侧脑室后角受压,邻近脑沟变窄。

3. 影像诊断:右侧基底节高血压性脑出血。

4. 鉴别诊断及要点:主要与脑肿瘤出血鉴别,肿瘤起病缓慢,病灶的形态、部位与脑出血常不同,以及脑肿瘤增强扫描多有不同程度强化。

病例四

1. 检查部位及方法:头部 MRI 平扫,T_1WI、T_2WI、DWI、ADC。

2. 影像学表现:右侧侧脑室旁见一小圆形 T_1WI 稍低信号,T_2WI 中心呈高信号,外周低信号环绕,DWI 及 ADC 图示低信号范围增大,无明显水肿及占位效应。

3. 影像诊断:右侧侧脑室旁海绵状血管瘤。

4. 鉴别诊断及要点:主要与脑转移瘤鉴别,后者多有原发病史,且病灶周围水肿及占位效应明显。

病例五

1. 检查部位及方法:头部 CT 平扫及增强。

2. 影像学表现:左侧鞍旁见较大类圆形高密度影,增强后明显均匀强化,邻近脑组织受压。

3. 影像诊断:左侧鞍旁颅内动脉瘤。

4. 鉴别诊断及要点:需与鞍区肿瘤如垂体瘤、颅咽管瘤和脑膜瘤鉴别,根据发病部位以及增强前后影像表现,并结合临床,常能鉴别。

病例六

1. 检查部位及方法:头部 MRI 平扫及增强,T_1WI、T_2WI 及增强 T_1WI。

2. 影像学表现:右侧丘脑区可见类圆形异常信号灶,T_1WI 上呈低信号,T_2WI 呈高信号,于增强 T_1WI 未见明显强化。周围水肿不明显。

3. 影像诊断:右侧丘脑区良性星形细胞瘤。

4. 鉴别诊断及要点:主要与脑梗死鉴别。脑梗死临床上有突发偏瘫病史,病灶多呈楔形,同时累及皮质、髓质,增强扫描病灶呈脑回状强化。

病例七

1. 检查部位及方法:头部 MRI 平扫及增强,T_1WI、T_2WI、轴位增强 T_1WI 及冠状位 T_1WI。

2. 影像学表现:前大脑镰旁结节状占位性病变,T_1WI 呈稍低信号,边界清。T_2WI 为稍高信号,周围脑实质有水肿。增强扫描明显均匀强化,宽基底与脑膜面相连,并可见"脑膜尾征"。

3. 影像诊断:大脑镰旁脑膜瘤。

4. 鉴别诊断及要点:主要与星形细胞瘤鉴别,高级别星形细胞瘤呈不规则或花环状强化,无"脑膜尾征"。

病例八

1. 检查部位及方法:头部 MRI 平扫及增强,T_1WI 轴位、T_1WI 冠状位、增强 T_1WI 轴位及增强 T_1WI 冠状位。

2. 影像学表现:T_1WI 上垂体左上缘隆起,呈一圆形低信号区,增强扫描不强化。

3. 影像诊断:垂体微腺瘤。

4. 鉴别诊断及要点:主要与青春期或哺乳期正常垂体鉴别,正常垂体左右对称,垂体柄居中,鞍底无下陷。

病例九

1. 检查部位及方法:头部 MRI 平扫及增强,T_1WI 及增强 T_1WI。

2. 影像学表现:左脑桥小脑三角区占位性病变,T_1WI 呈等低混杂信号,脑干受压。T_1WI 增强扫描可见明显不均匀强化,其内可见不强化的囊变区。

3. 影像诊断:左侧听神经瘤。

4. 鉴别诊断及要点:主要与发生在脑桥小脑三角区的脑膜瘤、表皮样囊肿鉴别。

(1) 脑膜瘤:①肿瘤与岩骨接触面呈钝角;②无内听道扩大;③邻近岩骨可有骨质增生;④MRI 上呈等 T_1 等 T_2 信号改变,增强扫描有脑膜尾征。

(2) 表皮样囊肿:①呈脑脊液样密度或信号肿块,形态不规则,沿蛛网膜下腔生长;②增强扫描不强化;③无内听道扩大;④DWI 上呈高信号。

病例十

1. 检查部位及方法:头部 MRI 平扫及增强,T_1WI、T_2WI、轴位增强 T_1WI 及矢状位增强 T_1WI。

2. 影像学表现:双侧大脑半球多发占位病变,病变形态多样。T_1WI 显示左基底核区"牛眼征"低等信号,边界清,T_2WI 呈高信号,周围见大片水肿信号。增强扫描见多发结节状及点状强化。

3. 影像诊断:脑转移瘤。

4. 鉴别诊断及要点:主要与多发星形细胞瘤鉴别。多发星形细胞瘤临床上无其他原发肿瘤病史,其内可见壁结节,而瘤周水肿不如脑转移瘤明显。

病例十一

1. 检查部位及方法:头部 CT 平扫;头部 MRI 平扫,T_1WI、T_2WI 及 FLAIR。

2. 影像学表现:CT 平扫可见室管膜下钙化性结节,T_1WI 上病灶呈等信号,T_2WI 上呈稍高信号,FLAIR 上呈高信号。

3. 影像诊断:结节性硬化。

4. 鉴别诊断及要点:主要与脑囊虫病鉴别,脑囊虫病多位于脑白质区,病灶多发。

病例十二

1. 检查部位及方法:头部 MRI 平扫,FLAIR、T_2WI 及矢状位 T_1WI。

2. 影像学表现:T_2WI 及 FLAIR 示透明中隔缺如,两侧侧脑室扩大;矢状位平扫 T_1WI 示胼胝体几乎完全无发育。

3. 影像诊断:胼胝体发育不全。

4. 鉴别诊断及要点:胼胝体发育不全伴发纵裂囊肿时,需和前脑无裂畸形鉴别。前脑无裂畸形无正常的大脑镰结构,丘脑呈融合状,往往伴有面部畸形;而胼胝体发育不全时丘脑明显分离,并有其他典型表现。

病例十三

1. 检查部位及方法:头部 CT 平扫。

2. 影像学表现:CT 平扫示左侧外侧裂区有一类似矩形的脑脊液样低密度囊性病灶,边界清楚,相邻颅骨变薄且轻度外膨;左侧额、颞、顶叶脑质受压,中线结构轻度左移。

3. 影像诊断:左侧外侧裂区蛛网膜囊肿。

4. 鉴别诊断及要点:主要与囊性肿瘤鉴别,囊性肿瘤增强扫描时,边缘可见强化效应改变。

病例十四

1. 检查部位及方法:头部 MRI 平扫及增强,T_1WI、T_2WI、FLAIR 及增强 T_1WI。

2. 影像学表现:脑室周围可见多发斑片状及点状异常信号影,呈长 T_1、长 T_2 改变,FLAIR 上呈高信号,增强扫描未见明显强化。

3. 影像诊断:多发性硬化。

4. 鉴别诊断及要点:主要与皮层下动脉硬化性脑病及多发脑梗死鉴别。皮层下动脉硬化性脑病:①老年高血压病人;②脑室旁非对称性斑点状异常信号/密度;③无强化;④脑室扩张出现早。多发脑梗死:①以丘脑、基底节及半卵圆区多见;②可同时累及灰白质;③梗死多呈弥漫大小不一的点、片状,部分可融合。

病例十五

1. 检查部位及方法:颈椎 MRI 平扫及增强,T_1WI、T_2WI 及增强 T_1WI。

2. 影像学表现:第 5 颈椎~第 1 胸椎椎管内占位性病变,T_1WI 上可见脊髓明显增粗,病变呈等低混杂信号,病变上下的中央管扩张,T_2WI 上病变呈稍高信号,蛛网膜下隙变窄。增强扫描病变不强化。

3. 影像诊断:第 5 颈椎~第 1 胸椎椎管内低级星形细胞瘤。

4. 鉴别诊断及要点:主要与椎管内室管膜瘤鉴别,室管膜瘤较大,呈边界清楚的结节状,并可伴发广泛的囊肿。

病例十六

1. 检查部位及方法:颈椎 MRI 平扫及增强,T_1WI、T_2WI、增强 T_1WI 矢状位及增强 T_1WI 冠状位。

2. 影像学表现:颈段椎管内可见占位性病变,T_1WI 上呈不均匀等低信号,T_2WI 上呈不均匀高信号,肿瘤边界清楚、光滑。肿瘤上下端 T_2WI 呈杯口样;肿瘤侧蛛网膜下腔增宽,对侧变窄,对侧硬膜外脂肪间隙变细。椎间孔扩大。增强扫描大部分为显著均匀强化,小部分为不均匀强化,邻近的硬脊膜无强化,冠状面可见病变沿左侧椎间孔向外延伸呈哑铃状。

3. 影像诊断:椎管内神经鞘瘤。

4. 鉴别诊断及要点:主要与椎管内脊膜瘤鉴别。脊膜瘤常发生于胸段,女性多见,且钙化率高,哑铃状肿瘤明显少于神经鞘瘤,神经孔扩大较神经鞘瘤少见。

病例十七

1. 检查部位及方法:颈椎 MRI 平扫,T_1WI 及 T_2WI。

2. 影像学表现:矢状位 T_1WI 示第 5 颈椎椎体压缩变扁,呈长 T_1 不均匀信号,轻度后突,相应平面颈髓内可见条状长 T_1、长 T_2 信号,第 5 颈椎、第 6 颈椎的棘突、棘间韧带断裂。

3. 影像诊断:第 5 颈椎椎体陈旧性骨折,伴颈髓外伤后软化。

4. 鉴别诊断及要点:主要与髓内囊变性肿瘤鉴别。髓内囊变性肿瘤病人无外伤史,脊椎无骨折,增强扫描囊变边缘可强化。

复习测试题

一、名词解释

1. 脑积水:是指因脑脊液产生和吸收失衡或脑脊液循环通路障碍所致的脑室系统异常扩大,包括交通性脑积水和梗阻性脑积水。

2. 弥漫性轴索损伤(DAI):是头部受到瞬间旋转暴力或弥漫施力所致的脑内剪切伤,主要累及皮髓质交界区、胼胝体压部、深部灰质及脑干。

3. 腔隙性脑梗死:是指脑穿支小动脉闭塞引起的深部脑组织较小面积的缺血性坏死。

4. 动脉致密征:大脑中动脉或颈内动脉等血栓形成表现为条状高密度影。

5. 岛带征:脑岛、最外囊和屏状核灰白质界面消失。

6. 靶征:部分血栓动脉瘤增强后血流部分明显强化,血栓部分不强化,如果血栓位于血管腔内周边,则强化可呈"靶征"。

7. 脑膜尾征:脑膜瘤增强后相邻脑膜可呈鼠尾状强化,称为"脑膜尾征"。

8. 白靶征:脑囊虫病在 T_2WI 囊肿内囊液及周围水肿呈高信号,而囊壁与囊内模糊不清的头节呈低信号。

9. 皮质扣压征:指脑膜瘤位于脑膜与脑回之间,直接压迫脑回,随肿瘤增大白质受压变平,而皮质包绕于肿瘤的征象,提示肿瘤位于颅内脑外。

10. 束腰征:垂体大腺瘤肿瘤向鞍膈上生长,冠状面呈葫芦状,是因鞍膈束缚肿瘤之故,故称束腰征。

11. 直角脱髓鞘征象:多发性硬化 MRI 检查时,显示横断面病灶呈圆形或椭圆形,冠状面呈条状,可垂直于侧脑室,这种征象即直角脱髓鞘征。

二、选择题

（一）A 型题

1. C　2. C　3. D　4. C　5. E　6. D　7. D　8. D　9. C　10. C
11. C　12. D　13. D　14. D　15. E　16. A　17. A　18. A　19. E　20. C
21. B　22. C　23. D　24. A　25. A　26. D　27. B　28. D　29. C　30. D
31. E　32. A　33. C　34. B　35. A　36. D　37. D　38. D　39. D　40. D
41. D　42. B　43. E　44. E　45. E　46. A　47. D　48. D　49. B　50. D
51. D　52. A

（二）B 型题

1. B　2. A　3. E　4. D　5. C

（三）X 型题

1. ABCDE　2. ABCDE　3. ABCDE　4. ACE　5. ABC　6. ABCDE

三、填空题

1. 松果体钙化　大脑镰钙化　脉络丛钙化　床突间韧带钙化及基底节钙化

2. 大脑镰　纵裂池　第三脑室　第四脑室　透明隔　松果体等

3. 高　高

4. 10mm

5. 动静脉畸形　毛细血管扩张症　海绵状血管瘤　静脉血管畸形

6. 交通性脑积水　梗阻性脑积水

7. 钙化　血肿　肿瘤

8. 缺血性脑梗死　出血性脑梗死　腔隙性脑梗死

9. 髓内肿瘤　髓外硬膜内肿瘤　髓外硬膜外肿瘤

四、问答题

1. 试述脑星形细胞瘤的 CT 和 MRI 表现。

CT 表现：低级别星形细胞瘤表现为低密度病灶，密度较均匀，境界相对清楚，占位表现不明显，增强后多无强化。高级别星形细胞瘤表现为低、略高或混杂密度病灶，有时可见高密度钙化和出血，形态不规则，边界不清，瘤周水肿明显，有不同程度的占位征象，增强后轻度强化或环状或不规则强化。

MRI 表现：低级别肿瘤在 T_1WI 上呈低、等信号，T_2WI 及 FLAIR 呈高信号，信号较均匀。高级别肿瘤通常 T_2WI 呈混杂高信号，MRS 上 Cho 峰升高。

2. 试述脑膜瘤的好发部位及 CT、MRI 主要表现。

脑膜瘤好发于富有蛛网膜粒部位，如上矢状窦旁、大脑镰旁、大脑凸面、蝶骨嵴、前颅窝底、鞍结节和脑桥小脑三角区等处。

CT 表现：肿瘤呈圆形或类圆形，边界清晰，呈等或略高密度，以广基底靠近颅板或硬脑膜，瘤体可见钙化。可见瘤周水肿，程度不一，多较轻。占位征象明显。有时可见颅板增厚、破坏等。增强扫描多数为明显均匀强化，边缘清，轮廓锐利。

MRI 表现：典型脑膜瘤表现为等皮质 T_1、T_2 信号影，且信号较均匀，边界清楚。体积较大的脑膜瘤内囊变、坏死、钙化以及肿瘤内血管和纤维分隔成分存在，信号多不均匀。增强扫描可见脑膜尾征。

3. 试述高血压性脑内血肿不同时期 CT 平扫表现。

（1）急性期及超急性期：脑内肾形或不规则形均匀高密度影，CT 值 60～80Hu，周围水肿及占位效应明显。

（2）亚急性期：血肿向心性吸收，密度逐渐降低，边缘模糊；周围水肿及占位效应由明显逐步减轻。

（3）慢性期：病灶呈圆形、类圆形或裂隙状低密度影，病灶较大者呈囊状低密度区。此期周围水肿及占位效应消失。

（4）其他表现：血液可破入脑室、蛛网膜下腔，表现为脑室、脑沟及脑池密度增高；如血肿压迫或阻塞室间孔、中脑导水管或第四脑室，可引起脑积水。

4. 试述椎管内占位性病变的分类及脊髓造影表现。

（1）脊髓内占位：造影剂于病变处出现不全梗阻或完全梗阻，梗阻面呈"大杯口"状，两侧脊蛛网膜下腔均匀变窄或闭塞。常见于室管膜瘤和星形细胞瘤。

（2）脊髓外硬脊膜内占位：脊髓受压变窄并侧移，受压侧脊蛛网膜下腔增宽，梗阻面呈"小杯口"状，对侧脊蛛网膜下腔变窄。常见于神经鞘瘤、神经纤维瘤和脊膜瘤。

（3）硬脊膜外占位：脊髓及脊蛛网膜下腔均受压侧移，受压侧脊蛛网膜下腔增宽，梗阻面较平直，对侧脊蛛网膜下腔变窄。常见于转移瘤和淋巴瘤。

5. 试述脑挫裂伤 CT 平扫表现。

（1）形态不一、大小不一的低密度区，边界不清，白质和皮质常同时受累；低密度区中可见散发点片状高密度出血。

（2）有占位效应，表现为邻近的侧脑室受压变小或完全闭塞，中线结构移位等。

（3）可并发脑内和脑外血肿、蛛网膜下腔出血、颅骨骨折、颅内积气等。

（4）晚期可形成软化灶，表现为局部水样低密度灶，邻近脑沟增宽，脑室扩大。

6. 脑内动静脉畸形 CT 及 MRI 表现有哪些？

CT 表现：脑表浅部位不规则形高低混合密度病灶，无占位效应。其中出血、钙化为高密度影，软化灶为低密度。周围脑组织常有脑沟增宽等脑萎缩改变。增强扫描可见点、条状血管强化影，亦可显示粗大引流血管。

MRI 表现：平扫示异常血管团在 T_1WI、T_2WI、SWI 上均显示流空的无信号影；病变区常可见新鲜或陈旧的局灶性出血信号；周围脑组织萎缩，病灶内及周围胶质增生，FLAIR 显示高信号。增强扫描可显示异常血管明显强化。MRA 可直接显示动静脉畸形的供血动脉、异常血管团、引流静脉及静脉窦。

7. 听神经瘤 CT、MRI 表现有哪些？

CT 表现：脑桥小脑三角区等密度或低密度或混杂密度肿块，以内耳道为中心。骨窗显示内耳道呈漏斗状扩大，增强后肿瘤明显均匀或不均匀强化，病变边界清楚。

MRI 表现：脑桥小脑三角区肿块，T_1WI 上呈等、低信号，T_2WI 上呈高信号，FLAIR 上呈高信号。若内部发生囊变，囊变区 T_1WI 呈低信号，T_2WI 为高信号，FLAIR 上呈低信号。若合并出血，T_1WI、T_2WI、FLAIR 上均表现为高信号。增强后瘤体实质部分明显强化，微小听神经瘤（<10mm），表现为听神经增粗且明显强化。

8. 试述垂体大腺瘤 CT、MRI 表现及鉴别诊断。

CT 表现：平扫时鞍区等密度或稍高密度肿块，呈圆形或椭圆形，边缘光滑，密度均匀或不均匀，蝶鞍扩大，鞍背变薄后移。肿瘤可侵犯四周结构，向上突入鞍上池，侧方可侵及一侧或双侧海绵窦，冠状位扫描显示肿瘤呈哑铃状。增强扫描多为均匀强化或周边强化。

MRI 表现：矢状位、冠状位或周围可见鞍区内肿块，T_1WI 呈较低或等信号，T_2WI 及 FLAIR 呈等或较高信号，信号均匀或不均匀，若肿瘤内部发生囊变或坏死，在 T_1WI 上肿瘤内部出现更低信号，T_2WI 则呈更高信号，伴出血则在 T_1WI、T_2WI 上均呈高信号。正常垂体多不能显示。肿瘤可侵犯四周，向上生长，由于受鞍膈束缚，可见"束腰征"。增强扫描呈均一强化，坏死、囊变、出血和钙化部分不强化。

大腺瘤需与发生于鞍区的其他肿瘤进行鉴别，如脑膜瘤、颅咽管瘤及动脉瘤等，以能否见到正常垂体为主要鉴别点。

9. 脑转移瘤 CT 表现有哪些？

CT 平扫：可呈类圆形高、等、低或混杂密度肿块，多发或单发病灶。多位于皮髓质交界区，其内可有出血、坏死、囊变等。瘤周水肿较明显，"小肿瘤大水肿"为特征性表现。脑膜和室管膜转移平扫时仅可见脑池、脑沟增宽。

CT 增强扫描：多呈均匀或环形强化，环壁较厚，不规则，可有壁结节。肺癌多为环形强化，乳腺癌多为实性结节状强化。脑膜和室管膜转移增强时可见脑膜或室管膜强化，有时还可见模糊的肿块。

10. 试述颅咽管瘤 CT 表现。

CT 平扫：多为鞍上区圆形、类圆形或分叶状肿块。CT 值变动范围大，含胆固醇多则 CT 值低，含钙质或蛋白质多则 CT 值高。囊壁可见蛋壳状钙化，实体肿瘤内为点状、不规则或团块状钙化。一般无脑水肿。

CT 增强扫描：囊壁可出现环状强化，肿瘤实性部分可呈均匀或不均匀强化，低密度囊液不强化。

11. 如何鉴别脑内肿瘤与颅内脑外肿瘤？

脑内肿瘤与脑外肿瘤鉴别点见表 2-1。

表 2-1　脑内肿瘤与脑外肿瘤鉴别点

鉴别点	脑内肿瘤	脑外肿瘤
肿瘤边缘	欠清晰或界线不清	清晰、锐利
内板骨质改变	罕见	常见
蛛网膜下腔/脑池	受压变窄或闭塞	扩大
脑皮层位置	正常	皮质扣

12. 胼胝体发育不全的 MRI 表现有哪些?

胼胝体发育不全的 MRI 表现为:矢状面 T_1WI 显示胼胝体发育不全最清楚,可见大脑半球内侧面的脑沟随上移的第三脑室顶部呈放射状排列,顶叶、枕叶和距叶裂的汇聚点消失。横断及冠状面 T_1WI 显示双侧侧脑室分离,后角大而前角小,第三脑室抬高。

13. 试述脊髓损伤 MRI 表现。

(1) 脊髓出血 T_1WI 和 T_2WI 呈高信号。

(2) 脊髓水肿 T_1WI 呈低或等信号,T_2WI 呈高信号。

(3) 脊髓软化、囊性变、空洞形成、粘连性囊肿等,呈长 T_1 和长 T_2 信号。

(4) 脊髓萎缩时脊髓局限或弥漫性缩小,伴有或无信号异常。

(余忠强　张雪宁)

第一节　辨识正常影像解剖结构

1. 眼部正常 CT 图像(一)(图 3-1)

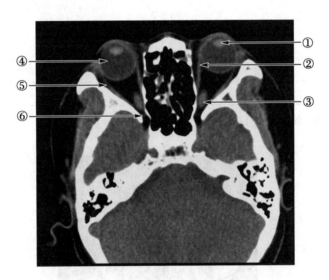

图 3-1

①_____; ②_____;
③_____; ④_____;
⑤_____; ⑥_____。

2. 眼部正常 CT 图像(二)(图 3-2)

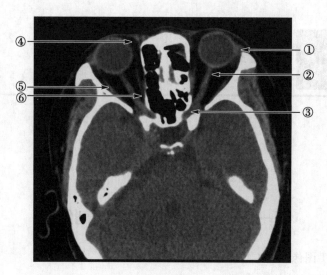

图 3-2

① _____; ② _____;

③ _____; ④ _____;

⑤ _____; ⑥ _____。

3. 眼部 MRI 图像(斜矢状位)(图 3-3)

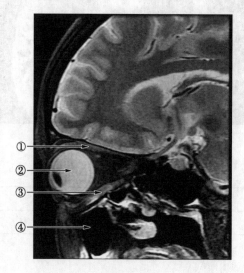

图 3-3

① _____; ② _____;

③ _____; ④ _____。

4. 耳正常图像(图3-4)

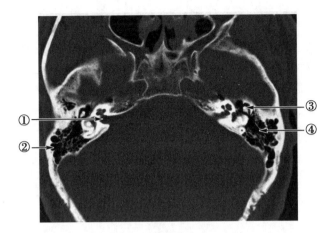

图 3-4

① _____ ; ② _____ ;

③ _____ ; ④ _____ 。

5. 鼻和鼻窦正常 CT 图像(一)(图3-5)

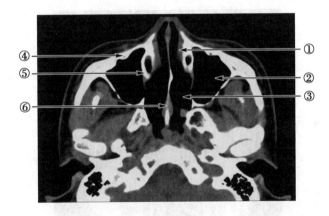

图 3-5

① _____ ; ② _____ ;

③ _____ ; ④ _____ ;

⑤ _____ ; ⑥ _____ 。

6. 鼻和鼻窦正常 CT 图像(二)(图 3-6)

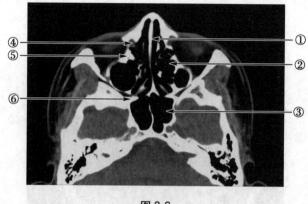

图 3-6

① _____ ; ② _____ ;
③ _____ ; ④ _____ ;
⑤ _____ ; ⑥ _____ 。

7. 咽喉正常图像(图 3-7)

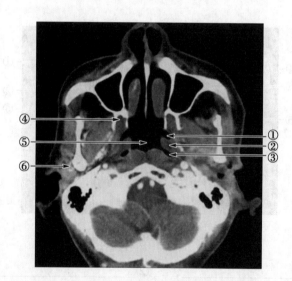

图 3-7

① _____ ; ② _____ ;
③ _____ ; ④ _____ ;
⑤ _____ ; ⑥ _____ 。

第二节　常见病病例分析

病例一

病人,男,61 岁。左眼球进行性突出,眼周疼痛不适,眼球活动受限(图 3-8)。

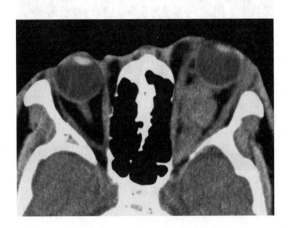

图 3-8

1. 检查部位及方法 :＿＿＿＿＿＿＿＿＿＿＿＿＿＿＿＿＿＿＿＿＿＿＿＿＿＿＿＿＿＿＿
2. 影像学表现 :＿＿＿＿＿＿＿＿＿＿＿＿＿＿＿＿＿＿＿＿＿＿＿＿＿＿＿＿＿＿＿＿＿
　＿＿＿＿＿＿＿＿＿＿＿＿＿＿＿＿＿＿＿＿＿＿＿＿＿＿＿＿＿＿＿＿＿＿＿＿＿＿＿
　＿＿＿＿＿＿＿＿＿＿＿＿＿＿＿＿＿＿＿＿＿＿＿＿＿＿＿＿＿＿＿＿＿＿＿＿＿＿＿
　＿＿＿＿＿＿＿＿＿＿＿＿＿＿＿＿＿＿＿＿＿＿＿＿＿＿＿＿＿＿＿＿＿＿＿＿＿＿＿
3. 影像诊断 :＿＿＿＿＿＿＿＿＿＿＿＿＿＿＿＿＿＿＿＿＿＿＿＿＿＿＿＿＿＿＿＿＿＿
4. 鉴别诊断及要点 :＿＿＿＿＿＿＿＿＿＿＿＿＿＿＿＿＿＿＿＿＿＿＿＿＿＿＿＿＿＿＿
　＿＿＿＿＿＿＿＿＿＿＿＿＿＿＿＿＿＿＿＿＿＿＿＿＿＿＿＿＿＿＿＿＿＿＿＿＿＿＿
　＿＿＿＿＿＿＿＿＿＿＿＿＿＿＿＿＿＿＿＿＿＿＿＿＿＿＿＿＿＿＿＿＿＿＿＿＿＿＿

病例二

病儿,女,1 岁。双侧眼球白瞳征(图 3-9)。

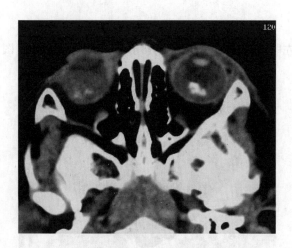

图 3-9

1. 检查部位及方法:＿＿＿＿＿＿＿＿＿＿＿＿＿＿＿＿＿＿＿＿＿＿＿＿＿＿＿

2. 影像学表现:＿＿＿＿＿＿＿＿＿＿＿＿＿＿＿＿＿＿＿＿＿＿＿＿＿＿＿＿＿＿

＿＿＿＿＿＿＿＿＿＿＿＿＿＿＿＿＿＿＿＿＿＿＿＿＿＿＿＿＿＿＿＿＿＿＿＿＿＿＿

＿＿＿＿＿＿＿＿＿＿＿＿＿＿＿＿＿＿＿＿＿＿＿＿＿＿＿＿＿＿＿＿＿＿＿＿＿＿＿

＿＿＿＿＿＿＿＿＿＿＿＿＿＿＿＿＿＿＿＿＿＿＿＿＿＿＿＿＿＿＿＿＿＿＿＿＿＿＿

3. 影像诊断:＿＿＿＿＿＿＿＿＿＿＿＿＿＿＿＿＿＿＿＿＿＿＿＿＿＿＿＿＿＿＿＿

4. 鉴别诊断及要点:＿＿＿＿＿＿＿＿＿＿＿＿＿＿＿＿＿＿＿＿＿＿＿＿＿＿＿＿＿

＿＿＿＿＿＿＿＿＿＿＿＿＿＿＿＿＿＿＿＿＿＿＿＿＿＿＿＿＿＿＿＿＿＿＿＿＿＿＿

＿＿＿＿＿＿＿＿＿＿＿＿＿＿＿＿＿＿＿＿＿＿＿＿＿＿＿＿＿＿＿＿＿＿＿＿＿＿＿

病例三

病儿,男,14 岁。右耳流脓 2 年,听力减退(图 3-10)。

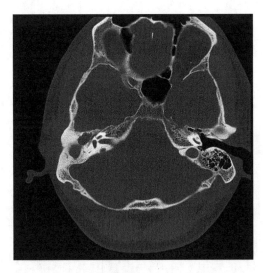

图 3-10

1. 检查部位及方法:_____

2. 影像学表现:_____
_____
_____
_____

3. 影像诊断:_____

4. 鉴别诊断及要点:_____
_____
_____

病例四

病人,女,16岁。鼻塞、流脓涕、头痛(图 3-11)。

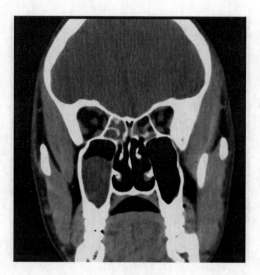

图 3-11

1. 检查部位及方法:_____
2. 影像学表现:_____
   _____
   _____
   _____
3. 影像诊断:_____
4. 鉴别诊断及要点:_____
   _____
   _____

病例五

病人,男,71 岁。间断性鼻中带血 3 年,今日左侧鼻孔持续性脓血涕(图 3-12)。

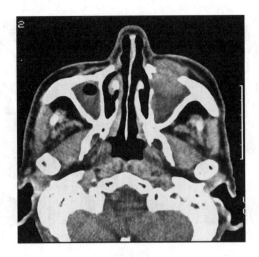

图 3-12

1. 检查部位及方法:_____

2. 影像学表现:_____

_____

_____

_____

3. 影像诊断:_____

4. 鉴别诊断及要点:_____

_____

_____

病例六

病人,男,16 岁。近半年进行性鼻塞,反复出血(图 3-13)。

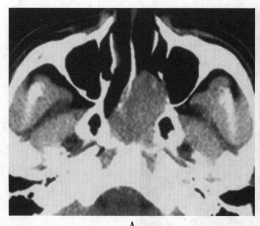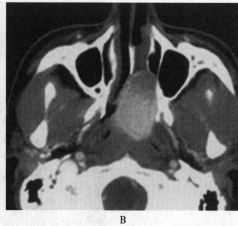

图 3-13

1. 检查部位及方法:_____
2. 影像学表现:_____
_____
_____
_____
3. 影像诊断:_____
4. 鉴别诊断及要点:_____
_____
_____

病例七

病人,男,45 岁。近半年可见痰中带血,咽部不适(图 3-14)。

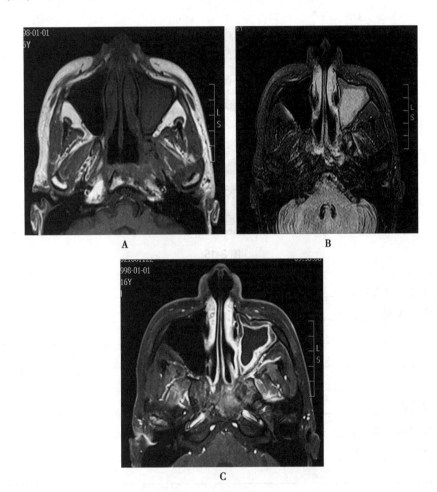

图 3-14

1. 检查部位及方法:_____

2. 影像学表现:_____

_____

_____

_____

3. 影像诊断:_____

4. 鉴别诊断及要点:_____

_____

_____

病例八

病人,男,56 岁。教师。今日感觉声音嘶哑,呼吸困难,咽喉不适,前来就诊(图 3-15)。

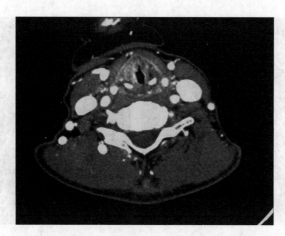

图 3-15

1. 检查部位及方法:_____

2. 影像学表现:_____

_____

_____

_____

3. 影像诊断:_____

4. 鉴别诊断及要点:_____

_____

_____

病例九

病人,男,17 岁。下颌骨变形,触之有乒乓球感(图 3-16)。

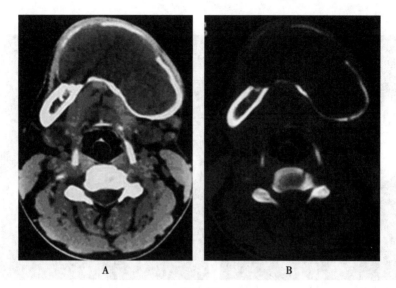

A   B

图 3-16

1. 检查部位及方法:_____

2. 影像学表现:_____

_____

_____

_____

3. 影像诊断:_____

4. 鉴别诊断及要点:_____

_____

_____

病例十

病人,女,77 岁。下颌骨后方触及包块,较硬,边缘不清,局部疼痛,张口困难,近期生长较快(图 3-17)。

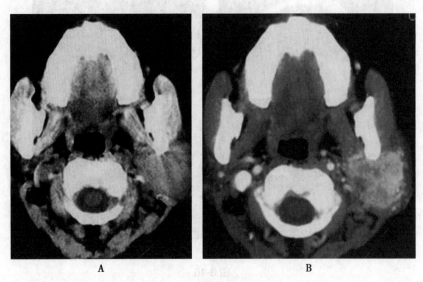

图 3-17

1. 检查部位及方法:_____

2. 影像学表现:_____

_____

_____

_____

3. 影像诊断:_____

4. 鉴别诊断及要点:_____

_____

_____

病例十一

病人,女,21 岁。无诱因晕厥,出现 Horner 征(图 3-18)。

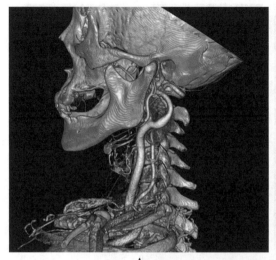

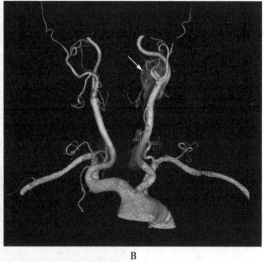

A   B

C

图 3-18

1. 检查部位及方法:_____
2. 影像学表现:_____
   _____
   _____
   _____

3. 影像诊断:_____
4. 鉴别诊断及要点:_____
   _____
   _____

病例十二

病人,女,34 岁。颈外侧肿块,质软,表面光滑(图 3-19)。

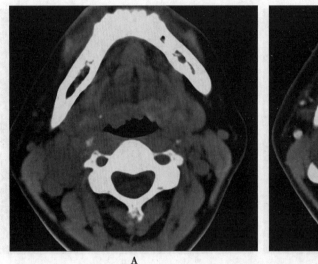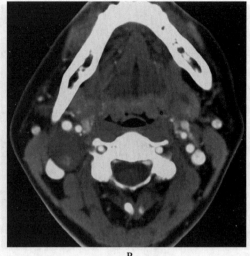

A   B

图 3-19

1. 检查部位及方法:_____

2. 影像学表现:_____

_____

_____

_____

3. 影像诊断:_____

4. 鉴别诊断及要点:_____

_____

_____

第三节 复习测试题

一、名词解释

1. 眼眶异物分类

2. 颈动脉海绵窦瘘

3. 窦口鼻道复合体

4. 乳突窦入口

5. 鼻窦

6. 颞颌关节紊乱综合征

7. 颈部淋巴结

8. 颈动脉体瘤

二、选择题

（一）A 型题（以下每一道题下面有 A、B、C、D、E 五个备选答案，请从中选择一个最佳答案）

1. 常规 SE 序列眼眶 MRI 上，眶内脂肪呈

   A. 长 T_1 长 T_2 B. 短 T_1 长 T_2 C. 长 T_1 短 T_2

   D. 短 T_1 短 T_2 E. 无信号

2. 临床怀疑眼内有金属磁性异物时，**禁用**的检查方法是

   A. CT   B. CT 增强   C. MRI 检查

   D. 超声   E. DSA

3. CT 较难发现的眼部异物为

   A. 铜   B. 铁   C. 合金   D. 泥沙   E. 铝

4. 诊断眼眶爆裂骨折，最佳的检查方法是

   A. X 线平片   B. CT 横断位骨窗   C. CT 冠状位骨窗

   D. MRI T_1WI   E. MRI T_2WI

5. 关于眼眶炎性假瘤的表现，描述**错误**的是

   A. 眼球突出   B. 眼睑组织肿胀增厚

   C. 球后脂肪密度增高   D. 眼外肌腹增粗，肌腱不增粗

   E. 泪腺增大

6. 炎性假瘤最常受累的眼外肌是

   A. 上直肌   B. 上斜肌   C. 下直肌   D. 外直肌   E. 下斜肌

7. 关于视网膜母细胞瘤的描述**错误**的是

   A. 早期症状为"猫眼"征象，表现为白瞳症

   B. CT 表现为眼球内息肉状或结节状软组织肿块，边缘不整，密度不均

   C. 瘤体内常见钙化灶

   D. 瘤体内偶见钙化灶

   E. 增强检查病灶轻中度强化

8. 肉芽肿型中耳乳突炎的影像学表现描述**错误**的是

   A. 听小骨破坏

   B. 上鼓室、乳突窦入口和乳突窦周围骨质破坏

   C. CT 平扫可见鼓室及乳突窦内可见软组织密度影

   D. 鼓室及乳突窦内可见软组织密度影不强化

   E. MRI 见 T_1WI 等信号，T_2WI 高信号

9. 关于胆脂瘤的描述**错误**的是

   A. 好发于颞骨岩部

   B. 上鼓室、乳突窦入口及乳突窦内有软组织密度肿块影

   C. 乳突窦入口、鼓室可见骨质破坏，腔扩大，边缘光滑并有骨质增生硬化

   D. 增强病灶可见明显强化

   E. T_1WI 信号与肌肉相似而低于脑组织，T_2WI 高信号

10. 鼻窦炎发病率最高的鼻窦是

   A. 上颌窦   B. 前中组筛窦   C. 额窦

D. 蝶窦 　　　　　　　　　　E. 后组筛窦

11. 关于慢性鼻窦炎的描述正确的是
    A. 鼻窦骨质增生硬化 　　　　　　　　　　B. 好发于筛窦
    C. 窦壁骨质膨胀性改变 　　　　　　　　　　D. 窦壁骨质破坏
    E. 窦腔内可见钙化或片状高密度影

12. 黏膜囊肿最好发的窦腔是
    A. 上颌窦 　　　　　　　　B. 筛窦 　　　　　　　　C. 额窦
    D. 蝶窦 　　　　　　　　　E. 全组鼻窦

13. 关于鼻窦囊肿的描述**错误**的是
    A. 黏液囊肿多由于窦口阻塞、分泌物潴留引起
    B. 黏液囊肿壁是鼻窦黏膜
    C. 黏膜下囊肿可以没有明显的囊壁上皮
    D. 黏膜下囊肿可以引起窦腔的扩大
    E. 黏液潴留囊肿的壁即腺腔壁

14. 鼻窦癌最好发的窦腔是
    A. 上颌窦 　　　　　　　　B. 前中组筛窦 　　　　　　　　C. 额窦
    D. 蝶窦 　　　　　　　　　E. 后组筛窦

15. 关于鼻窦癌的 MRI 表现,描述**错误**的是
    A. T_1WI 为等信号 　　　　　　　　B. T_2WI 高信号
    C. 信号均匀,无坏死囊变区 　　　　　　　　D. 增强扫描后肿块呈轻到中等度强化
    E. 窦壁骨质可见破坏

16. 鼻窦骨折**不包括**
    A. 窦壁骨质中断 　　　　　　　　B. 窦腔积血 　　　　　　　　C. 窦壁黏膜增厚
    D. 窦壁骨质溶骨性破坏 　　　　E. 骨缝分离

17. 关于鼻咽血管纤维瘤病的描述**错误**的是
    A. 鼻咽部常见的良性肿瘤,病因不明
    B. 好发于 10~25 岁的男性青少年,瘤内血管丰富,易出血
    C. CT 平扫可见鼻咽腔软组织肿块,密度较均匀
    D. 良性肿瘤,无侵袭性
    E. 增强扫描时肿块显著强化

18. 鼻咽癌最容易发生的部位是
    A. 鼻咽腔顶壁和咽隐窝 　　　　B. 鼻咽腔侧壁 　　　　　　　　C. 鼻咽腔前壁
    D. 鼻咽腔底壁 　　　　　　　　E. 咽鼓管圆枕

19. 关于鼻咽癌的 CT 表现描述**错误**的是
    A. 黏膜增厚及软组织肿块,鼻咽腔变形、不对称
    B. 邻近颅底可见骨质受压、硬化
    C. 邻近颅底可见骨质破坏
    D. 可有颈部淋巴结肿大
    E. 可见肿块不同程度的强化,多为轻中度强化,密度不均匀

20. 临床上最常见的牙源性良性肿瘤是
    A. 牙源性囊肿 　　　　　　　　B. 成釉细胞瘤 　　　　　　　　C. 含齿囊肿

D. 纤维瘤　　　　　　　　　　E. 骨肉瘤

21. 关于腮腺混合瘤的描述**错误**的是

A. 腮腺混合瘤是常见的腮腺良性肿瘤

B. CT平扫呈软组织密度影,与正常腮腺分界清楚

C. 边缘光滑,有包膜

D. 增强扫描呈均匀或环形强化

E. 肿块分叶状是恶性肿瘤的典型表现

22. 病人,男,62岁。CT检查两侧腮腺内发现圆形类圆形的软组织肿块,其内可见囊状低密度影。该病人最可能的诊断是

A. 腮腺混合瘤　　　　　B. Warthin瘤　　　　　C. 腮腺恶性肿瘤

D. 成釉细胞瘤　　　　　E. 腮腺囊肿

23. 病人,女,35岁。CT示颈部多发淋巴结肿大,密度均匀,增强扫描呈轻度均匀强化。该病人诊断首先要考虑

A. 颈动脉体瘤　　　　　B. 神经鞘瘤　　　　　C. 转移瘤

D. 淋巴瘤　　　　　　　E. 甲状腺癌

24. 病人,女,20岁。左颈部包块2年。CT示左颈动脉鞘区一2cm×2cm梭形肿块,增强后可见明显强化,颈内、外之间的距离呈杯口状扩大。该病人最可能的诊断是

A. 腮腺囊肿　　　　　　B. 神经鞘瘤　　　　　C. 恶性淋巴瘤

D. 颈动脉体瘤　　　　　E. 颈部转移瘤

（二）B型题（以下提供若干组考题,每组考题共同使用在考题前列出的A、B、C、D、E五个备选答案,请从中选择一个与考题关系最密切的答案,每个备选答案可以被选择一次、多次或不被选择）

（1~3题共用备选答案）

A. CT　　　　　　　　　B. MRI　　　　　　　　C. 超声

D. MRA　　　　　　　　E. CTA

1. 定位诊断眶内异物的首选检查方法是

2. 诊断眼眶骨折的检查方法是

3. 定性诊断眶内占位的检查方法是

（4~7题共用备选答案）

A. CT平扫　　　　　　　B. CT增强　　　　　　C. HRCT

D. MRI　　　　　　　　E. MRI增强

4. 耳部影像检查的首选是

5. 内耳道内神经异常及内耳道和迷路内小肿瘤的首选检查方法是

6. 胆脂瘤型中耳炎的首选影像检查方法是

7. 怀疑鼻及鼻窦骨折时首选的检查方法是

（8~10题共用备选答案）

A. 鼻窦骨质增生硬化　　　　　　　　B. 好发于上颌窦

C. 窦壁骨质膨胀性改变　　　　　　　D. 窦壁骨质破坏

E. 窦腔内可见钙化或片状高密度影

8. 符合黏液囊肿病变特点的是

9. 符合黏膜囊肿病变特点的是

10. 符合上颌窦癌病变特点的是

（三）X型题（以下每一道题下面有 A、B、C、D、E 五个备选答案，其中有 2 个及以上的正确答案）

1. 下列关于颈动脉海绵窦瘘的描述中，正确的是

    A. 临床表现为搏动性突眼

    B. 脑血管造影眼上静脉、眼下静脉提前显影

    C. 常由颅底外伤引起

    D. 增强检查增粗的眼上静脉和增大的海绵窦明显强化

    E. MRA 检查眼上静脉呈流空信号，并可见扩张

2. 黏液囊肿最好发的窦腔是

    A. 上颌窦   B. 筛窦   C. 额窦

    D. 蝶窦   E. 全组鼻窦

3. 关于黏液囊肿的 CT 表现，描述正确的是

    A. 平扫早期无特异性

    B. 窦腔膨胀性扩大呈气球样改变，整个窦腔呈现为均匀一致的密度增高影

    C. 窦壁外膨变薄，光滑连续，有时可呈细线状甚至消失

    D. 可以有溶骨性破坏

    E. 增强扫描可见囊液无强化

4. 关于牙源性囊肿的 CT 表现，描述正确的是

    A. 颌骨内圆形或椭圆形低密度区   B. CT 值常在 20~40Hu 之间

    C. CT 值常在 40~60Hu 之间   D. 病灶轮廓清晰，边缘光滑

    E. 周围骨质增生硬化

三、填空题

1. 眼部 MRI 检查，前房及玻璃体 T_1WI 呈_____信号，T_2WI 呈_____信号，眼外肌及视神经呈_____信号。

2. 人体密度最高的软组织是_____，呈梭形均匀高密度，它将眼球分为前部的房水和后部的玻璃体。

3. 眼眶异物按异物的位置可以分为_____、_____、_____。

4. 单纯型慢性化脓性中耳乳突炎炎症病变主要局限于_____。

5. 鼻窦恶性肿瘤中最常见的是_____。

6. 病人，男，67 岁。影像学检查发现声门或声门上、下区肿物，首先考虑的疾病是_____。

7. 颈部淋巴结转移多为鳞状细胞癌转移，主要来自_____、_____、_____及_____等处癌肿，腺癌则多来自_____、_____及_____。

四、问答题

1. 试述眼眶骨折的 CT 表现。

2. 试述眼眶炎性假瘤的 CT 分型及 CT 表现。

3. 试述慢性中耳炎的影像学表现。

4. 试述慢性鼻窦炎的 CT 和 MRI 表现。

5. 试述鼻咽癌的 CT 表现。

6. 试述喉癌的分型及相应影像学表现。

7. 试述牙源性囊肿与造釉细胞瘤的影像学鉴别。

8. 试述颈动脉体瘤的 CT 表现。

9. 试述颈部神经鞘瘤的 MRI 表现。

第四节 参 考 答 案

辨识正常影像解剖结构

1. 眼部正常 CT 图像(一)

①晶状体 ②内直肌 ③视神经 ④玻璃体 ⑤外直肌 ⑥视神经管

2. 眼部正常 CT 图像(二)

①泪腺 ②视神经 ③视神经管 ④泪囊 ⑤眼眶外壁 ⑥眼眶内壁

3. 眼部正常 MRI 图像

①上直肌 ②眼球 ③下直肌 ④上颌窦

4. 耳正常 CT 图像

①内听道 ②乳突气房 ③听小骨 ④鼓室

5. 鼻和鼻窦正常 CT 图像(一)

①鼻腔黏膜 ②上颌窦 ③总鼻道 ④上颌窦前壁 ⑤上颌窦内壁 ⑥鼻中隔

6. 鼻和鼻窦正常 CT 图像(二)

①鼻中隔 ②筛窦 ③蝶窦 ④鼻泪管 ⑤筛骨纸板 ⑥翼突

7. 咽喉正常 CT 图像

①咽鼓管咽口 ②咽鼓管隆突 ③咽隐窝 ④翼内肌 ⑤咽腔 ⑥腮腺

常见病病例分析

病例一

1. 检查部位及方法:眼部 CT 平扫,软组织窗。

2. 影像学表现:左侧眼球突出,左侧视神经增粗,可见团块状软组织密度影,锥后脂肪间隙变窄,相邻内直肌、外直肌肌腱肌腹同时增粗。

3. 影像诊断:左眼炎性假瘤。

4. 鉴别诊断及要点:甲状腺眼病眼肌型,肌腹增粗,肌腱不增粗。

病例二

1. 检查部位及方法:眼部 CT 平扫,软组织窗。

2. 影像学表现:双侧眼球内可见软组织密度影,密度不均,边缘不规则,其内可见斑点状钙化灶。

3. 影像诊断:视网膜母细胞瘤。

4. 鉴别诊断及要点:诊断明确,无需鉴别。

病例三

1. 检查部位及方法:耳部 CT 平扫,HRCT 扫描。

2. 影像学表现:右侧乳突呈硬化型,乳突气房消失,上鼓室、乳突窦入口及乳突窦内有软组织密度肿块影,并有不规则膨胀性骨质破坏。

3. 影像诊断:右侧中耳乳突炎。

4. 鉴别诊断及要点:诊断明确,无需鉴别。

病例四

1. 检查部位及方法:鼻部 CT 冠状位扫描。

2. 影像学表现:右侧上颌窦内可见软组织密度影,窦腔变窄,双侧筛窦窦腔黏膜增厚,窦壁骨质未见异常。

3. 影像诊断:右侧上颌窦、双侧筛窦炎症。

4. 鉴别诊断及要点:真菌性鼻窦炎常伴有钙化。上颌窦癌,窦壁骨质有破坏。

病例五

1. 检查部位及方法:鼻部 CT 平扫,软组织窗。

2. 影像学表现:左侧上颌窦内可见软组织密度团块影,密度均匀,边缘模糊,左侧上颌窦前壁可见骨质破坏。右侧上颌窦内可见黏膜增厚,窦腔变小。

3. 影像诊断:左侧上颌窦癌;右侧上颌窦炎症。

4. 鉴别诊断及要点:

(1) 鼻窦炎:窦腔内有积液、黏膜增厚,但无骨质破坏。

(2) 鼻息肉:鼻腔和鼻窦内软组织肿块影,但无骨质破坏。

病例六

1. 检查部位及方法:鼻咽部 CT 平扫,增强。

2. 影像学表现:鼻咽腔顶部见等密度软组织肿块影,向右侧鼻腔及筛窦延伸,鼻咽腔变形。CT 增强扫描示肿瘤明显不均匀强化。

3. 影像诊断:鼻咽血管纤维瘤。

4. 鉴别诊断及要点:与鼻咽癌鉴别。鼻咽癌多发生于中年人,影像检查见鼻咽部浸润性肿块,边界不清,可侵犯周围组织,骨质破坏明显。

病例七

1. 检查部位及方法:鼻咽部 MRI。

2. 影像学表现:MRI 检查所示双侧鼻咽腔不对称,左侧咽隐窝变窄,鼻咽腔内可见异常信号影,T_1WI 呈低信号,T_2WI 高信号。

3. 影像诊断:鼻咽癌。

4. 鉴别诊断及要点:早期鼻咽癌需与鼻咽部炎症鉴别。一般炎症范围较弥漫,通常双侧受累,黏膜广泛均匀增厚。

病例八

1. 检查部位及方法:喉部 CT 平扫。

2. 影像学表现:声带增厚,局部可见软组织密度影,前联合增厚,喉室变窄,增强后可见病灶明显强化。

3. 影像诊断:喉癌。

4. 鉴别诊断及要点:诊断明确,无需鉴别。

病例九

1. 检查部位及方法:下颌骨 CT 平扫。

2. 影像学表现:CT 平扫示下颌骨膨胀明显,呈均匀较低密度;骨窗示囊壁周围骨壁破坏,皮质变薄。

3. 影像诊断:成釉细胞瘤。

4. 鉴别诊断及要点:

(1) 单纯骨囊肿:单纯骨囊肿一般与牙齿关系不如造釉细胞瘤密切,病变边缘有时模糊不清。

(2) 牙源性黏液瘤:牙源性黏液瘤的多囊分隔多比成釉细胞瘤纤细,常以"直线状"或"火焰状"表现为主,且不成群排列。

病例十

1. 检查部位及方法:腮腺 CT 平扫。

2. 影像学表现:CT 平扫示左侧腮腺体积略增大,其内可见一不规则形病灶,病灶同时累及腮腺浅叶及深叶,病灶境界欠清楚,其周围间隙内见多个肿大淋巴结;CT 增强扫描后呈不均匀明显强化,其内可见低密度无强化区。

3. 影像诊断:腮腺恶性肿瘤。

4. 鉴别诊断及要点:与良性肿瘤相鉴别,良性肿瘤多边缘清楚,形态规整,轮廓光滑。

病例十一

1. 检查部位及方法:颈部血管 CTA。

2. 影像学表现:颈部 CTA 三维重组图像,表现为颈动脉分叉处呈杯状表现,颈内、外动脉之间距离增大。

3. 影像诊断:颈动脉体瘤。

4. 鉴别诊断及要点:诊断明确,无需鉴别。

病例十二

1. 检查部位及方法:颈部 CT 平扫。

2. 影像学表现:CT 平扫示颈动脉间隙内可见类圆形软组织密度影,边界清楚,增强扫描病灶可见强化,颈血管被推移向前、外方移位。

3. 影像诊断:颈神经鞘瘤。

4. 鉴别诊断及要点:神经纤维瘤发生囊变和坏死较为少见。颈动脉体瘤常发生于颈动脉分叉处,颈内、外动脉之间距离呈杯状扩大,血管丰富,增强扫描呈明显强化,MRI 上亦可见流空血管影。

复习测试题

一、名词解释

1. 眼眶异物分类:按位置分为眼内异物、球壁异物、眶内异物。按种类分为金属异物及非金属异物。按异物吸收 X 线程度分为不透光异物、半透光异物及透光异物。

2. 颈动脉海绵窦瘘:一般指海绵窦段的颈内动脉本身或其在海绵窦内的分支破裂,与海绵窦之间形成异常的动静脉沟通,多由外伤引起。

3. 窦口鼻道复合体:是指以筛窦为中心,包括上颌窦自然开口、筛漏斗、钩突、半月裂孔、中鼻道、中鼻甲及其基板、筛泡、额窦开口等结构,是额窦、上颌窦和前筛窦的共同引流通道。

4. 乳突窦入口:上鼓室向后延伸的含气管道,自窦入口向后膨大的含气腔为乳突窦。

5. 鼻窦:颅骨不规则骨内的气腔,额窦、筛窦、蝶窦、上颌窦分别位于额骨、筛骨、蝶骨和上颌骨内。

6. 颞颌关节紊乱综合征:为颞颌关节最常见的疾病,各年龄段均可发病,包括关节骨组织改变和关节盘及关节内其他软组织的改变。临床表现主要有颞颌关节区的疼痛、运动异常、弹响或杂音等三大症状。

7. 颈部淋巴结:正常短径小于5mm;分为七个区。Ⅰ区——颏下及颌下淋巴结;Ⅱ区——颈内静脉链上组;Ⅲ区——颈内静脉链中组;Ⅳ区——颈内静脉链下组;Ⅴ区——颈后三角区淋巴结;Ⅵ区——中央区淋巴结;Ⅶ区——上纵隔淋巴结。

8. 颈动脉体瘤:也称非嗜铬性副神经节瘤,是化学感受器肿瘤之一,常位于颈总动脉分叉处,青壮年女性多见。颈部无痛肿块,可出现 Horner 征。

二、选择题

（一）A 型题

1. B　　2. C　　3. D　　4. C　　5. D　　6. A　　7. D　　8. D　　9. D　　10. A

11. A　12. A　13. D　14. A　15. C　16. D　17. D　18. A　19. B　20. B

21. E　22. B　23. D　24. D

（二）B 型题

1. A　　2. A　　3. B　　4. C　　5. E　　6. C　　7. D　　8. C　　9. B　　10. D

（三）X 型题

1. ABCDE　　2. BC　　3. ABCE　　4. ABDE

三、填空题

1. 低 高 中等/等

2. 晶状体

3. 眼内异物 球壁异物 眶内异物

4. 鼓室黏膜层

5. 鼻窦癌

6. 喉癌

7. 口腔 鼻窦 喉 咽 甲状腺癌 涎腺 鼻腔肿瘤

四、问答题

1. 试述眼眶骨折的 CT 表现。

眼眶骨折以眶内壁、眶下壁骨折多见,眶顶壁及眶外壁骨折较少。

直接征象:眶壁骨质连续性中断,眶壁骨质变形、移位或粉碎性改变。

间接征象:眶内积气,眶内血肿,眼外肌增粗移位,筛窦或上颌窦黏膜肿胀,窦腔积液、积血等。

2. 试述眼眶炎性假瘤的 CT 分型及 CT 表现。

①肿块型:表现为边界清晰、均匀软组织密度的肿块,可同时显示眼环增厚、眼外肌和视神经增粗、密度增高及边缘不整,增强可见强化。②肌炎型:表现为一条或多条眼外肌弥漫性增粗,边缘不整齐,典型者为单侧上直肌和内直肌肌腹和肌腱同时增粗。③眶隔前炎型:主要表现为眶隔前眼睑组织肿胀增厚;巩膜周围炎型为眼球壁增厚。④视神经束膜炎型:视神经增粗,边缘模糊。⑤弥漫型:眶内脂肪密度弥漫性增高,典型的患侧眶内低密度脂肪影为软组织密度影取代,眼外肌增粗,泪腺增大,眼外肌与病变无明确分界,视神经可被病变包绕,增强后病变强化,而视神经不强化。⑥泪腺型:泪腺弥漫性增大,球后间隙密度增高,眶内各结构显示欠清,一般为单侧,也可为双侧。

3. 试述慢性中耳炎的影像学表现。

①单纯型:鼓室、乳突气房、乳突窦气体消失,黏膜增厚,密度增高;气房间隔增粗,密度增加,无骨质破坏。②肉芽肿型:乳突气化不良,中耳鼓室及鼓窦可见斑片状、索条状或块状软组织密度影;听骨破坏;上鼓室、乳突窦入口和乳突窦可见骨壁破坏、模糊,密度增加;有高密度,增强扫

描软组织影可有强化。③胆脂瘤型:好发于颞骨岩部,CT示乳突气房气体消失,密度增高呈硬化型,上鼓室、乳突窦入口及乳突窦内有软组织密度肿块影,并有不规则形膨胀性骨质破坏,乳突窦入口、鼓室腔扩大,边缘光滑并有骨质增生硬化。胆脂瘤无增强。

4. 试述慢性鼻窦炎的 CT 和 MRI 表现。

CT 表现:为鼻窦黏膜增厚,伴有窦腔积液。慢性鼻窦炎窦壁可有骨质硬化增厚,但无骨质破坏,增强后黏膜明显强化。

MRI 表现:T_1WI 上增厚的黏膜为等信号,T_2WI 上增厚的黏膜为高信号。急性期 T_1WI 低信号,T_2WI 高信号;若蛋白含量较高,则 T_1WI 为等或高信号,T_2WI 为高信号。增强可见黏膜明显强化,窦腔内液体不强化。

5. 试述鼻咽癌的 CT 表现。

CT 平扫:鼻咽癌最好发于咽隐窝,肿瘤向黏膜下浸润生长致黏膜增厚及软组织肿块,肿块平扫为等密度,鼻咽腔变形、不对称,邻近颅底可见骨质破坏,可有颈部淋巴结肿大。增强扫描可见肿块不同程度的强化,多为轻中度强化,密度不均匀。

6. 试述喉癌的分型及相应影像学表现。

①声门上型癌:平扫可见会厌和杓会厌皱襞不规则增厚、隆起,呈软组织团块影,相应喉室变窄;增强扫描肿块不同程度强化。②声门型癌:平扫可见声带毛糙,增厚或局限性软组织结节影,肿瘤易累及前联合,受累前联合多超过 2mm,肿瘤亦可累及甲状软骨,表现为骨质破坏、增生硬化,喉腔变窄消失;增强扫描肿块不同程度强化。③声门下型癌:较少见,表现为声带下区软组织肿块。④贯门型(混合型):累及声门及声门上区,甲状软骨板不规则变形;多伴有颈部淋巴结转移。

7. 试述牙源性囊肿与造釉细胞瘤的影像学鉴别。

(1) 牙源性囊肿:颌骨内圆形或椭圆形低密度区,CT 值常在 20~40Hu 之间;病灶轮廓清晰,边缘光滑整齐;周围骨质增生硬化。T_1WI 为低信号,T_2WI 为呈高信号。

(2) 造釉细胞瘤:可清晰地显示颌骨单发或多发的囊样低密度区,周边可见线样高密度包绕;局部恶性者可见破坏区周围肿胀的软组织;增强扫描可见病灶强化不明显;肿瘤呈浸润性生长,可清晰的显示病变浸润的范围。T_1WI 病变呈低、中信号,T_2WI 病变呈高信号。

8. 试述颈动脉体瘤的 CT 表现。

CT 平扫表现为椭圆形软组织密度团块影,增强扫描明显均匀强化,CT 值可达 90~130Hu,边缘清楚,肿瘤压迫颈内外动脉时,使其分离,加大其间距离。颈部 CTA 三维重组图像,表现为颈动脉分叉处呈杯状表现。

9. 试述颈部神经鞘瘤的 MRI 表现。

病变位于颈动脉间隙内,呈梭形,T_1WI 上呈等信号,T_2WI 上呈高信号。增强扫描病灶明显强化,坏死区不强化。

(徐秀芳 邢健)

第一节 辨识正常影像解剖结构

1. 胸部正位片(图 4-1A)

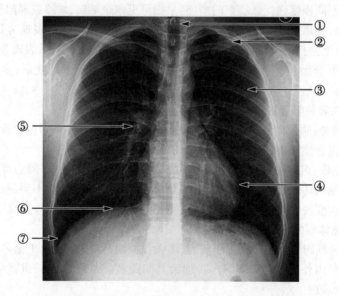

图 4-1A

①_____ ; ②_____ ;

③_____ ; ④_____ ;

⑤_____ ; ⑥_____ ;

⑦_____ 。

2. 胸部侧位片(图 4-1B)

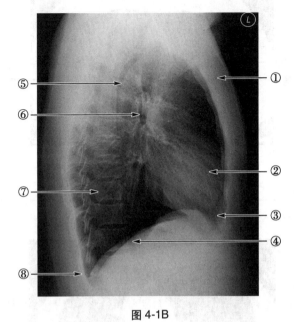

图 4-1B

① _____ ; ② _____ ;
③ _____ ; ④ _____ ;
⑤ _____ ; ⑥ _____ ;
⑦ _____ ; ⑧ _____ 。

3. CT 肺窗(图 4-2A~图 4-2D)

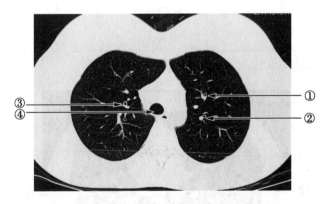

图 4-2A

① _____ ; ② _____ ;
③ _____ ; ④ _____ 。

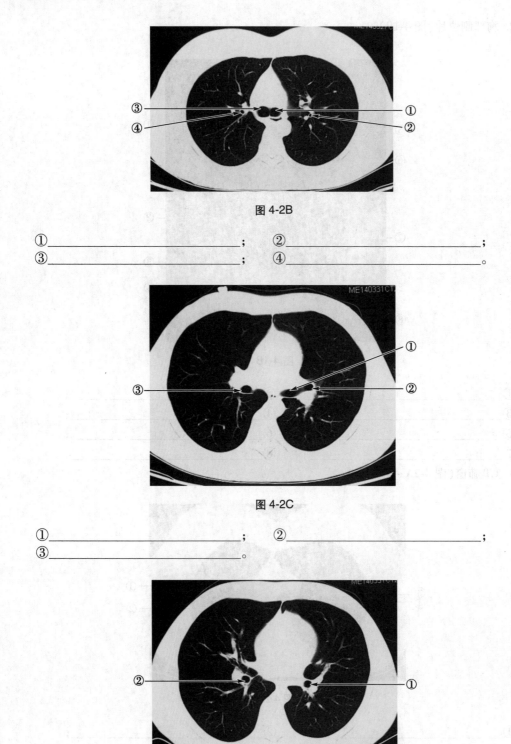

图 4-2B

① _____ ; ② _____ ;
③ _____ ; ④ _____ 。

图 4-2C

① _____ ; ② _____ ;
③ _____ 。

图 4-2D

① _____ ; ② _____ 。

4. CT 纵隔窗(图 4-3A~图 4-3F)

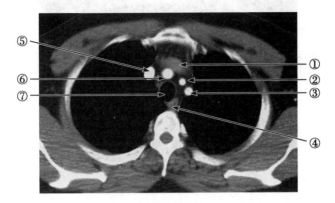

图 4-3A

① _____ ; ② _____ ;

③ _____ ; ④ _____ ;

⑤ _____ ; ⑥ _____ ;

⑦ _____ 。

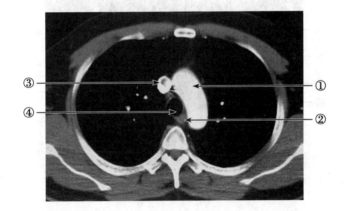

图 4-3B

① _____ ; ② _____ ;

③ _____ ; ④ _____ 。

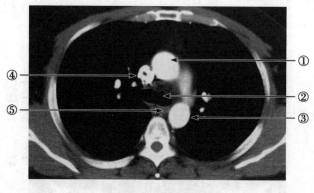

图 4-3C

①_____；   ②_____；
③_____；   ④_____；
⑤_____。

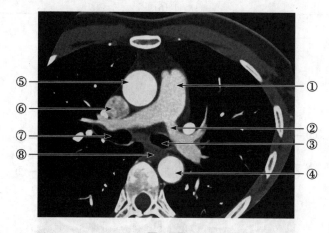

图 4-3D

①_____；   ②_____；
③_____；   ④_____；
⑤_____；   ⑥_____；
⑦_____；   ⑧_____。

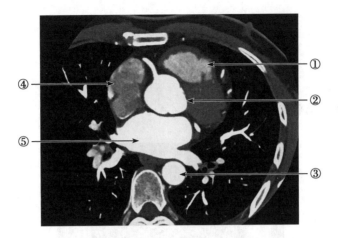

图 4-3E

①_____; ②_____;
③_____; ④_____;
⑤_____。

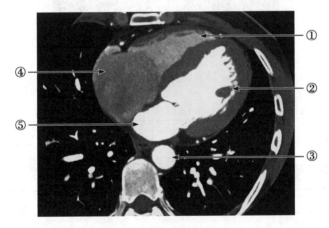

图 4-3F

①_____; ②_____;
③_____; ④_____;
⑤_____。

第二节　常见病病例分析

病例一

病人,男,65 岁。胸痛咳嗽 3d,发热 1d(图 4-4)。

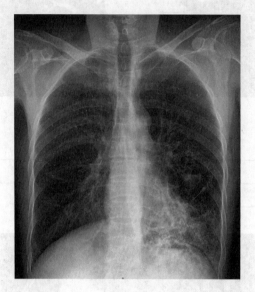

图 4-4

1. 检查部位及方法:＿＿＿＿＿＿＿＿＿＿＿＿＿＿＿＿＿＿＿＿＿＿＿＿
2. 影像学表现:＿＿＿＿＿＿＿＿＿＿＿＿＿＿＿＿＿＿＿＿＿＿＿＿＿＿＿
＿＿＿＿＿＿＿＿＿＿＿＿＿＿＿＿＿＿＿＿＿＿＿＿＿＿＿＿＿＿＿＿＿＿＿
＿＿＿＿＿＿＿＿＿＿＿＿＿＿＿＿＿＿＿＿＿＿＿＿＿＿＿＿＿＿＿＿＿＿＿

3. 影像诊断:＿＿＿＿＿＿＿＿＿＿＿＿＿＿＿＿＿＿＿＿＿＿＿＿＿＿＿＿
4. 鉴别诊断及要点:＿＿＿＿＿＿＿＿＿＿＿＿＿＿＿＿＿＿＿＿＿＿＿＿＿
＿＿＿＿＿＿＿＿＿＿＿＿＿＿＿＿＿＿＿＿＿＿＿＿＿＿＿＿＿＿＿＿＿＿＿
＿＿＿＿＿＿＿＿＿＿＿＿＿＿＿＿＿＿＿＿＿＿＿＿＿＿＿＿＿＿＿＿＿＿＿

病例二

病人,女,45 岁。盆腔包块就诊,查体发现肺内病变(图 4-5)。

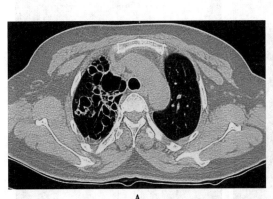
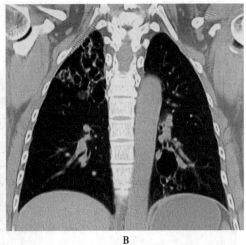

A   B

图 4-5

1. 检查部位及方法:_____

2. 影像学表现:_____

_____

_____

_____

3. 影像诊断:_____

4. 鉴别诊断及要点:_____

_____

_____

病例三

病人,男,39 岁。咳嗽 1 周,夜间为著(图 4-6)。

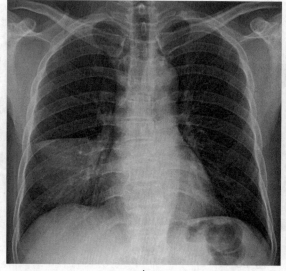
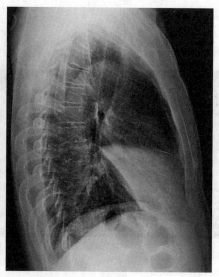

A   B

图 4-6

1. 检查部位及方法:＿＿＿＿＿＿＿＿＿＿＿＿＿＿＿＿＿＿＿＿＿＿＿＿
2. 影像学表现:＿＿＿＿＿＿＿＿＿＿＿＿＿＿＿＿＿＿＿＿＿＿＿＿＿＿
＿＿＿＿＿＿＿＿＿＿＿＿＿＿＿＿＿＿＿＿＿＿＿＿＿＿＿＿＿＿＿＿
＿＿＿＿＿＿＿＿＿＿＿＿＿＿＿＿＿＿＿＿＿＿＿＿＿＿＿＿＿＿＿＿
＿＿＿＿＿＿＿＿＿＿＿＿＿＿＿＿＿＿＿＿＿＿＿＿＿＿＿＿＿＿＿＿
3. 影像诊断:＿＿＿＿＿＿＿＿＿＿＿＿＿＿＿＿＿＿＿＿＿＿＿＿＿＿＿
4. 鉴别诊断及要点:＿＿＿＿＿＿＿＿＿＿＿＿＿＿＿＿＿＿＿＿＿＿＿＿
＿＿＿＿＿＿＿＿＿＿＿＿＿＿＿＿＿＿＿＿＿＿＿＿＿＿＿＿＿＿＿＿
＿＿＿＿＿＿＿＿＿＿＿＿＿＿＿＿＿＿＿＿＿＿＿＿＿＿＿＿＿＿＿＿

病例四

病人,女,37 岁。咳嗽伴发热 7d,气急 1d(图 4-7)。

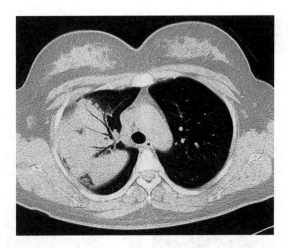

图 4-7

1. 检查部位及方法:＿＿＿＿＿＿＿＿＿＿＿＿＿＿＿＿＿＿＿＿＿＿＿＿＿＿＿＿＿＿

2. 影像学表现:＿＿＿＿＿＿＿＿＿＿＿＿＿＿＿＿＿＿＿＿＿＿＿＿＿＿＿＿＿＿＿＿＿

＿＿＿＿＿＿＿＿＿＿＿＿＿＿＿＿＿＿＿＿＿＿＿＿＿＿＿＿＿＿＿＿＿＿＿＿＿＿＿

＿＿＿＿＿＿＿＿＿＿＿＿＿＿＿＿＿＿＿＿＿＿＿＿＿＿＿＿＿＿＿＿＿＿＿＿＿＿＿

＿＿＿＿＿＿＿＿＿＿＿＿＿＿＿＿＿＿＿＿＿＿＿＿＿＿＿＿＿＿＿＿＿＿＿＿＿＿＿

3. 影像诊断:＿＿＿＿＿＿＿＿＿＿＿＿＿＿＿＿＿＿＿＿＿＿＿＿＿＿＿＿＿＿＿＿＿

4. 鉴别诊断及要点:＿＿＿＿＿＿＿＿＿＿＿＿＿＿＿＿＿＿＿＿＿＿＿＿＿＿＿＿＿

＿＿＿＿＿＿＿＿＿＿＿＿＿＿＿＿＿＿＿＿＿＿＿＿＿＿＿＿＿＿＿＿＿＿＿＿＿＿＿

＿＿＿＿＿＿＿＿＿＿＿＿＿＿＿＿＿＿＿＿＿＿＿＿＿＿＿＿＿＿＿＿＿＿＿＿＿＿＿

病例五

病儿,女,3岁。咳嗽4d,发热2d。查体:咽部充血,双肺呼吸音粗,闻及喘鸣音(图4-8)。

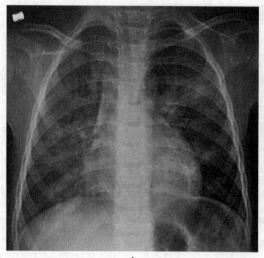

A

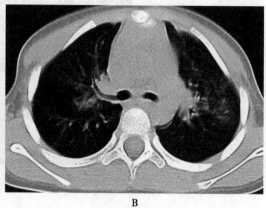

B

图 4-8

1. 检查部位及方法:_____

2. 影像学表现:_____

_____

_____

_____

3. 影像诊断:_____

4. 鉴别诊断及要点:_____

_____

_____

病例六

病儿,男,14 岁。咳嗽、咳痰伴发热 8d。查体:双肺呼吸音粗,左下肺闻及湿啰音(图 4-9)。

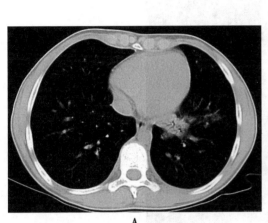
A

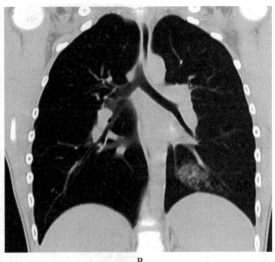
B

图 4-9

1. 检查部位及方法:_____

2. 影像学表现:_____

_____

_____

_____

3. 影像诊断:_____

4. 鉴别诊断及要点:_____

_____

_____

病例七

病人,男,47 岁。咳嗽 1 个月,发热伴左侧胸痛 1 周(图 4-10)。

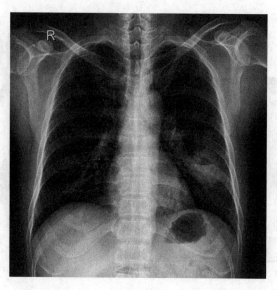

图 4-10

1. 检查部位及方法:_____

2. 影像学表现:_____

_____

_____

_____

3. 影像诊断:_____

4. 鉴别诊断及要点:_____

_____

_____

病例八

病人,男,55 岁。咳嗽咳痰 3 周,高热伴胸痛 1d(图 4-11)。

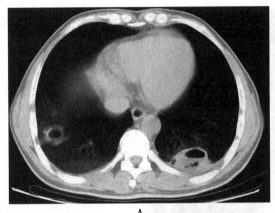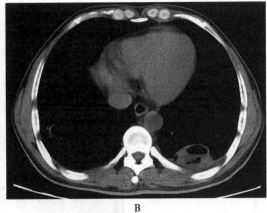

A   B

图 4-11

1. 检查部位及方法:_____

2. 影像学表现:_____

_____

_____

_____

3. 影像诊断:_____

4. 鉴别诊断及要点:_____

_____

_____

病例九

病人,男,18岁。咳嗽20d,伴低热5d(图4-12)。

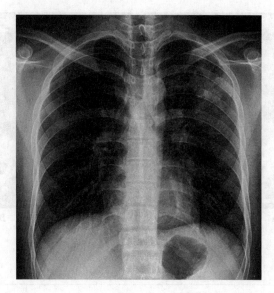

图 4-12

1. 检查部位及方法:＿＿＿＿＿＿＿＿＿＿＿＿＿＿＿＿＿＿＿＿＿＿＿＿＿＿＿＿
2. 影像学表现:＿＿＿＿＿＿＿＿＿＿＿＿＿＿＿＿＿＿＿＿＿＿＿＿＿＿＿＿＿＿

＿＿＿＿＿＿＿＿＿＿＿＿＿＿＿＿＿＿＿＿＿＿＿＿＿＿＿＿＿＿＿＿＿＿＿＿＿

＿＿＿＿＿＿＿＿＿＿＿＿＿＿＿＿＿＿＿＿＿＿＿＿＿＿＿＿＿＿＿＿＿＿＿＿＿

＿＿＿＿＿＿＿＿＿＿＿＿＿＿＿＿＿＿＿＿＿＿＿＿＿＿＿＿＿＿＿＿＿＿＿＿＿

3. 影像诊断:＿＿＿＿＿＿＿＿＿＿＿＿＿＿＿＿＿＿＿＿＿＿＿＿＿＿＿＿＿＿
4. 鉴别诊断及要点:＿＿＿＿＿＿＿＿＿＿＿＿＿＿＿＿＿＿＿＿＿＿＿＿＿＿

＿＿＿＿＿＿＿＿＿＿＿＿＿＿＿＿＿＿＿＿＿＿＿＿＿＿＿＿＿＿＿＿＿＿＿＿＿

＿＿＿＿＿＿＿＿＿＿＿＿＿＿＿＿＿＿＿＿＿＿＿＿＿＿＿＿＿＿＿＿＿＿＿＿＿

病例十

病人,男,52 岁。咳嗽、咳痰 2 个月。结核分枝杆菌特异性抗体(+),血沉 56mm/h(正常参考值 0~15mm/h) (图 4-13)。

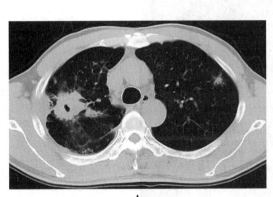 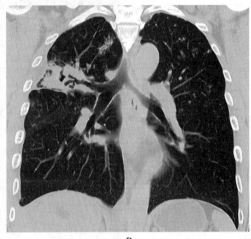

A B

图 4-13

1. 检查部位及方法:_____

2. 影像学表现:_____

_____

_____

_____

3. 影像诊断:_____

4. 鉴别诊断及要点:_____

_____

_____

病例十一

病人,男,39 岁。畏寒发热伴胸痛 1d(图 4-14)。

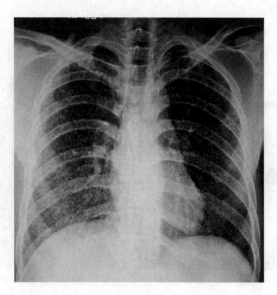

图 4-14

1. 检查部位及方法:_____
2. 影像学表现:_____

_____

_____

_____

3. 影像诊断:_____
4. 鉴别诊断及要点:_____

_____

_____

病例十二

病人,男,39 岁。畏寒发热伴胸痛 1d(图 4-15)。

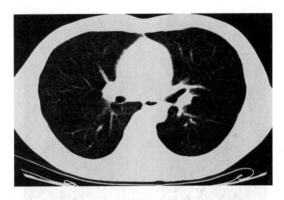

图 4-15

1. 检查部位及方法:_____

2. 影像学表现:_____

_____

_____

_____

3. 影像诊断:_____

4. 鉴别诊断及要点:_____

_____

_____

病例十三

病人,男,26岁。低热2周,胸痛1d(图4-16)。

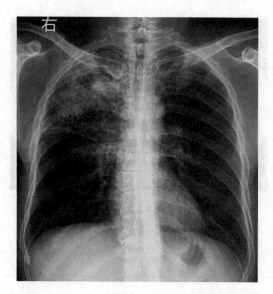

图 4-16

1. 检查部位及方法:_____

2. 影像学表现:_____

_____

_____

_____

3. 影像诊断:_____

4. 鉴别诊断及要点:_____

_____

_____

病例十四

病人,女,22 岁。咳嗽伴发热 2d(图 4-17)。

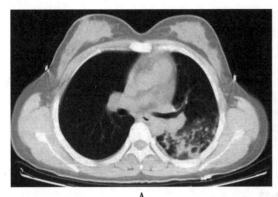 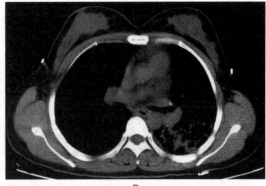

A   B

图 4-17

1. 检查部位及方法:_____

2. 影像学表现:_____

_____

_____

_____

3. 影像诊断:_____

4. 鉴别诊断及要点:_____

_____

_____

病例十五

病人,男,24岁。咳嗽伴低热1周(图4-18)。

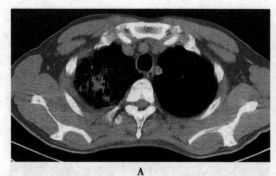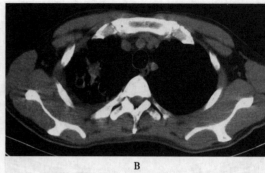

图 4-18

1. 检查部位及方法:_____

2. 影像学表现:_____

_____

_____

_____

3. 影像诊断:_____

4. 鉴别诊断及要点:_____

_____

_____

病例十六

病人,男,47岁。左侧胸痛、咳嗽1个月余,抗炎治疗未见好转(图4-19)。

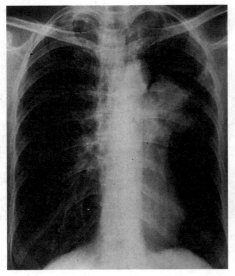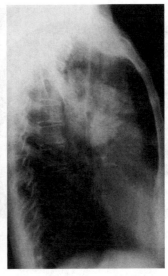

图 4-19

1. 检查部位及方法:＿＿＿＿＿＿＿＿＿＿＿＿＿＿＿＿＿＿＿＿＿＿＿＿＿＿＿＿＿
2. 影像学表现:＿＿＿＿＿＿＿＿＿＿＿＿＿＿＿＿＿＿＿＿＿＿＿＿＿＿＿＿＿＿＿
＿＿＿＿＿＿＿＿＿＿＿＿＿＿＿＿＿＿＿＿＿＿＿＿＿＿＿＿＿＿＿＿＿＿＿＿＿＿
＿＿＿＿＿＿＿＿＿＿＿＿＿＿＿＿＿＿＿＿＿＿＿＿＿＿＿＿＿＿＿＿＿＿＿＿＿＿
＿＿＿＿＿＿＿＿＿＿＿＿＿＿＿＿＿＿＿＿＿＿＿＿＿＿＿＿＿＿＿＿＿＿＿＿＿＿
3. 影像诊断:＿＿＿＿＿＿＿＿＿＿＿＿＿＿＿＿＿＿＿＿＿＿＿＿＿＿＿＿＿＿＿＿
4. 鉴别诊断及要点:＿＿＿＿＿＿＿＿＿＿＿＿＿＿＿＿＿＿＿＿＿＿＿＿＿＿＿＿
＿＿＿＿＿＿＿＿＿＿＿＿＿＿＿＿＿＿＿＿＿＿＿＿＿＿＿＿＿＿＿＿＿＿＿＿＿＿
＿＿＿＿＿＿＿＿＿＿＿＿＿＿＿＿＿＿＿＿＿＿＿＿＿＿＿＿＿＿＿＿＿＿＿＿＿＿

病例十七

病人,男,59岁。痰中带血2个月,咳嗽3个月(图4-20)。

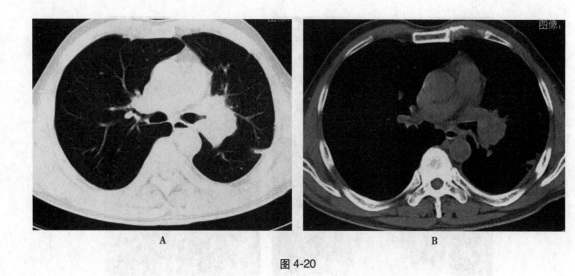

A   B

图 4-20

1. 检查部位及方法:_____

2. 影像学表现:_____

_____

_____

_____

3. 影像诊断:_____

4. 鉴别诊断及要点:_____

_____

_____

病例十八

病人,男,68岁。抽烟40余年,近来出现咳嗽(图4-21)。

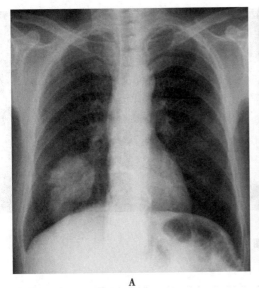 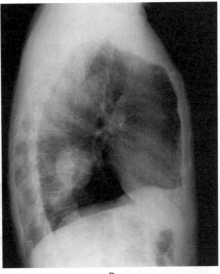

A B

图4-21

1. 检查部位及方法:_____

2. 影像学表现:_____

_____

_____

_____

3. 影像诊断:_____

4. 鉴别诊断及要点:_____

_____

病例十九

病人,女,43岁。咳嗽,左胸痛(图4-22)。

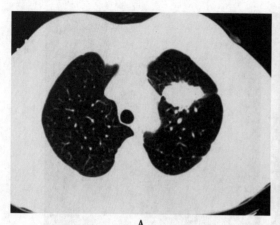 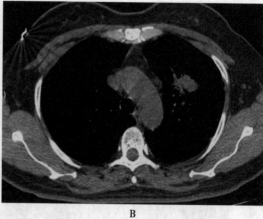

A   B

图 4-22

1. 检查部位及方法: _____

2. 影像学表现: _____

_____

_____

_____

3. 影像诊断: _____

4. 鉴别诊断及要点: _____

_____

_____

病例二十

病人,女,32岁。产后30d,出血增多1周,血HCG 517438IU/L(图4-23)。

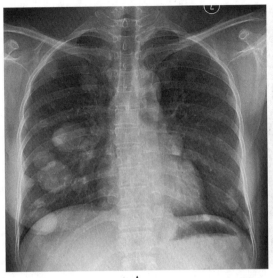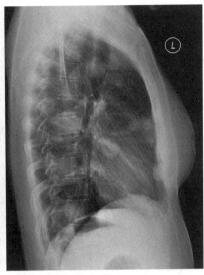

A   B

图 4-23

1. 检查部位及方法:_____

2. 影像学表现:_____

_____

_____

_____

3. 影像诊断:_____

4. 鉴别诊断及要点:_____

_____

_____

病例二十一

病人,男,50 岁。直肠癌术后 5 年,胸闷 2 周(图 4-24)。

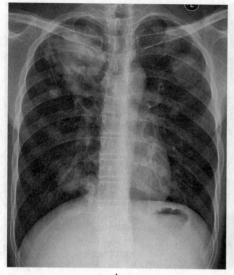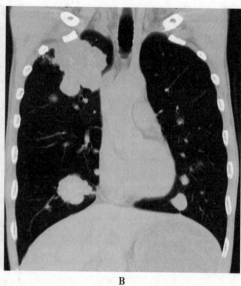

A B

图 4-24

1. 检查部位及方法:_____

2. 影像学表现:_____

_____

_____

_____

3. 影像诊断:_____

4. 鉴别诊断及要点:_____

_____

_____

病例二十二

病人,女,47 岁。体检发现纵隔影增宽(图 4-25)。

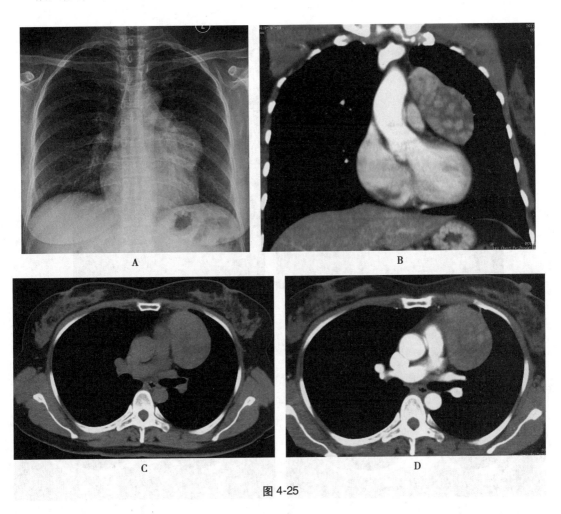

图 4-25

1. 检查部位及方法:＿＿＿＿＿＿＿＿＿＿＿＿＿＿＿＿＿＿

2. 影像学表现:＿＿＿＿＿＿＿＿＿＿＿＿＿＿＿＿＿＿＿＿

＿＿＿＿＿＿＿＿＿＿＿＿＿＿＿＿＿＿＿＿＿＿＿＿＿＿

＿＿＿＿＿＿＿＿＿＿＿＿＿＿＿＿＿＿＿＿＿＿＿＿＿＿

＿＿＿＿＿＿＿＿＿＿＿＿＿＿＿＿＿＿＿＿＿＿＿＿＿＿

3. 影像诊断:＿＿＿＿＿＿＿＿＿＿＿＿＿＿＿＿＿＿＿＿＿

4. 鉴别诊断及要点:＿＿＿＿＿＿＿＿＿＿＿＿＿＿＿＿＿

＿＿＿＿＿＿＿＿＿＿＿＿＿＿＿＿＿＿＿＿＿＿＿＿＿＿

＿＿＿＿＿＿＿＿＿＿＿＿＿＿＿＿＿＿＿＿＿＿＿＿＿＿

病例二十三

病人,女,21岁。左胸痛 1d(图 4-26)。

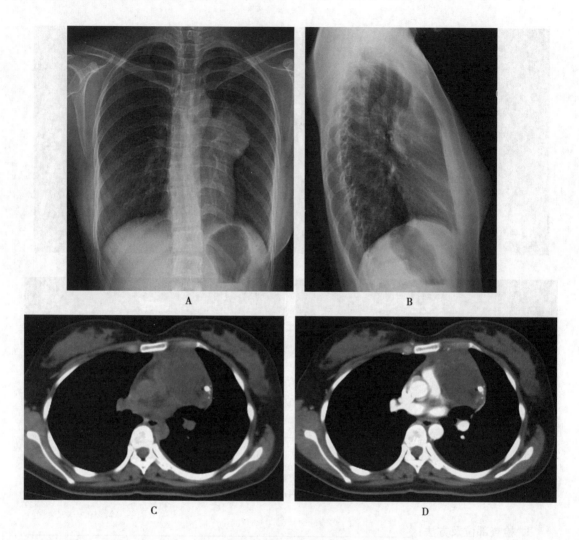

A　　　　　　　　　　　　B

C　　　　　　　　　　　　D

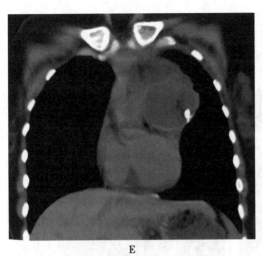
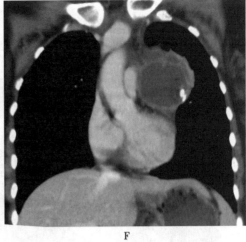

E   F

图 4-26

1. 检查部位及方法：_____

2. 影像学表现：_____

_____

_____

_____

3. 影像诊断：_____

4. 鉴别诊断及要点：_____

_____

_____

病例二十四

病人,男,28 岁。体检发现纵隔占位(图 4-27)。

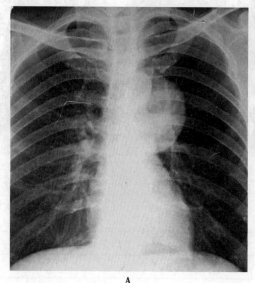 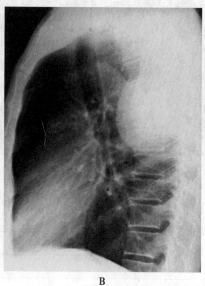

A　　　　　　　　　　B

图 4-27

1. 检查部位及方法:＿＿＿＿＿＿＿＿＿＿＿＿＿＿＿＿＿＿＿＿＿＿＿＿＿＿＿＿

2. 影像学表现:＿＿＿＿＿＿＿＿＿＿＿＿＿＿＿＿＿＿＿＿＿＿＿＿＿＿＿＿＿＿＿

＿＿＿＿＿＿＿＿＿＿＿＿＿＿＿＿＿＿＿＿＿＿＿＿＿＿＿＿＿＿＿＿＿＿＿＿＿＿

＿＿＿＿＿＿＿＿＿＿＿＿＿＿＿＿＿＿＿＿＿＿＿＿＿＿＿＿＿＿＿＿＿＿＿＿＿＿

＿＿＿＿＿＿＿＿＿＿＿＿＿＿＿＿＿＿＿＿＿＿＿＿＿＿＿＿＿＿＿＿＿＿＿＿＿＿

3. 影像诊断:＿＿＿＿＿＿＿＿＿＿＿＿＿＿＿＿＿＿＿＿＿＿＿＿＿＿＿＿＿＿＿＿

4. 鉴别诊断及要点:＿＿＿＿＿＿＿＿＿＿＿＿＿＿＿＿＿＿＿＿＿＿＿＿＿＿＿＿＿

＿＿＿＿＿＿＿＿＿＿＿＿＿＿＿＿＿＿＿＿＿＿＿＿＿＿＿＿＿＿＿＿＿＿＿＿＿＿

＿＿＿＿＿＿＿＿＿＿＿＿＿＿＿＿＿＿＿＿＿＿＿＿＿＿＿＿＿＿＿＿＿＿＿＿＿＿

病例二十五

病人,男,33 岁。体检发现纵隔占位(图 4-28)。

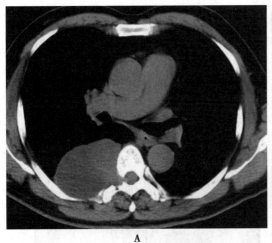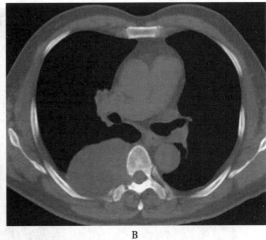

图 4-28

1. 检查部位及方法:_____

2. 影像学表现:_____

_____

_____

_____

3. 影像诊断:_____

4. 鉴别诊断及要点:_____

_____

_____

病例二十六

病人,男,27 岁。低热,颈部淋巴结肿大(图 4-29)。

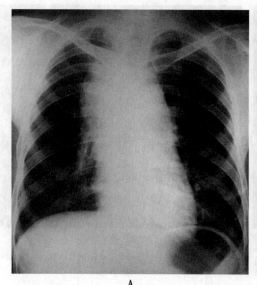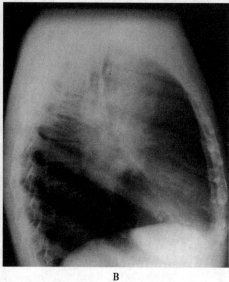

A　　　　　　　　　　　　B

图 4-29

1. 检查部位及方法:＿＿＿＿＿＿＿＿＿＿＿＿＿＿＿＿＿＿＿＿＿＿＿＿＿＿＿＿＿

2. 影像学表现:＿＿＿＿＿＿＿＿＿＿＿＿＿＿＿＿＿＿＿＿＿＿＿＿＿＿＿＿＿＿＿

＿＿＿＿＿＿＿＿＿＿＿＿＿＿＿＿＿＿＿＿＿＿＿＿＿＿＿＿＿＿＿＿＿＿＿＿＿＿

＿＿＿＿＿＿＿＿＿＿＿＿＿＿＿＿＿＿＿＿＿＿＿＿＿＿＿＿＿＿＿＿＿＿＿＿＿＿

＿＿＿＿＿＿＿＿＿＿＿＿＿＿＿＿＿＿＿＿＿＿＿＿＿＿＿＿＿＿＿＿＿＿＿＿＿＿

3. 影像诊断:＿＿＿＿＿＿＿＿＿＿＿＿＿＿＿＿＿＿＿＿＿＿＿＿＿＿＿＿＿＿＿＿

4. 鉴别诊断及要点:＿＿＿＿＿＿＿＿＿＿＿＿＿＿＿＿＿＿＿＿＿＿＿＿＿＿＿＿＿

＿＿＿＿＿＿＿＿＿＿＿＿＿＿＿＿＿＿＿＿＿＿＿＿＿＿＿＿＿＿＿＿＿＿＿＿＿＿

＿＿＿＿＿＿＿＿＿＿＿＿＿＿＿＿＿＿＿＿＿＿＿＿＿＿＿＿＿＿＿＿＿＿＿＿＿＿

病例二十七

病人,男,18 岁。发现颈部淋巴结肿大(图 4-30)。

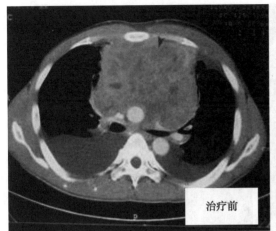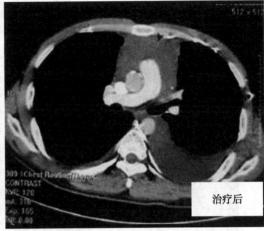

治疗前

治疗后

图 4-30

1. 检查部位及方法:_____

2. 影像学表现:_____

_____

_____

_____

3. 影像诊断:_____

4. 鉴别诊断及要点:_____

_____

_____

病例二十八

病人,女,40 岁。咳嗽、低热 4d,右侧胸痛,气短(图 4-31)。

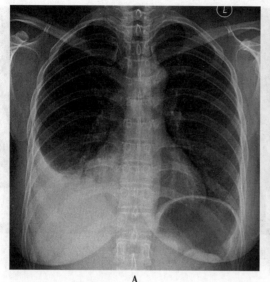 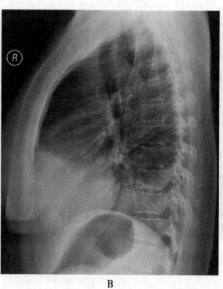

A   B

图 4-31

1. 检查部位及方法:_____

2. 影像学表现:_____

_____

_____

_____

3. 影像诊断:_____

4. 鉴别诊断及要点:_____

_____

_____

病例二十九

病人,男,51 岁。呼吸困难 1 个月(图 4-32)。

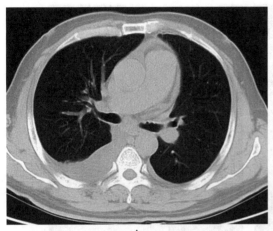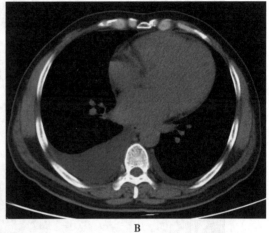

A   B

图 4-32

1. 检查部位及方法:_____

2. 影像学表现:_____

_____

_____

_____

3. 影像诊断:_____

4. 鉴别诊断及要点:_____

_____

_____

病例三十

病人,女,37岁。胸痛2周,咳嗽、气促1d,活动后气促明显(图4-33)。

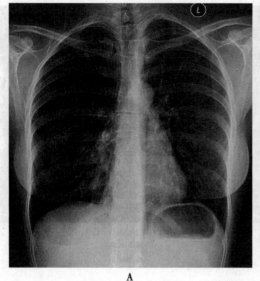

A   B

图 4-33

1. 检查部位及方法:＿＿＿＿＿＿＿＿＿＿＿＿＿＿＿＿＿＿＿＿＿＿＿＿＿＿

2. 影像学表现:＿＿＿＿＿＿＿＿＿＿＿＿＿＿＿＿＿＿＿＿＿＿＿＿＿＿＿＿＿

＿＿＿＿＿＿＿＿＿＿＿＿＿＿＿＿＿＿＿＿＿＿＿＿＿＿＿＿＿＿＿＿＿＿＿＿

＿＿＿＿＿＿＿＿＿＿＿＿＿＿＿＿＿＿＿＿＿＿＿＿＿＿＿＿＿＿＿＿＿＿＿＿

＿＿＿＿＿＿＿＿＿＿＿＿＿＿＿＿＿＿＿＿＿＿＿＿＿＿＿＿＿＿＿＿＿＿＿＿

3. 影像诊断:＿＿＿＿＿＿＿＿＿＿＿＿＿＿＿＿＿＿＿＿＿＿＿＿＿＿＿＿＿＿

4. 鉴别诊断及要点:＿＿＿＿＿＿＿＿＿＿＿＿＿＿＿＿＿＿＿＿＿＿＿＿＿＿＿

＿＿＿＿＿＿＿＿＿＿＿＿＿＿＿＿＿＿＿＿＿＿＿＿＿＿＿＿＿＿＿＿＿＿＿＿

＿＿＿＿＿＿＿＿＿＿＿＿＿＿＿＿＿＿＿＿＿＿＿＿＿＿＿＿＿＿＿＿＿＿＿＿

病例三十一

病人,男,29 岁。胸痛、胸闷 4h(图 4-34)。

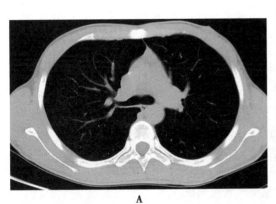
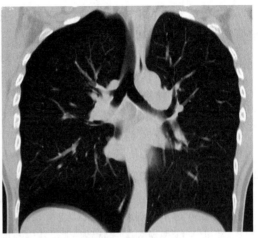

A   B

图 4-34

1. 检查部位及方法:＿＿＿＿＿＿＿＿＿＿＿＿＿＿＿＿＿＿＿＿＿＿＿＿＿＿
2. 影像学表现:＿＿＿＿＿＿＿＿＿＿＿＿＿＿＿＿＿＿＿＿＿＿＿＿＿＿＿
＿＿＿＿＿＿＿＿＿＿＿＿＿＿＿＿＿＿＿＿＿＿＿＿＿＿＿＿＿＿＿＿＿＿＿
＿＿＿＿＿＿＿＿＿＿＿＿＿＿＿＿＿＿＿＿＿＿＿＿＿＿＿＿＿＿＿＿＿＿＿
＿＿＿＿＿＿＿＿＿＿＿＿＿＿＿＿＿＿＿＿＿＿＿＿＿＿＿＿＿＿＿＿＿＿＿
3. 影像诊断:＿＿＿＿＿＿＿＿＿＿＿＿＿＿＿＿＿＿＿＿＿＿＿＿＿＿＿＿＿
4. 鉴别诊断及要点:＿＿＿＿＿＿＿＿＿＿＿＿＿＿＿＿＿＿＿＿＿＿＿＿＿
＿＿＿＿＿＿＿＿＿＿＿＿＿＿＿＿＿＿＿＿＿＿＿＿＿＿＿＿＿＿＿＿＿＿＿
＿＿＿＿＿＿＿＿＿＿＿＿＿＿＿＿＿＿＿＿＿＿＿＿＿＿＿＿＿＿＿＿＿＿＿

第三节　复习测试题

一、名词解释

1. 肺野
2. 肺实质
3. 肺间质
4. 空腔
5. 空洞
6. 肺实变
7. 原发综合征
8. 胸膜凹陷征
9. 横 S 征

10. 肺门截断现象

11. 空气支气管征

二、选择题

（一）A型题（以下每一道题下面有 A、B、C、D、E 五个备选答案，请从中选择一个最佳答案）

1. X 线平片正常肺门阴影的最主要解剖结构是

   A. 肺动脉、肺静脉、支气管、淋巴结

   B. 肺动脉、上肺静脉、支气管、淋巴结

   C. 肺动脉、上肺静脉、支气管

   D. 肺动脉、肺静脉、淋巴结

   E. 肺动脉、肺静脉

2. 关于肺部渗出性病变和肺实变，叙述**错误**的是

   A. 渗出和实变是肺内有肉芽组织增生

   B. 渗出病变 X 线表现为云絮状边缘模糊影

   C. 实变 X 线表现为大片状致密影，其内有时见支气管充气征

   D. 渗出和实变是急性炎症反应

   E. 渗出及实变常见于肺炎、肺出血和活动性结核

3. 关于支气管阻塞的叙述，**错误**的是

   A. 病因有管内、管壁和管外原因

   B. 部分阻塞引起肺气肿

   C. 完全阻塞引起肺不张

   D. 肺气肿透光度增加，肺纹理变细

   E. 肺不张肺透光度减低，其内可见管状透明区

4. 下列各项**不符合**肺叶不张 X 线表现的是

   A. 不张肺叶体积小而密度均匀增高

   B. 纵隔向不张肺叶移位

   C. 不张肺叶肺纹理影消失

   D. 不张肺内可见支气管气征

   E. 不张肺附近肋间变窄

5. 关于支气管扩张症的 X 线表现，叙述**错误**的是

   A. 常发生在两下叶基底段

   B. 主要表现为肺纹理增粗、模糊或呈蜂窝状

   C. 无轨道征

   D. 可伴有斑点状及片状炎性阴影

   E. 部分病人 X 线平片无异常表现

6. 关于胸腔积液的 X 线表现，叙述**错误**的是

   A. 胸腔积液区为透光度增加区

   B. 胸腔积液为均匀透光度减低区

   C. 积液面不超过第 4 肋前端为少量积液

   D. 液面超过第 4 肋前端，但未超过第 2 肋前端为中等量积液

E. 液面在第 2 肋前端之上为大量积液

7. 大叶性肺炎的典型 X 线表现可见于

 A. 充血期   B. 实变期   C. 消散期

 D. 稳定期   E. 各期均可

8. 关于支气管肺炎的叙述,**错误**的是

 A. 好发于婴幼儿,老年及长期卧床的病人

 B. 病理表现为小支气管及肺小叶炎症

 C. 病灶多位于两肺下野中内带

 D. X 线表现两肺纹理多、增粗且模糊,伴有斑片状模糊影

 E. 常出现肺空洞

9. 关于肺脓肿的叙述,**错误**的是

 A. 肺脓肿感染途径有吸入性、血源性和直接蔓延

 B. 临床表现有咳嗽、咳脓臭痰和高热

 C. 急性肺脓肿表现为边缘清晰的薄壁空洞

 D. 血源性表现为大小不等斑片及结节影,部分有小空洞

 E. 病原菌主要为多种化脓菌如金黄色葡萄球菌等

10. 肺结核性空洞的特征**不包括**

 A. 洞壁厚度多≥5mm 且内壁有壁结节   B. 洞壁厚度≤3mm

 C. 无壁性空洞   D. 空洞内多无液平面

 E. 空洞周围可见卫星病灶

11. 关于继发型(Ⅲ型)肺结核的叙述,**错误**的是

 A. 此型不包括浸润性肺结核

 B. 是最常见的肺结核类型,好发于成人

 C. 常见于上叶尖、后段及下叶背段

 D. 此型包括慢性纤维空洞型肺结核

 E. 此型结核还包括结核瘤(球)和干酪性肺炎

12. 关于结核性胸膜炎的叙述,**错误**的是

 A. 此型胸膜病变有干性和渗出性两种

 B. X 线容易区分胸膜炎的性质

 C. 干性胸膜炎 X 线无异常发现或仅有患侧膈肌活动受限

 D. 渗出性胸膜炎 X 线表现为胸腔积液

 E. 此型胸膜炎可由结核菌和(或)对结核菌过敏引起

13. 关于原发性支气管肺癌的叙述,**错误**的是

 A. 起源于支气管、细支气管肺泡上皮和腺体

 B. 组织学上常见有 4 种病理类型:鳞癌、腺癌、小细胞癌和大细胞癌

 C. 按大体病理上可分为中央型、周围型和弥漫型

 D. 中央型肺癌组织位于主支气管以上部位

 E. 周围型癌组织位于肺段以下支气管到细支气管以上部位

14. 肺癌性空洞最常表现为

 A. 薄壁空洞   B. 厚壁空洞有液平面存在   C. 厚壁空洞伴壁结节

 D. 虫蚀样空洞   E. 偏心薄壁空洞

15. 关于细支气管肺泡癌 X 线表现的叙述,**错误**的是
    A. 早期可表现为孤立结节影或肺炎样浸润
    B. 早期病灶内可见小支气管或小泡状透明区
    C. 晚期出现大小不等边界不清阴影
    D. 晚期病灶呈结节状或/和斑片状
    E. 典型病变为网状阴影

16. 周围型肺癌 X 线表现**不包括**
    A. 瘤体出现厚壁空洞无壁结节
    B. 瘤体呈圆形或分叶形,有脐凹征
    C. 瘤体常有短毛刺、兔耳征或鼠尾征
    D. 肿瘤引起邻近胸膜凹陷或增厚
    E. 转移征象可有骨破坏、纵隔淋巴结肿大及胸腔积液

17. 纵隔恶性淋巴瘤的影像表现叙述**错误**的是
    A. 好发于中纵隔中上部
    B. 淋巴瘤对放射治疗不敏感
    C. 常表现为上纵隔多发肿大淋巴结
    D. 肿瘤可沿肺间质向肺内浸润
    E. 肿瘤可压迫气管和支气管

18. 中年女性病人,咳嗽、胸痛、胸闷 1 个月余。立位胸片示右下肺野边缘模糊致密阴影,阴影上缘位于第 3 前肋水平呈外高内低,患侧肋间隙变宽,纵隔向健侧移位,横膈显示不清。对该病人的诊断应首先考虑
    A. 右侧自发性气胸　　　　 B. 右下肺实变　　　　　 C. 右下肺不张
    D. 右侧大量胸腔积液　　　 E. 右侧中等量胸腔积液

19. 病人,男,20 岁。高热、咳嗽、胸痛 3d。X 线照片见右肺上野有三角形致密影,底向外,尖向内,下缘整齐,上缘模糊。应诊断为
    A. 右肺上叶肺不张　　　　　　　　　 B. 右肺上部浸润型肺结核
    C. 右肺上叶肺炎支原体肺炎　　　　　 D. 右肺上叶大叶性肺炎
    E. 右肺上叶化脓性肺炎

20. 病人,男,58 岁。不规则发热 4 个月。CT 表现右肺上叶后段不规则空洞影,壁较厚,其内有分隔及短小气液面,周边伴有小支气管扩张,邻近胸膜增厚。应首先诊断为
    A. 浸润型肺结核　　　　　　　　　 B. 空洞型肺结核并支气管播散
    C. 支气管扩张并感染　　　　　　　 D. 慢性肺脓肿
    E. 空洞型肺癌

21. 病人,男,60 岁。胸部 CT 扫描右下肺内有一类圆形病灶,呈分叶状,有小毛刺,密度不均匀,偏心空洞有壁结节,纵隔内见淋巴结肿大。最可能诊断为
    A. 中央型肺癌　　　　　　 B. 周围型肺癌　　　　　 C. 肺结核瘤
    D. 肺转移瘤　　　　　　　 E. 纵隔肿瘤

22. 病人,女,48 岁。2 年前曾患宫颈癌,经治疗明显好转。现咳嗽、咯血痰。胸片发现两肺多个大小不等、密度均匀结节状影,边界较清晰,直径 2~3cm。应诊断为
    A. 细支气管肺泡癌　　　　 B. 肺转移瘤　　　　　　 C. 大叶性肺炎
    D. 小叶性肺炎　　　　　　 E. 肺内多发血肿

23. 病人,男,65 岁。胸部 CT 扫描示近右肺门区有一分叶状软组织肿块,并伴有右上肺不张,右肺上叶支气管狭窄,纵隔内见肿大淋巴结。最可能的诊断为

    A. 右肺上叶中央型肺癌   B. 周围型肺癌   C. 右肺上叶炎症

    D. 肺结核   E. 右侧纵隔恶性肿瘤

    （二）B 型题（以下提供若干组考题,每组考题共同使用在考题前列出的 A、B、C、D、E 五个备选答案,请从中选择一个与考题关系最密切的答案,每个备选答案可以被选择一次、多次或不被选择）

    （1~3 题共用备选答案）

    A. 厚壁空洞   B. 薄壁空洞   C. 无壁空洞   D. 癌性空洞   E. 空腔

1. 干酪性肺炎常见

2. 肺癌常见

3. 肺大疱常见

    （4~6 题共用备选答案）

    A. 咳嗽、咳痰、咯血

    B. 咳嗽、咳脓臭痰、发热

    C. 咳嗽、咳铁锈色痰、发热

    D. 咳嗽、咳白色泡沫样黏痰、发热

    E. 咳嗽、咳粉红色泡沫样痰

4. 肺脓肿常见

5. 大叶性肺炎常见

6. 支气管扩张常见

    （7~9 题共用备选答案）

    A. 上纵隔   B. 中纵隔   C. 下纵隔   D. 前纵隔   E. 后纵隔

7. 畸胎瘤位于

8. 神经源性肿瘤位于

9. 胸腺瘤位于

    （三）X 型题（以下每一道题下面有 A、B、C、D、E 五个备选答案,其中有 2 个及以上的正确答案）

1. 普通标准后前位胸片上能显示的胸廓解剖阴影有

    A. 胸大肌   B. 女性乳房和乳头   C. 心脏形态

    D. 第 1~10 肋骨和肩胛骨   E. 第 1~12 胸椎椎体

2. 关于胸部的影像学诊断检查方法的应用,正确的是

    A. 透视简便易行,一般心肺疾患透视即能诊断

    B. 胸片可作为病变治疗前后的对比

    C. 若显示气道情况,造影或断层检查最好

    D. CT 对发现隐蔽部位的病变、小病灶以及纵隔淋巴结转移优于 X 线平片

    E. MRI 对鉴别纵隔血管结构和淋巴结较好

3. MRI 应用于胸部疾病检查时,下列各项说法中正确的是

    A. MRI 对纵隔肿瘤和心脏大血管病变具有很高的诊断价值

    B. MRI 不用对比剂也能显示心脏及大血管

    C. 为减少心搏动造成的伪影,可用心电门控技术

D. MRI 对肺实质病变的检查效果较差

E. 通常取仰卧位,用体部线圈,采用自旋回波序列

4. 局限性胸腔积液包括

A. 胸壁胸膜包裹性胸腔积液　　　B. 叶间胸膜积液

C. 肺底积液　　　　　　　　　　D. 纵隔胸膜包裹性积液

E. 左侧少量胸腔积液

5. 关于胸膜增厚、粘连、钙化的叙述,正确的是

A. 局限性增厚粘连,表现为肋膈角变钝

B. 广泛性增厚粘连时,见患侧胸廓塌陷,肺野密度增高

C. 沿肺野外侧肋骨内缘见线条状密度增高影

D. 肋间隙变宽和横膈低平

E. 胸膜钙化多见于结核性胸膜炎和脓胸

6. 大叶性肺炎 X 线表现为

A. 早期仅有肺纹理改变　　　　　B. 实变期呈大片状阴影,密度较均匀

C. 叶间裂多不移位　　　　　　　D. 肺门淋巴结增大

E. 实变影内有支气管含气征

7. 关于原发综合征的叙述,正确的是

A. 原发病灶多位于上叶下部或下叶上部

B. 原发病灶多位于上叶上部或下叶上部

C. 原发病灶多位于胸膜下

D. 除原发病灶外,常有气管旁或肺门淋巴结增大

E. 除原发病灶和淋巴结肿大外,可有淋巴管炎

8. 关于血行播散型肺结核,叙述正确的是

A. 包括急性粟粒型、亚急性和慢性血行播散型

B. 亚急性或慢性血行播散型由较少量结核菌在较长时间内多次侵入血液循环引起

C. 急性者病灶小而呈粟粒样,分布、大小和密度均匀

D. 慢性者病灶大小不一,分布不均,病灶以中上肺多见

E. 常伴有肺门纵隔淋巴结增大

9. 干酪性肺炎 X 线表现为

A. 呈大片状或片状实变　　　　　B. 病灶密度较高,边缘不清

C. 实变内可见无壁性空洞　　　　D. 实变内可见单发性薄壁空洞

E. 实变内可见单发厚壁空洞

10. 与 X 线平片相比,CT 在肺癌诊断中的优点为

A. 明确纵隔内有无淋巴结肿大时,优于平片

B. 显示肿瘤与周围组织关系优于 X 线平片

C. 可发现心后区、脊柱旁等处的隐匿病变

D. 观察胸膜有无侵犯

E. 观察心包大血管有无转移

11. 进展期中央型肺癌的 CT 征象可以有

A. 支气管狭窄　　　　B. 支气管梗阻　　　　C. 支气管壁增厚

D. 支气管管腔内结节　　　E. 肺门肿块

12. 与周围型肺癌相比,结核球的 CT 特点为
    A. 有包膜　　　　　　　B. 边缘弧形钙化　　　　C. 边缘光整
    D. 可见卫星病灶　　　　E. 增强扫描多无强化

13. 纵隔 CT 扫描的优越性有
    A. 利于暴露隐蔽的病灶　　　　　　B. 增强扫描可区分血管与淋巴结
    C. 不用对比剂即可区分血管与淋巴结　D. 利用 CT 值可帮助定性
    E. 断面图像可准确定位

14. 胸腺瘤 X 线表现为
    A. 位于前纵隔中上部
    B. 肿块向一侧或双侧纵隔突出
    C. 多为实性,可有囊变
    D. 实质内或囊壁有钙化为良性的表现,恶性者一般无钙化
    E. 恶性胸腺瘤边缘多不规则

15. CT、MRI 上可提示胸腺瘤恶变的表现有
    A. 肿瘤短期内明显增大　　　　B. 点状、曲线状钙化出现
    C. 肿瘤边界不清,向邻近组织浸润　D. 轮廓不规则、分叶状
    E. 出现胸腔积液和胸膜肿瘤结节

16. 下列**不是**胸腺瘤影像学特征的为
    A. 儿童发病率比成人高
    B. 在前纵隔肿瘤中最常见
    C. CT 片上点状、曲线状钙化是恶性胸腺瘤的特征
    D. 绝大多数胸腺瘤为恶性
    E. 伴重症肌无力者多为恶性胸腺瘤

17. 纵隔恶性淋巴瘤的特征包括
    A. 好发于中纵隔下部
    B. 好发于中纵隔中上部
    C. 为气管旁和肺门淋巴结增大,以气管旁为主
    D. 双侧对称性分布,边缘呈分叶状
    E. 单侧分布多见,边缘呈分叶状

18. 大叶性肺炎与大叶性肺不张的鉴别点有
    A. 肺体积:大叶性肺炎不变,肺不张缩小
    B. 支气管充气征:大叶性肺炎有,肺不张无
    C. 纵隔位置:大叶性肺炎不变,肺不张向患侧移位
    D. 膈肌:大叶性肺炎动度可能小,肺不张膈升高
    E. 肋间隙:大叶性肺炎和肺不张均无变化

19. 一侧肺组织呈均匀一致高密度阴影,考虑的疾病有
    A. 一侧肺不张　　　　　B. 一侧肺气肿　　　　　C. 一侧大叶性肺炎
    D. 一侧胸膜广泛粘连、肥厚　E. 一侧大量胸腔积液

20. 可引起纵隔向右侧移位的疾病有
    A. 右侧肺不张　　　　　　　　B. 左侧大量胸腔积液
    C. 左侧大量胸腔积气　　　　　D. 右侧广泛胸膜增厚

E. 右侧大量胸腔积液

三、填空题

1. 肺纹理是自肺门向肺野呈放射分布的树枝状影,由肺动脉、肺静脉、支气管及_____组成,主要是_____分支。

2. 支气管扩张的形态有_____、_____、_____及混合型。

3. 不完全性支气管阻塞的结果可引起_____,完全性支气管阻塞可引起_____。

4. 急性粟粒型肺结核 X 线表现的"三均匀",分别是指_____均匀、_____均匀、_____均匀。

5. 成年人肺结核常见好发部位是_____、_____。

6. 根据肺癌的发生的部位,可分为_____型、_____型以及_____型。

7. 按纵隔肿瘤好发部位,胸腺瘤好发于_____;淋巴瘤好发于_____。

8. 胸部 CT 扫描,肺窗主要观察_____,而纵隔窗主要观察_____。

9. 中央型肺癌可出现阻塞性_____、阻塞性_____、阻塞性_____。

10. 1998 年的结核病分类法将结核病分为 _____、_____、_____、_____、_____。

四、问答题

1. 支气管扩张 CT 表现有哪些?

2. 大叶性肺炎的 X 线表现有哪些?

3. 肺脓肿的 X 线表现有哪些?

4. 继发性肺结核 X 线表现有哪些?

5. 支气管肺癌(中央型)的直接、间接 X 线征象有哪些?

6. 中央型肺癌的 CT 表现有哪些?

7. 周围型肺癌与结核球如何鉴别诊断?

8. 畸胎类肿瘤的 X 线胸片表现有哪些?

第四节　参　考　答　案

辨识正常影像解剖结构

1. 胸部正位片

①气管　②锁骨　③肋骨　④心脏　⑤右侧膈肌　⑥左侧肋膈角　⑦右下肺动脉

2. 胸部侧位片

①胸骨　②心脏　③前肋膈角　④膈肌　⑤降主动脉　⑥肺门　⑦胸椎　⑧后肋膈角

3. CT 肺窗

图 4-2A　主动脉弓层面肺窗

①左肺上叶前段支气管　②左上叶尖后段支气管　③右上叶尖段支气管　④气管

图 4-2B　主动脉窗层面肺窗

①左侧主支气管　②左上叶尖后段支气管　③右侧主支气管　④右肺上叶支气管

图 4-2C　气管分叉层面肺窗

①左侧主支气管　②左舌叶支气管　③右中间段支气管

图 4-2D　左心房层面肺窗

①左下叶支气管　②右下叶支气管

4. CT 纵隔窗

图 4-3A　主动脉弓上层面纵隔窗

①左头臂静脉　②左颈总动脉　③左锁骨下动脉　④食管　⑤右头臂静脉　⑥头臂干　⑦气管

图 4-3B　主动脉弓层面纵隔窗

①主动脉弓　②食管　③上腔静脉　④气管

图 4-3C　主动脉窗层面纵隔窗

①升主动脉　②气管　③降主动脉　④上腔静脉　⑤食管

图 4-3D　气管分叉层面纵隔窗

①主肺动脉　②左肺动脉　③左侧主支气管　④降主动脉　⑤升主动脉　⑥上腔静脉　⑦右侧主支气管　⑧食管

图 4-3E　左心房层面纵隔窗

①右心室　②升主动脉　③降主动脉　④右心房　⑤左心房

图 4-3F　四心腔层面纵隔窗

①右心室　②左心室　③胸主动脉　④右心房　⑤左心房

常见病病例分析

病例一

1. 检查部位及方法：胸部正位片。

2. 影像学表现：两下肺纹理增粗、模糊、紊乱,呈蜂窝状阴影。

3. 影像诊断：两下肺支气管扩张。

4. 鉴别诊断及要点：主要与慢性支气管炎鉴别。严重慢性支气管炎也可伴有支气管扩张,但同时可见肺纹理增粗、模糊,肺气肿,肺纤维化与肺感染等征象,临床症状有所不同。

病例二

1. 检查部位及方法：胸部 CT 平扫轴位与冠状位。

2. 影像学表现：右肺上叶和左肺下叶多发囊状和蜂窝状支气管扩张影,囊壁厚,周围见片状模糊影。

3. 影像诊断：支气管扩张伴感染。

4. 鉴别诊断及要点：主要与多发性肺囊肿鉴别。多发性肺囊肿时,囊肿相对较大,囊壁相对较薄,腔内一般没有液面,周围肺野多无感染征象。

病例三

1. 检查部位及方法：胸部正侧位片。

2. 影像学表现：正位显示右肺下野中内带大片状高密度影,上缘清楚,外缘与下缘模糊,密度均匀。侧位示阴影呈三角形位于肺门前下方,密度均匀。上下缘清楚锐利,前方邻前下胸壁。

3. 影像诊断：右肺中叶大叶性肺炎(实变期)。

4. 鉴别诊断及要点：

（1）与干酪性肺炎鉴别：大叶性肺炎密度均匀,一般在 2 周内吸收;干酪性肺炎密度不均,其内隐约可见不规则小透光区,动态变化缓慢。

（2）与肺不张鉴别：不张的肺叶体积缩小,叶间裂凹陷,邻近组织器官向患叶移位,而肺炎体积基本不变。

病例四

1. 检查部位及方法:胸部 CT 平扫。

2. 影像学表现:右肺上叶大片状均匀的高密度阴影,上缘模糊,下缘清晰,内见空气支气管征。

3. 影像诊断:右肺上叶大叶性肺炎(实变期)。

4. 鉴别诊断及要点:主要与肺不张鉴别。不张的肺叶体积缩小,叶间裂凹陷,邻近组织器官向患叶移位,而肺炎体积基本不变。

病例五

1. 检查部位及方法:胸部正位片,胸部 CT 平扫轴位。

2. 影像学表现:两肺野不均匀分布片状模糊影,密度淡,边界不清。CT 肺窗见以肺门为中心片状不规则模糊影。

3. 影像诊断:两侧支气管肺炎。

4. 鉴别诊断及要点:主要与支气管扩张伴感染鉴别。支气管扩张伴感染可见"双轨征"或"印戒征"等支气管扩张改变,病史较长,常反复发作。

病例六

1. 检查部位及方法:胸部 CT 平扫轴位与冠状位。

2. 影像学表现:左肺下方沿支气管分布散在斑片状模糊影。

3. 影像诊断:左侧支气管肺炎。

4. 鉴别诊断及要点:主要与节段性阻塞性肺炎鉴别。节段性阻塞性肺炎,近端相应支气管开口有狭窄或阻塞,抗感染治疗等对症处理后无好转或病变反复。

病例七

1. 检查部位及方法:胸部正位片。

2. 影像学表现:左下肺厚壁空洞影,中有低密度区及气-液平面,空洞壁内缘光滑,外缘模糊。

3. 影像诊断:左下肺脓肿。

4. 鉴别诊断及要点:

(1) 与结核性空洞鉴别:结核性空洞好发于上叶尖后段及下叶背段,空洞较小,壁较薄,其内多无气-液平面,周围常有卫星病灶。

(2) 与肺癌空洞鉴别:肺癌空洞多见于老年人,空洞壁厚,呈偏心性,内壁凹凸不平,外缘多出现分叶状及毛刺等征象。

(3) 与肺囊肿继发感染鉴别:肺囊肿继发感染时,囊壁增厚伴气-液平面,但周围多无炎性浸润,治疗后囊肿壁薄且均匀,甚至囊肿消失不留痕迹。

病例八

1. 检查部位及方法:胸部 CT 平扫。

2. 影像学表现:两肺下叶类圆形的厚壁空洞,有气-液平面,洞壁内缘光滑,外缘模糊。

3. 影像诊断:两肺下叶肺脓肿。

4. 鉴别诊断及要点:

(1) 与结核性空洞鉴别:结核性空洞好发于上叶尖后段及下叶背段,空洞较小,壁较薄,其内多无气-液平面,周围常有卫星病灶。

(2) 与肺癌空洞鉴别:肺癌空洞多见于老年人,空洞壁厚,呈偏心性,内壁凹凸不平,外缘多出现分叶状及毛刺等征象。

（3）与肺囊肿继发感染鉴别：肺囊肿继发感染时，囊壁增厚伴气-液平面，但周围多无炎性浸润，治疗后囊肿壁薄且均匀，甚至囊肿消失不留痕迹。

病例九

1. 检查部位及方法：胸部正位片。

2. 影像学表现：左上肺斑片状阴影，边缘模糊；左侧肺门影增浓，在原发病灶和肺门肿大淋巴结之间可见索条状模糊阴影。

3. 影像诊断：原发性肺结核。

4. 鉴别诊断及要点：

（1）肺内原发病灶与大叶性肺炎鉴别：前者多呈云絮状或斑片状，伴肺门淋巴结肿大；后者病灶范围多较大或呈整个大叶范围分布，肺门淋巴结一般不增大。

（2）胸内淋巴结结核与支气管肺癌鉴别：后者发病年龄较大，肺内病灶可有分叶和毛刺征象，一般无淋巴管炎的线状影，肿大淋巴结多有融合，易侵犯周围血管或气管，引起压迫症状较重，如上腔静脉梗阻、哮喘与呼吸困难等，纤维支气管镜检查有助于鉴别。

病例十

1. 检查部位及方法：胸部CT平扫轴位与冠状位。

2. 影像学表现：右肺上叶见不规则厚壁空洞，冠状位显示空洞与右肺上叶支气管相通，病灶内支气管管径增宽、迂曲，空洞内壁光滑，内无液平，外缘毛糙不整，相邻胸膜肥厚、牵拉。邻近肺野与对侧肺野内见多发斑点状、条索状及树芽样模糊影。

3. 影像诊断：肺结核空洞，支气管播散。

4. 鉴别诊断及要点：

（1）与肺癌空洞鉴别：肺癌空洞时，厚壁空洞多呈偏心性，内壁凹凸不平，外缘有分叶状及毛刺等征象。

（2）与肺囊肿继发感染鉴别：肺囊肿继发感染时，囊壁增厚伴气-液平面，但周围多无炎性浸润，治疗后囊肿壁薄且均匀。

（3）与肺脓肿鉴别：肺脓肿时，厚壁空洞，洞腔较大，空洞内多见气液平面，内壁光整，外周模糊。

病例十一

1. 检查部位及方法：胸部正位片。

2. 影像学表现：两肺野分布均匀、大小一致、密度均匀的弥漫小结节状病灶。

3. 影像诊断：急性血行播散性肺结核。

4. 鉴别诊断及要点：

（1）与肺弥漫转移瘤鉴别：肺弥漫转移瘤时，两肺病灶大小不一，多以两侧中下肺野分布为多，结节灶1~2个月内逐渐增大，大多有原发肿瘤病史，临床上多出现消瘦、虚弱、胸痛等症状。

（2）与弥漫型肺泡细胞癌鉴别：弥漫型肺泡细胞癌病灶分布是上肺较下肺多（但肺尖病灶少），肺内带较外带多，病灶大小不一，可融合成较大结节或团片状，还可出现肺间质改变和胸腔积液及胸壁骨质破坏等恶性征象。

（3）与硅肺鉴别：硅肺病人有明确的硅尘接触史，病灶以中肺野最多，肺尖一般无病灶；病灶大小较一致，多为2~3mm，边缘较清晰；多有较严重的肺气肿；两肺门增大、增浓，结构不清。

病例十二

1. 检查部位及方法：胸部CT平扫。

2. 影像学表现：两肺野分布均匀、大小一致、密度均匀的弥漫小结节状病灶。

3. 影像诊断:急性血行播散性肺结核。

4. 鉴别诊断及要点:

(1) 与肺弥漫转移瘤鉴别:肺弥漫转移瘤时,两肺病灶大小不一,多以两侧中下肺野分布为多,结节灶1~2个月内逐渐增大,大多有原发肿瘤病史,临床上多出现消瘦、虚弱、胸痛等症状。

(2) 与弥漫型肺泡细胞癌鉴别:弥漫型肺泡细胞癌的病灶分布是上肺较下肺多(但肺尖病灶少),肺内带较外带多,病灶大小不一,可融合成较大结节或团片状,还可出现肺间质改变和胸腔积液及胸壁骨质破坏等恶性征象。

(3) 硅肺:硅肺病人有明确的硅尘接触史,病灶以中肺野最多,肺尖一般无病灶;病灶大小较一致,多为2~3mm,边缘较清晰;多有较严重的肺气肿;两肺门增大、增浓,结构不清。

病例十三

1. 检查部位及方法:胸部正位片。

2. 影像学表现:右上肺多发大小不等的斑片阴影,边缘模糊,密度不均。

3. 影像诊断:右上肺继发性肺结核(浸润型)。

4. 鉴别诊断及要点:主要与大叶性肺炎鉴别。肺结核病人病灶内多可见虫蚀样空洞,同侧或对侧肺野可见支气管播散病灶;大叶性肺炎病人病灶密度较均匀,部分可见空气支气管征,在叶间裂处边缘清晰,无其他肺野播散病灶。

病例十四

1. 检查部位及方法:胸部CT平扫。

2. 影像学表现:左肺上叶多发斑片状阴影,局部见小空洞影,空洞内外壁尚清晰,周围见卫星病灶。

3. 影像诊断:左肺上叶继发性肺结核(浸润型)。

4. 鉴别诊断及要点:

(1) 与肺癌空洞鉴别:肺癌空洞多见于老年人,空洞壁厚,呈偏心性,内壁凹凸不平,外缘多出现分叶状及毛刺等征象。

(2) 与肺脓肿鉴别:肺脓肿好发于下叶,空洞较大,壁较厚,其内多见气-液平面,内壁光整,外周模糊。

病例十五

1. 检查部位及方法:胸部CT平扫。

2. 影像学表现:右肺上叶斑片状阴影,内见小空洞影,空洞内壁光整,周围见卫星病灶,与支气管腔相通,并可见局部支气管柱状扩张。

3. 影像诊断:右肺上叶继发性肺结核(浸润型),继发支气管扩张。

4. 鉴别诊断及要点:

(1) 与肺癌空洞鉴别:肺癌空洞多见于老年人,空洞壁厚,呈偏心性,内壁凹凸不平,外缘多出现分叶状及毛刺等征象。

(2) 与肺脓肿鉴别:肺脓肿好发于下叶,空洞较大,壁较厚,其内多见气-液平面,内壁光整,外周模糊。

病例十六

1. 检查部位及方法:胸部正、侧位片。

2. 影像学表现:左肺门区见不规则软组织肿块,边缘较模糊,左上肺野外带见点片状影,侧位示病灶位于肺门区,左上肺体积缩小,斜裂前移。心影形态正常,双膈面光滑。

3. 影像诊断:左肺中央型肺癌并阻塞性炎症。

4. 鉴别诊断及要点:主要与肺炎鉴别。肺炎表现为斑片状影,肺体积稍增大。

病例十七

1. 检查部位及方法:胸部 CT 平扫。

2. 影像学表现:左上叶支气管开口处见分叶状软组织块影,大小约 4cm×3cm,边界较清楚,密度均匀,CT 值约 48Hu,左上叶支气管呈鼠尾状狭窄。左侧壁胸膜肥厚,纵隔内未见肿大淋巴结影。

3. 影像诊断:左肺上叶中央型肺癌。

4. 鉴别诊断及要点:主要与左肺动脉瘤鉴别。肺动脉瘤表现为肿块与肺动脉相连,支气管无狭窄。

病例十八

1. 检查部位及方法:胸部正、侧位片。

2. 影像学表现:右肺下野见分叶状软组织密度影,边界较清楚,密度较均匀,可见毛刺征,侧位病灶位于右肺下叶后基底段。右侧肺门无增大征象。心影及双膈面正常。

3. 影像诊断:右肺下叶周围型肺癌。

4. 鉴别诊断及要点:主要与肺结核球鉴别。肺结核球多有卫星灶及钙化灶。

病例十九

1. 检查部位及方法:胸部 CT 平扫。

2. 影像学表现:左肺上叶前段见分叶状软组织影,大小约 3cm×4cm,密度较均匀,周围可见毛刺征及胸膜牵拉征象,纵隔窗可见空泡征,纵隔内未见明显肿大淋巴结影。

3. 影像诊断:左肺上叶周围型肺癌。

4. 鉴别诊断及要点:主要与结核球鉴别。结核球多表现为球形影,可有卫星灶。

病例二十

1. 检查部位及方法:胸部正、侧位片。

2. 影像学表现:双肺见散在分布、大小不等的类圆形软组织块影,边界清楚,边缘光滑。右上纵隔增宽,心影及膈肌正常。

3. 影像诊断:肺转移瘤。

4. 鉴别诊断及要点:主要与肺尘埃沉着病鉴别。肺尘埃沉着病多在两肺中上肺对称出现,有明确的粉尘接触史。

病例二十一

1. 检查部位及方法:胸部正位片,胸部 CT 扫描冠状位。

2. 影像学表现:双肺见散在分布、大小不等的团块状影,密度均匀,边界清楚,边缘不光滑。

3. 影像诊断:肺转移瘤。

4. 鉴别诊断及要点:主要与肺尘埃沉着病鉴别。肺尘埃沉着病多在两肺中上肺对称出现,有明确的粉尘接触史。

病例二十二

1. 检查部位及方法:胸部正位片,胸部 CT 增强冠状位,胸部 CT 平扫轴位,胸部 CT 增强轴位。

2. 影像学表现:中纵隔影增宽,呈半弧形突向左肺野。CT 显示类圆形软组织肿块位于纵隔大血管前方偏左侧,不均匀强化。心影及膈肌正常。

3. 影像诊断:前纵隔肿瘤,胸腺瘤。

4. 鉴别诊断及要点:主要与畸胎瘤鉴别。畸胎瘤可见钙化影。

病例二十三

1. 检查部位及方法：胸部正、侧位片，胸部 CT 平扫轴位，CT 增强轴位，CT 平扫冠状位，CT 增强冠状位。

2. 影像学表现：升主动脉左前侧见类圆形软组织肿块，肿块内可见脂肪密度组织与钙化影，增强扫描边缘强化。双肺野未见异常密度，纵隔内未见肿大淋巴结影。

3. 影像诊断：前纵隔肿瘤，畸胎瘤。

4. 鉴别诊断及要点：主要与胸腺瘤鉴别。胸腺瘤多为均匀密度，无脂肪、钙化影，可伴有胸腔积液。

病例二十四

1. 检查部位及方法：胸部正、侧位片。

2. 影像学表现：主动脉弓旁见类圆形软组织密度影，边界光滑，密度均匀，侧位病灶位于后纵隔，与脊柱重叠。双肺及心膈正常。

3. 影像诊断：后纵隔神经源性肿瘤。

4. 鉴别诊断及要点：主要与主动脉瘤鉴别。主动脉瘤有动脉搏动，无椎间孔扩大征象。

病例二十五

1. 检查部位及方法：胸部 CT 扫描。

2. 影像学表现：右侧脊柱旁沟内见类椭圆形软组织密度影，大小约 5cm×6cm，边界清楚，密度均匀，病灶与椎管内脊髓相连，形成哑铃状征象。骨窗见右侧椎间孔扩大。

3. 影像诊断：后纵隔神经源性肿瘤。

4. 鉴别诊断及要点：主要与椎旁脓肿鉴别。椎旁脓肿密度不均匀，椎间孔无扩大，椎体可以破坏。

病例二十六

1. 检查部位及方法：胸部正、侧位片。

2. 影像学表现：中上纵隔影向两侧增宽，边缘呈轻度波浪状改变，侧位中纵隔密度增高，气管受压变扁。双肺及心膈影正常。

3. 影像诊断：纵隔淋巴瘤。

4. 鉴别诊断及要点：主要与结节病鉴别。结节病主要表现为肺门淋巴结对称性肿大。

病例二十七

1. 检查部位及方法：胸部 CT 增强扫描。

2. 影像学表现：前中纵隔多个肿大淋巴结融合成块，密度较均匀，增强扫描中度强化，大血管及支气管明显受压、变扁、移位。双侧胸腔见弧形液体密度影。放射治疗后前中纵隔病灶明显变小，右侧胸腔液体吸收。

3. 影像诊断：淋巴瘤。

4. 鉴别诊断及要点：主要与侵袭性胸腺瘤鉴别。侵袭性胸腺瘤密度多不均匀，包绕大血管，放疗无效。

病例二十八

1. 检查部位及方法：胸部正、侧位片。

2. 影像学表现：右下胸腔见密度均匀增高影，上缘平第 4 肋间高度，交界处呈外高内低弧形模糊影。左肺野未见异常，纵隔无偏移，左侧膈面光滑。

3. 影像诊断：右侧中等量胸腔积液。

4. 鉴别诊断及要点：主要与右下肺大叶性肺炎鉴别，大叶性肺炎多按肺叶、肺段分布，以叶间裂为界。

病例二十九

1. 检查部位及方法:胸部 CT 平扫肺窗、纵隔窗。

2. 影像学表现:双侧胸腔见弧形液体密度影,气管开口通畅,纵隔内未见肿大淋巴结影。

3. 影像诊断:双侧胸腔积液。

4. 鉴别诊断及要点:主要与肺不张鉴别。肺不张多呈三角形,与肺门相连。

病例三十

1. 检查部位及方法:胸部正位片。

2. 影像学表现:右肺野外带见无肺纹理透亮带,肺组织压缩约 50%,右侧肋膈角处锐利。右肺野及心影、右膈正常。

3. 影像诊断:右侧气胸。

4. 鉴别诊断及要点:主要与肺大疱鉴别,肺大疱多为类圆形低密度影。

病例三十一

1. 检查部位及方法:胸部 CT 平扫轴位,冠状位。

2. 影像学表现:右侧胸腔前外带见弧形气体密度影,左肺组织轻度受压,膨胀不全。双肺未见异常密度影像,纵隔无偏移,气管开口通畅。

3. 影像诊断:右侧气胸。

4. 鉴别诊断及要点:诊断明确,无需鉴别诊断。

复习测试题

一、名词解释

1. 肺野:充满气体的两肺在胸片上表现为均匀一致透明的区域。

2. 肺实质:是指具有气体交换功能的含气间隙及结构,包括肺泡管、肺泡囊、肺泡及肺泡壁。

3. 肺间质:是指肺的结缔组织所构成的支架和间隙,包括肺泡间隔、小叶间隔、支气管、血管及其周围的结缔组织。

4. 空腔:为肺内生理腔隙病理性扩大所形成的含气囊腔,如肺大疱、肺气囊。

5. 空洞:为肺内病变组织发生坏死、液化,坏死组织经引流支气管排出而形成。根据洞壁的厚度可分无壁空洞、薄壁空洞与厚壁空洞。薄壁空洞的洞壁厚度≤3mm,厚壁空洞的洞壁厚度>3mm。

6. 肺实变:指终末细支气管以远的含气腔隙内的空气被病理性液体、细胞或组织所替代。X 线及 CT 表现为均匀性高密度影,常见于急性炎症。

7. 原发综合征:肺部原发病灶、局部淋巴管炎和淋巴结炎,三者共同形成哑铃状表现。

8. 胸膜凹陷征:周围型肺癌时,肿瘤与邻近胸膜之间出现三角形阴影,其尖端与肿瘤周边的线状影相连。

9. 横 S 征:中央型肺癌引起上叶肺不张时,肺叶体积缩小,水平裂向上向内移位,凹面向下,与肺门区肿块的下缘相连,形成反置的或横置的 S 状,称之为反 S 征或横 S 征。

10. 肺门截断现象:肺动脉高压时,肺门动脉及其大分支扩张而中、外带分支变细,于肺动脉大分支间有一突然分界,即为肺门截断现象。

11. 空气支气管征:当实变扩展至肺门附近,较大的含气支气管与实变的肺组织形成对比,在实变区中可见到含气的支气管分支影,称为支气管气象或空气支气管征。常见于大叶性肺炎。

二、选择题

（一）A 型题

1. E　　2. A　　3. E　　4. D　　5. C　　6. A　　7. B　　8. E　　9. C　　10. A

11. A　　12. B　　13. D　　14. C　　15. E　　16. A　　17. B　　18. E　　19. D　　20. D

21. B　　22. B　　23. A

（二）B 型题

1. C　　2. E　　3. E　　4. B　　5. C　　6. A　　7. D　　8. E　　9. D

（三）X 型题

1. ABCD　　2. ABCDE　　3. ABCDE　　4. ABCD　　5. ABCE　　6. ABCE

7. ACDE　　8. ABCD　　9. ABC　　10. ABCDE　　11. ABCDE　　12. ABCDE

13. ABDE　　14. ABCDE　　15. ACDE　　16. ACDE　　17. BCD　　18. ABCD

19. ACDE　　20. ABCD

三、填空题

1. 淋巴管　肺动脉

2. 囊状　柱状　静脉曲张状

3. 阻塞性肺气肿　阻塞性肺不张

4. 分布　密度　大小

5. 上叶尖后段　下叶背段

6. 中央　周围　弥漫

7. 前纵隔的中上部　中纵隔

8. 肺及支气管　纵隔及肺门结构

9. 肺气肿　肺炎　肺不张

10. 原发型肺结核　血行播散型肺结核　继发型肺结核　结核性胸膜炎 其他肺外结核

四、问答题

1. 支气管扩张 CT 表现有哪些？

CT 表现为支气管管壁增厚，管腔增宽。①柱状型支气管扩张，表现为"轨道征"或"印戒征"。②囊状型支气管扩张，表现为多发囊状或葡萄串状阴影，如合并感染则囊内出现液面及囊壁增厚。③曲张型支气管扩张，表现为扩张的支气管腔粗细不均，如腔内充满黏液栓，则表现为棒状或结节状高密度影，称"指状征"。

2. 大叶性肺炎的 X 线表现有哪些？

大叶性肺炎充血期 X 线可无阳性发现，或仅有病变区肺纹理增多、透亮度略低；实变期表现为大片状均匀的致密阴影，形态与肺叶或肺段的轮廓相符合。病变叶间裂一侧显示有鲜明平直的界线，而在其余边缘则表现为模糊不清，有时可见空气支气管征；消散期表现为密度不均匀的斑片状阴影，炎症可完全吸收，或只留少量索条状阴影。

3. 肺脓肿的 X 线表现有哪些？

肺脓肿化脓性炎症期：X 线表现呈大片状模糊阴影，表现与大叶性肺炎相似，多位于上叶后段及下叶背段。空洞形成期：表现为大片阴影中有低密度区及气-液平面，空洞的壁较厚，空洞壁内缘光滑，外缘模糊。慢性期：形成边界清楚的厚壁空洞，洞内可有或无气-液平面，空洞周围可有紊乱索条状或斑片状影，邻近胸膜常有局限性增厚和粘连。

4. 继发性肺结核 X 线表现有哪些？

继发性肺结核多发生在肺上叶尖段、后段、下叶背段，可出现渗出、增殖、纤维化、干酪坏死、钙化、空洞及其他肺野播散病灶等。①渗出浸润为主型：表现为多发大小不等的斑片阴影，边缘模糊，有时其内可见空洞影，有时可见同侧肺门的引流支气管影。②干酪为主型：包括干酪性肺炎和结核球。结核球可出现环形或较大的钙化，有时可见厚壁空洞。③空洞为主型：表现为多发纤维性厚壁空洞，伴有广泛的纤维条索病灶以及支气管播散病灶。

5. 支气管肺癌（中央型）的直接、间接X线征象有哪些？

中央型肺癌直接征象表现为肺门轻度增大或肺门结构不清，肿瘤进展增大后表现为肺门区不规则高密度肿块影。

中央型肺癌间接征象为支气管的阻塞征象，支气管部分狭窄可出现阻塞性肺气肿和阻塞性肺炎，后者特点是病变在同一部位反复发作，不易吸收；当支气管被肿瘤组织完全阻塞时则出现阻塞性肺不张。右肺上叶肺不张时，形成反S征。

6. 中央型肺癌的CT表现有哪些？

①直接征象：即瘤体征象，表现为肺门区分叶状肿块或支气管腔内的结节及息肉样影；支气管壁不规则增厚，引起支气管腔的狭窄与截断。②间接征象：CT平扫可清晰显示病变支气管狭窄引起的阻塞性肺气肿、阻塞性肺炎或阻塞性肺不张。③转移征象：主要表现为肺门和纵隔的淋巴结肿大、融合，以气管分叉下、主动脉弓旁、上腔静脉后、主肺动脉窗等处多见。

7. 周围型肺癌与结核球如何鉴别诊断？

周围型肺癌诊断要点是外围肺组织内发现结节或肿块，直径3cm以下者多有空泡征、支气管充气征、分叶征、毛刺征以及胸膜凹陷征，直径较大者可有分叶征，肿块内可发现癌性空洞，CT增强扫描肿块有中等以上强化，如同时发现肺门和纵隔淋巴结肿大，则更有助于肺癌的诊断，动态观察于短期内有明显增大。

肺结核球形态规整呈圆形，边缘清楚，无毛刺，偶有分叶，肿块内可有环行或斑片状钙化，病变周围常有"卫星灶"，动态观察变化不明显。

8. 畸胎类肿瘤的X线胸片表现有哪些？

畸胎类肿瘤多位于前纵隔的中部，特别是心脏与大血管交界的前、中纵隔处，呈圆形或椭圆形，边缘光滑，多房性囊肿可呈分叶状。肿块影的密度可不均匀，皮样囊肿壁可发生蛋壳样钙化；如瘤体内出现牙齿、骨骼影，即为畸胎类肿瘤特征性表现。

（李敬哲　廖伟雄　罗天蔚　于广会）

第五章 循环系统

第一节 辨识正常影像解剖结构

1. 正常心脏 X 线图像(后前正位)(图 5-1)

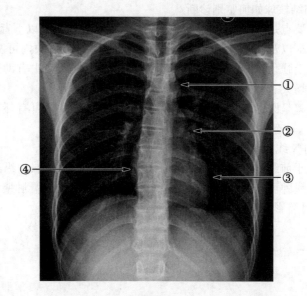

图 5-1

①_____;   ②_____;

③_____;   ④_____。

2. 正常心脏 X 线图像(右前斜位)(图 5-2)

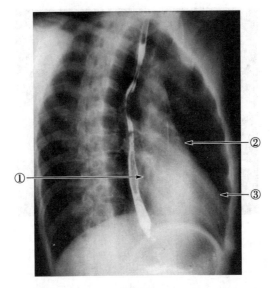

图 5-2

①_____;　②_____;

③_____;

3. 正常心脏 X 线图像(左前斜位)(图 5-3)

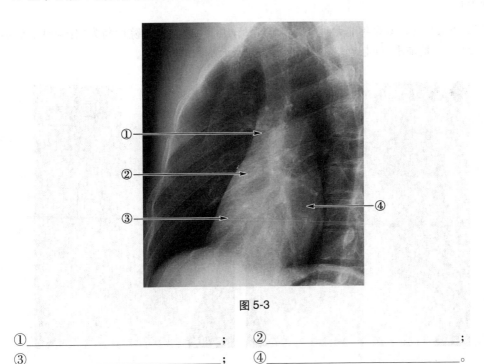

图 5-3

①_____;　②_____;

③_____;　④_____。

4. 正常心脏 CT 图像(四腔心)(图 5-4)

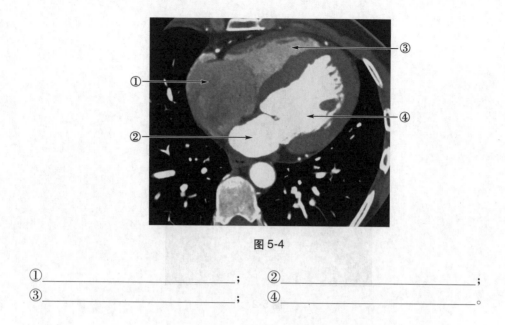

图 5-4

①_____;　②_____;

③_____;　④_____。

第二节 常见病病例分析

病例一

病人,女,55 岁。10 余年前无明显诱因出现活动后乏力,当地医院诊断为"先天性心脏病",药物治疗。4 年前加重,行走、上楼梯即感乏力,双下肢水肿(图 5-5)。

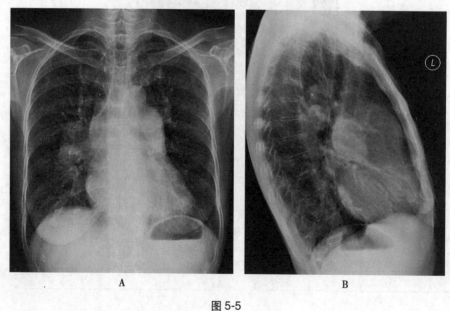

A　　　　　　　　　　　　　　　　B

图 5-5

1. 检查部位及方法：_____

2. 影像学表现：_____

_____

_____

3. 影像诊断：_____

4. 鉴别诊断及要点：_____

_____

病例二

病儿,女,3岁。发育迟缓,气短,喜蹲踞,杵状指。胸骨左缘可闻及收缩期杂音或震颤。因咳嗽、发热5d就诊(图5-6)。

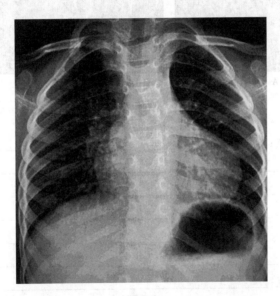

图 5-6

1. 检查部位及方法：_____

2. 影像学表现：_____

_____

_____

3. 影像诊断：_____

4. 鉴别诊断及要点：_____

_____

_____

病例三

病人,男,65 岁。胸痛发作(图 5-7)。

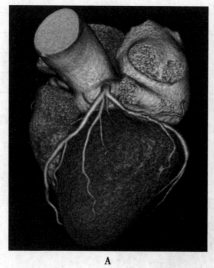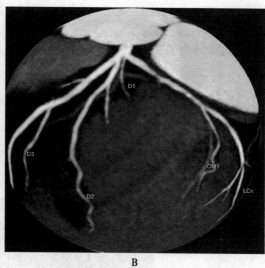

图 5-7

1. 检查部位及方法:＿＿＿＿＿＿＿＿＿＿＿＿＿＿＿＿＿＿＿＿＿＿＿＿＿＿＿＿＿
2. 影像学表现:＿＿＿＿＿＿＿＿＿＿＿＿＿＿＿＿＿＿＿＿＿＿＿＿＿＿＿＿＿＿＿

＿＿＿＿＿＿＿＿＿＿＿＿＿＿＿＿＿＿＿＿＿＿＿＿＿＿＿＿＿＿＿＿＿＿＿＿＿＿＿

＿＿＿＿＿＿＿＿＿＿＿＿＿＿＿＿＿＿＿＿＿＿＿＿＿＿＿＿＿＿＿＿＿＿＿＿＿＿＿

＿＿＿＿＿＿＿＿＿＿＿＿＿＿＿＿＿＿＿＿＿＿＿＿＿＿＿＿＿＿＿＿＿＿＿＿＿＿＿

3. 影像诊断:＿＿＿＿＿＿＿＿＿＿＿＿＿＿＿＿＿＿＿＿＿＿＿＿＿＿＿＿＿＿＿＿＿
4. 鉴别诊断及要点:＿＿＿＿＿＿＿＿＿＿＿＿＿＿＿＿＿＿＿＿＿＿＿＿＿＿＿＿＿

＿＿＿＿＿＿＿＿＿＿＿＿＿＿＿＿＿＿＿＿＿＿＿＿＿＿＿＿＿＿＿＿＿＿＿＿＿＿＿

＿＿＿＿＿＿＿＿＿＿＿＿＿＿＿＿＿＿＿＿＿＿＿＿＿＿＿＿＿＿＿＿＿＿＿＿＿＿＿

病例四

病人,女,45 岁。呼吸困难,咳嗽、咯血 1d(图 5-8)。

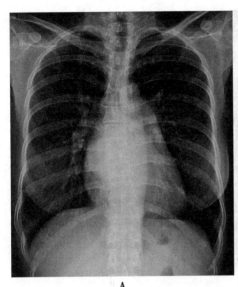 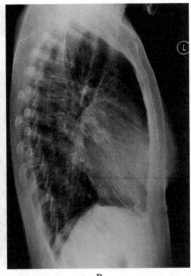

A   B

图 5-8

1. 检查部位及方法:_____

2. 影像学表现:_____

_____

_____

_____

3. 影像诊断:_____

4. 鉴别诊断及要点:_____

_____

_____

病例五

病人,女,66 岁。支气管哮喘 30 余年,再发胸闷 1d,无咳嗽(图 5-9)。

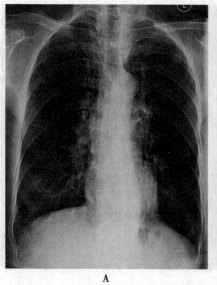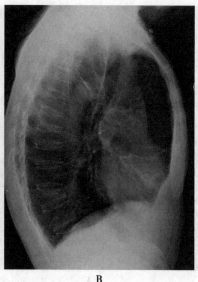

A   B

图 5-9

1. 检查部位及方法:_____

2. 影像学表现:_____

_____

_____

_____

3. 影像诊断:_____

4. 鉴别诊断及要点:_____

_____

_____

病例六

病人,女,49 岁。胸闷气短 10 余天,无咳嗽咳痰症状(图 5-10)。

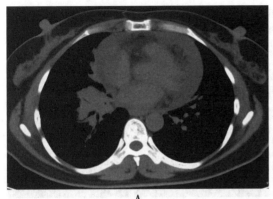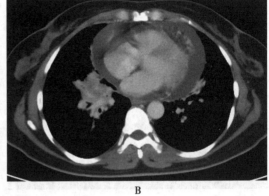

A　　　　　　　　　　　　　B

图 5-10

1. 检查部位及方法:＿＿＿＿＿＿＿＿＿＿＿＿＿＿＿＿＿＿＿＿＿＿＿＿＿＿＿

2. 影像学表现:＿＿＿＿＿＿＿＿＿＿＿＿＿＿＿＿＿＿＿＿＿＿＿＿＿＿＿＿＿

＿＿＿＿＿＿＿＿＿＿＿＿＿＿＿＿＿＿＿＿＿＿＿＿＿＿＿＿＿＿＿＿＿＿＿＿

＿＿＿＿＿＿＿＿＿＿＿＿＿＿＿＿＿＿＿＿＿＿＿＿＿＿＿＿＿＿＿＿＿＿＿＿

＿＿＿＿＿＿＿＿＿＿＿＿＿＿＿＿＿＿＿＿＿＿＿＿＿＿＿＿＿＿＿＿＿＿＿＿

3. 影像诊断:＿＿＿＿＿＿＿＿＿＿＿＿＿＿＿＿＿＿＿＿＿＿＿＿＿＿＿＿＿＿＿

4. 鉴别诊断及要点:＿＿＿＿＿＿＿＿＿＿＿＿＿＿＿＿＿＿＿＿＿＿＿＿＿＿＿

＿＿＿＿＿＿＿＿＿＿＿＿＿＿＿＿＿＿＿＿＿＿＿＿＿＿＿＿＿＿＿＿＿＿＿＿

＿＿＿＿＿＿＿＿＿＿＿＿＿＿＿＿＿＿＿＿＿＿＿＿＿＿＿＿＿＿＿＿＿＿＿＿

病例七

病人,男,38 岁。突发胸痛 4h(图 5-11)。

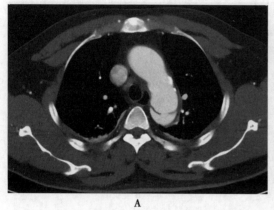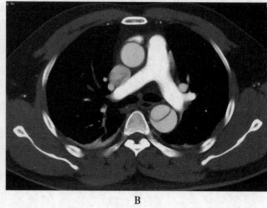

A   B

图 5-11

1. 检查部位及方法:_____

2. 影像学表现:_____

_____

_____

_____

3. 影像诊断:_____

4. 鉴别诊断及要点:_____

_____

_____

病例八

病人,男,48 岁。左上腹痛 2d,发热 1d,突发胸痛、咯血(图 5-12)。

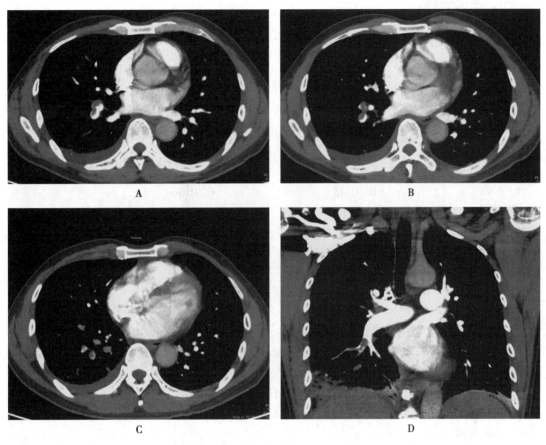

图 5-12

1. 检查部位及方法:_____

2. 影像学表现:_____

_____

_____

_____

3. 影像诊断:_____

4. 鉴别诊断及要点:_____

_____

_____

第三节 复习测试题

一、名词解释

1. 相反搏动点
2. 肺门舞蹈
3. "残根"征

二、选择题

（一）A 型题（以下每一道题下面有 A、B、C、D、E 五个备选答案，请从中选择一个最佳答案）

1. 正常斜位型心脏的人的心胸比例约为
   A. 0.45   B. 0.48   C. 0.50
   D. 0.55   E. 0.62

2. 在后前位片上，心脏呈主动脉型，心腰凹陷，左心缘下段延长，相反搏动点上移，左侧位和左前斜位显示心后缘下段向后突出，与脊柱重叠，应考虑为
   A. 左心室增大   B. 右心室增大
   C. 左心房增大   D. 右心房增大
   E. 心影正常

3. 在后前位片上示心脏向两侧扩大，心尖圆隆上翘，主动脉结缩小，肺动脉段突出，相反搏动点下移，左侧位显示心前缘下段与胸壁接触面延长，上段向前突起；右前斜位见心前缘隆起，心前间隙变窄至闭塞，应考虑为
   A. 左心室增大   B. 右心室增大
   C. 左心房增大   D. 右心房增大
   E. 心影正常

4. 后前位示右心缘呈双边征象，左心缘在肺动脉段下方出现第三弓，心底部出现双心房影，食管吞钡右前斜位和左侧位可见食管受压移位产生弧形压迹，左前斜位显示心后缘上段隆起，使左主支气管抬高，气管分叉角度加大，应考虑为
   A. 左心室增大   B. 右心室增大
   C. 左心房增大   D. 右心房增大
   E. 心影正常

5. 病人，女，20 岁。X 线检查后前位两肺门阴影增大，肺内尤其两下肺纹理明显增多、增粗、肺门及肺血管影均模糊不清，肺透亮度差，上肺静脉增粗，下肺静脉变细。应考虑为
   A. 肺血增多   B. 肺血减少
   C. 肺淤血   D. 肺水肿
   E. 肺动脉高压

6. X 线检查见肺动脉段突出，肺门区动脉及其肺内分支扩张、增粗，肺外围血管变细，多见于
   A. 肺静脉高压   B. 肺动脉高压
   C. 肺循环高压   D. 肺泡性肺水肿
   E. 肺间质性肺水肿

7. 急性肺动脉栓塞的 CT 扫描直接征象是

    A. 肺血减少   B. 心包积液

    C. 肺血管完全阻塞   D. 肺体积缩小

    E. 右心室增大

8. X 线诊断左心房增大及其程度最可靠的检查方法是

    A. 正位吞钡检查   B. 右前斜位吞钡检查

    C. 左前斜位吞钡检查   D. 左侧位吞钡检查

    E. 左侧位平片观察

9. 室间隔缺损时,增大最为明显的心腔是

    A. 右心室   B. 右心房

    C. 左心房   D. 左心室

    E. 右心室比左心室增大明显

10. 具有无创伤性、无辐射性、安全有效,可基本取代 DSA 的影像检查技术是

    A. CTA   B. MRA

    C. PET   D. ECT

    E. 核素扫描

11. 正位胸片显示两侧肺门区周围密度较淡的边缘模糊的云雾状影,呈蝶翼样分布,属于

    A. 肺充血   B. 肺淤血

    C. 肺缺血   D. 间质性肺水肿

    E. 肺泡性肺水肿

12. 左前斜位心影后缘下部的投影是

    A. 左心房   B. 左心室   C. 右心房   D. 右心室   E. 右心房与右心室

13. 关于左前斜位投影的描述,**错误**的是

    A. 心影呈立卵形   B. 心前缘为右心

    C. 心后缘为左心   D. 不能见到主动脉窗

    E. 是观察主动脉弓的最好体位

14. 两上肺门血管影扩张,肺门阴影大而模糊,肺野透光度减低如遮纱样,为

    A. 肺血增多   B. 肺血减少   C. 肺淤血   D. 肺水肿   E. 肺动脉高压

15. 左心室增大的 X 线表现**不包括**

    A. 心影向左下扩大,心尖位置低   B. 心影向左扩大,心尖位置高

    C. 左侧位食管吞钡心后三角消失   D. 左前斜位心后缘下段向后向下延伸

    E. 心影呈主动脉型

16. 左心房增大的 X 线征象**不包括**

    A. 双心房影   B. 气管分叉受压抬高   C. 肺动脉段明显突出

    D. 食管受压移位   E. 心左缘第三弓影

17. 肺门舞蹈见于下列哪种心脏大血管疾病

    A. 房间隔缺损   B. 二尖瓣狭窄   C. 冠心病

    D. 法洛四联症   E. 主动脉瓣狭窄

18. 房间隔缺损的 X 线征象**不包括**

    A. 右心室增大   B. 右心房增大   C. 左心室增大

    D. 左心房不大   E. 肺血增多

19. 二尖瓣狭窄血流动力学导致改变的征象**不包括**
    A. 左心房增大　　　　　　　B. 右心室增大　　　　　　　C. 左心室增大
    D. 肺淤血　　　　　　　　　E. 肺动脉高压

20. 二尖瓣狭窄的主要 X 线表现是
    A. 左心房增大　　　　　　　B. 右心房增大　　　　　　　C. 心脏呈靴形
    D. 左心室增大　　　　　　　E. 右心室增大

21. 诊断冠心病最可靠的方法是
    A. CT　　　　　　　　　　　B. MRI　　　　　　　　　　C. 左心室造影
    D. 冠状动脉造影　　　　　　E. X 线平片

22. 病人,女,50 岁。风湿性心脏病二尖瓣狭窄 9 年,突然呼吸困难,咳泡沫痰。肺内最可能出现的 X 线表现是
    A. 肺门残根征　　　　　　　B. 肺门舞蹈征　　　　　　　C. 蝶翼征
    D. 肺野透明清晰　　　　　　E. 肺血减少

23. **不**引起肺门舞蹈现象的疾病是
    A. 动脉导管未闭　　　　　　B. 室间隔缺损　　　　　　　C. 心包积液
    D. 房间隔缺损　　　　　　　E. 贫血

24. 关于二尖瓣狭窄的描述,**不正确**的是
    A. 肺静脉回流受阻　　　　　　　　B. 可导致肺动脉高压
    C. 肺门影增大,结构模糊　　　　　D. 上肺静脉收缩变细,下肺静脉扩张
    E. 以左心房增大为主

（二）B 型题（以下提供若干组考题，每组考题共同使用在考题前列出的 A、B、C、D、E 五个备选答案，请从中选择一个与考题关系最密切的答案，每个备选答案可以被选择一次、多次或不被选择）

（1~2 题共用备选答案）
    A. 肺动脉　　B. 肺静脉　　C. 支气管　　D. 淋巴组织　　E. 神经

1. 正常胸片上右肺门下部的构成组织为

2. 正常胸片上肺纹理影像的主要构成组织为

（3~4 题共用备选答案）
    A. 左心房　　B. 右心室　　C. 左心室　　D. 升主动脉　　E. 右心房

3. 在胸部后前位 X 线片上右心下缘的影像构成为

4. 在胸部后前位 X 线片上左心下缘的影像构成为

（5~6 题共用备选答案）
    A. 左心房、右心室增大　　　　B. 右心房增大　　　　　　　C. 右心室增大
    D. 左心房、左心室增大　　　　E. 左心室增大

5. 肺动脉瓣狭窄时的主要影像学表现为

6. 二尖瓣狭窄时的主要影像学表现为

（三）X 型题（以下每一道题下面有 A、B、C、D、E 五个备选答案，其中有 2 个及以上的正确答案）

1. 下列各项中,可引起肺充血的心脏病有
    A. 房间隔缺损　　　　　　　B. 室间隔缺损　　　　　　　C. 动脉导管未闭
    D. 甲亢性心脏病　　　　　　E. 法洛四联症

2. 关于心脏后前位片,正确的是
   A. 左心缘由三段组成
   B. 右心缘由两段组成
   C. 右心缘上段为上腔静脉和升主动脉
   D. 左心缘中段为肺动脉
   E. 左心缘下段为右心室段

3. 关于右下肺动脉宽径,正确的说法是
   A. 超过 10mm 为扩张
   B. 超过 15mm 为扩张
   C. 测右肺门下 1cm 处
   D. 测右肺门下 1.5cm 处
   E. 测右肺门下 2cm 处

4. 二尖瓣型心脏的 X 线表现为
   A. 肺动脉段突出
   B. 主动脉结缩小
   C. 呈梨形
   D. 左右心缘不同程度增大
   E. 右心房增大

5. 主动脉型心脏的 X 线表现为
   A. 肺动脉段突出
   B. 肺动脉段凹陷
   C. 升主动脉右突
   D. 主动脉结多增宽
   E. 心尖上翘

6. 普大型心脏的 X 线表现为
   A. 肺动脉段突出
   B. 肺动脉段平直
   C. 心脏均匀向两侧增大
   D. 主动脉结多增宽
   E. 左心耳段明显膨出

7. 左房增大的后前位表现为
   A. 右心缘双重密度影
   B. 双心房影
   C. 左房耳部膨出
   D. 主动脉结增宽
   E. 心脏呈木靴形

8. 左房增大的左前斜位表现为
   A. 右心缘双重密度影
   B. 心后缘左房段突出
   C. 透明带消失
   D. 左主支气管受压移位
   E. 心脏与胸骨接触面明显延长

9. 左房增大的右前斜位表现包括
   A. 食管中下段受压移位
   B. 食管移位与胸椎重叠为高度增大
   C. 透明带消失
   D. 左主支气管受压移位
   E. 双心房影

10. 右房增大的后前位表现为
    A. 右心房段向右上膨突
    B. 右心房/心高比值大于 0.5
    C. 上腔静脉扩张
    D. 下腔静脉扩张
    E. 心影呈二尖瓣型

11. 左心室增大的后前位表现为
    A. 心尖下移
    B. 左心室段向左突出
    C. 相反搏动点上移
    D. 心腰凹陷
    E. 心胸比率增大

12. 左心室增大的左前斜位表现为
    A. 心后缘下段向下膨突
    B. 心后缘下段向后膨突
    C. 心后缘下段与脊柱重叠
    D. 心间沟向前下移位
    E. 上腔静脉扩张

13. 左心室增大的左侧位表现为
    A. 心后缘下段向下膨突
    B. 心后缘下段向后膨突
    C. 心后食管前间隙变窄
    D. 心间沟向前下移位
    E. 心脏与胸骨接触面明显延长

14. 右心室增大的后前位表现为
    A. 心后缘下段向下膨突
    B. 心尖圆隆、上翘
    C. 肺动脉段突出

D. 室间沟向前下移位　　　　E. 相反搏动点上移

15. 右心室增大的左前斜位表现为
    A. 心前缘右心室段向前膨突　　　B. 心膈面延长
    C. 室间沟向后上移位　　　　　　D. 室间沟向前下移位
    E. 心后食管前间隙消失

16. 肺血增多的 X 线表现为
    A. 肺动脉血管增粗、增多、边缘清楚　　B. 肺动脉段突出
    C. 肺门舞蹈征　　　　　　　　　　　　D. 肺野透明度正常
    E. 肺门增大

17. 肺血减少的 X 线表现为
    A. 肺动脉血管变细、稀疏　　　B. 肺门动脉正常或缩小
    C. 肺门舞蹈征　　　　　　　　D. 肺野透明度增加
    E. 双上肺野肺纹理较下野增多

18. 肺动脉高压的 X 线表现为
    A. 肺动脉段明显突出　　　B. 残根征　　　C. 肺门舞蹈征
    D. 右心室大　　　　　　　E. 主动脉结突出

19. 右心室增大的 X 线表现包括
    A. 肺动脉段突出　　　B. 心尖圆钝上翘　　　C. 心前间隙变窄
    D. 食管受压移位　　　E. 气管隆突开大

20. 左心室增大的 X 线表现有
    A. 后前位见心左缘第三弓向左下扩展,心尖位置低
    B. 左前斜位心后缘下段向后向下扩展
    C. 食管吞钡检查食管受压移位
    D. 左侧位心后三角间隙消失
    E. 右前斜位心前间隙变小

21. 左心房增大的 X 线表现有
    A. 后前位示双心房影
    B. 左前斜位示左主支气管受压抬高向后上移位
    C. 左前斜位示成角现象
    D. 右前斜位食管吞钡检查见食管受压移位
    E. 左侧位上示心前缘与前胸壁接触面加大

22. 肺动脉高压的 X 线表现包括
    A. 右心室增大　　　　B. 肺动脉段明显突出　　　C. 出现肺门残根征
    D. 食管受压移位　　　E. 主动脉迂曲扩张

23. 肺少血的 X 线表现是
    A. 肺门影缩小　　　　B. 肺纹理纤细稀少　　　C. 杂乱无章的侧支血管影
    D. 右下肺动脉细小　　E. 肺野透亮度增强

24. 房间隔缺损是
    A. 左向右分流的先天性心脏病
    B. 右向左分流的先天性心脏病
    C. 双向分流的先天性心脏病

D. 无分流的先天性心脏病

E. 成人最常见的先天性心脏病

25. 法洛四联症的重要畸形是

A. 右心室肥厚   B. 肺动脉狭窄   C. 室间隔缺损

D. 右位主动脉弓   E. 主动脉骑跨

26. 下列 X 线所见有助于诊断法洛四联症的 X 线征象是

A. 右心室增大   B. 肺纹理增多   C. 肺动脉段凹陷

D. 主动脉影增宽   E. 肺纹理减少

三、填空题

1. 右前斜位食管吞钡时,食管前壁可见_____、_____及_____压迫形成的三个压迹。

2. 在正常后前位胸片上,心左缘自上而下由_____、_____及_____的影像构成。

3. 法洛四联症病人的心脏畸形由_____、_____、_____、_____构成。

4. 左心室段的下端深吸气时可见切迹,即_____,为_____、_____分界的重要标志,垂位型心脏更容易见到。

5. 深吸气时,膈肌_____,心脏_____拉长,_____变小,趋向垂位心。

6. 左心房向右增大时可达或超过_____边缘,形成右心缘的"双重密度"或"双重边缘",亦称_____,是_____增大的可靠征象。

7. 引起肺静脉高压的原因主要有:①_____阻力增加,如二尖瓣狭窄;②_____阻力增加,如主动脉瓣狭窄、高血压;③_____阻力增加。

8. 镜面右位心是_____、_____在胸腔的位置犹如正常心脏的镜中像全部反转。

四、问答题

1. 简述 MRI 用于心脏大血管检查的优势。

2. 试述心脏、大血管各种影像检查方法的优选。

3. 简述右心室增大的 X 线表现。

4. 试述肺血增多及肺血减少的病理与 X 线表现。

5. 简述房间隔缺损的影像学表现。

6. 简述肺源性心脏病的影像学表现。

7. 简述主动脉夹层的影像学表现。

第四节 参 考 答 案

辨识正常影像解剖结构

1. 正常心脏 X 线图像(后前位)

①主动脉结 ②肺动脉段 ③左心室 ④右心室

2. 正常心脏 X 线图像(右前斜位)

①左心房 ②肺动脉主干 ③左心室

3. 正常心脏 X 线图像(左前斜位)

①升主动脉 ②右心房 ③右心室 ④左心房

4. 正常心脏 CT 图像(四腔心)

①右心房 ②左心房 ③右心室 ④左心室

常见病病例分析

病例一

1. 检查部位及方法:胸部正、侧位片。

2. 影像学表现:肺动脉段突出;肺门影增大,右下肺动脉段明显增粗;肺纹理增多;右心房增大,心尖略有圆钝上翘。

3. 影像诊断:房间隔缺损。

4. 鉴别诊断及要点:主要与风湿性心瓣膜病鉴别诊断。房间隔缺损症状较轻,临床无发绀,杂音较典型,X 线检查以右心房、右心室增大,肺血增多为主。风湿性心瓣膜病为后天性,二尖瓣狭窄最为常见,伴有舒张期隆隆样杂音,X 线表现为肺淤血,左心房、右心室增大为主。

病例二

1. 检查部位及方法:胸部正位片。

2. 影像学表现:靴型心,心尖圆钝上翘,心腰部凹陷,升主动脉向右侧肺野明显突出,肺门影减小,肺纹理稀疏,肺野透光度增强。

3. 影像诊断:法洛四联症。

4. 鉴别诊断及要点:主要与先天性肺动脉狭窄鉴别诊断。法洛四联症病儿出生后数月即可出现发绀,X 线平片显示右心室增大、主动脉扩张、肺动脉段凹陷,肺血减少,靴型心。先天性肺动脉狭窄也表现为肺血减少,右心室增大,但两肺门动脉常不对称,左侧大于右侧,肺动脉段呈直立样突出。

病例三

1. 检查部位及方法:心脏 CT 增强扫描三维重建。

2. 影像学表现:左冠状动脉左旋支狭窄。

3. 影像诊断:冠状动脉粥样硬化性心脏病。

4. 鉴别诊断及要点:CT 检查可显示冠状动脉狭窄及闭塞情况,并可清晰显示冠状动脉钙化影。根据病史及 CT 图像可明确诊断。

病例四

1. 检查部位及方法:胸部正、侧位片。

2. 影像学表现:心影增大,呈"梨形";左心房增大,心影内见左心房影,心右缘双心房影。肺动脉段突出,肺门影增大,肺纹理增多、增粗,两侧肋膈角区见横行走形的 Kerley B 线。

3. 影像诊断:风湿性心脏病(二尖瓣狭窄)。

4. 鉴别诊断及要点:主要与房间隔缺损鉴别诊断。风湿性心瓣膜病为后天性,二尖瓣狭窄最为常见,常合并二尖瓣关闭不全,心脏杂音较为典型;X 线平片表现为肺淤血,左心房及左、右心室不同程度增大。房间隔缺损,症状较轻,X 线检查以右心房、右心室增大,肺血增多为主。

病例五

1. 检查部位及方法:胸部正、侧位片。

2. 影像学表现:两侧膈肌低平,心影狭长,呈"垂位心",肺门影增大模糊。

3. 影像诊断:肺源性心脏病。

4. 鉴别诊断及要点:病人年龄较大,有慢性支气管炎、肺气肿病史,常有右心衰表现。X线平片表现为肺纹理较多,肺野透亮度增加,桶状胸,心影相对较小。根据病史及影像表现可明确诊断。

病例六

1. 检查部位及方法:胸部CT平扫+增强扫描。

2. 影像学表现:心包腔内见带状液体影环绕心腔,右肺门肿块。

3. 影像诊断:心包积液(肺癌浸润心包所致)。

4. 鉴别诊断及要点:心包积液临床表现较典型,X线平片表现为心影增大,失去正常心形;CT检查可显示心包腔增宽(>4mm),多出现水样密度影。根据病史及影像表现可明确诊断。

病例七

1. 检查部位及方法:胸部CT增强扫描。

2. 影像学表现:主动脉管腔内见线状内膜片,形成真、假腔,显示夹层入口。

3. 影像诊断:主动脉夹层。

4. 鉴别诊断及要点:CT检查可显示内膜片、壁内破口,显示真、假腔等征象,根据病史及影像表现可明确诊断。

病例八

1. 检查部位及方法:胸部CT增强扫描轴位与冠状位。

2. 影像学表现:显示右肺动脉内多发大小不等、形态各异的充盈缺损影(血栓形成)。

3. 影像诊断:肺动脉栓塞。

4. 鉴别诊断及要点:CT图像可显示肺动脉内血栓所形成的充盈缺损,还可显示肺动脉及其分支的狭窄、闭塞情况。根据病史及影像表现可明确诊断。

复习测试题

一、名词解释

1. 相反搏动点:透视下,左心室段与肺动脉段的搏动方向相反,两者的交点称为相反搏动点,是判断左、右心室增大的依据之一。

2. 肺门舞蹈:由于肺动脉段突出,两肺门动脉扩张,透视下可见肺动脉段及两侧肺门血管搏动增强,呈扩张性搏动,称"肺门舞蹈"。

3. "残根"征:肺门动脉扩张、搏动增强,肺动脉外围分支纤细,有时与肺门动脉之间有一突然分界,称肺门截断现象或"残根"征。

二、选择题

(一)A型题

1. C	2. A	3. B	4. C	5. C	6. B	7. C	8. B	9. D	10. B
11. E	12. B	13. D	14. C	15. B	16. C	17. A	18. C	19. C	20. A
21. D	22. C	23. C	24. D						

(二)B型题

1. A	2. A	3. E	4. C	5. C	6. A

(三)X型题

1. ABCD	2. ABC	3. BC	4. ABCD	5. BCD	6. BC
7. ABC	8. BCD	9. AB	10. ABCD	11. ABCDE	12. ACD
13. BC	14. BC	15. ABC	16. ABCDE	17. ABD	18. ABD
19. ABC	20. ABD	21. ABD	22. ABC	23. ABCDE	24. AE

25. BC   26. ACDE

三、填空题

1. 主动脉弓　左主支气管　左心房
2. 主动脉球(结)　肺动脉干(段)　左心室
3. 肺动脉狭窄　室间隔缺损　主动脉骑跨　右心室肥厚
4. 室间沟　左心室　右心室
5. 下降　向下　横径
6. 右心房　"双心房影"　左心房
7. 左心房　左心室　肺静脉
8. 心脏　大血管

四、问答题

1. 简述 MRI 用于心脏大血管检查的优势。

磁共振成像应用于心脏大血管检查的优势在于:①MRI 为无辐射、无创伤性检查。②在自旋回波序列,腔内血流因流空效应呈黑的信号区,在梯度回波序列,流动的血液产生高信号,因而,心肌和血管壁组织与血流的信号间存在良好的天然对比;MRI 能清楚地显示心内膜、瓣膜、心肌、心包及心包外脂肪。③MRI 为三维成像,可进行任意平面断层扫描并重复显示心脏、大血管的解剖结构,并可定量测定心脏的体积和重量。④MRI 心脏电影可动态显示心脏收缩和舒张期的心脏瓣膜运动、血流动力学和心肌收缩率等,可测定收缩期及舒张期容积、射血分数及每搏输出量等。此外,磁共振血流定量技术可测定血流速度和血流量。

2. 试述心脏、大血管各种影像检查方法的优选。

先天性心脏大血管异常:以 X 线平片检查为基础,辅以超声检查,多可明确诊断。复杂的畸形,可选择 MRI 或 MSCT,必要时再行心血管造影。

后天性心脏病:以 X 线平片检查为基础,辅以超声检查,多可明确诊断;必要时可再行 MSCT 或 MRI 检查。冠心病现逐渐采用 MSCT 或双源 CT 的 CTA 检查来筛查和术后随访;MRI 检查可以判断心肌梗死后是否有存活心肌,对治疗方案的选择有重要价值;对于需要介入治疗者则要行心血管造影。

对于主动脉瘤、主动脉夹层、肺动脉栓塞,X 线平片没有价值,CT 或 MRI 增强扫描均可明确诊断,心血管造影只有需要介入治疗时才进行。

超声、CT 或 MRI 检查心包积液均很敏感,少量积液即能发现,X 线平片只有中大量积液时才有典型表现。对于缩窄性心包炎,平片只有出现心包钙化时才能诊断,而 CT、MRI 可以直接显示心包的增厚情况。

3. 简述右心室增大的 X 线表现。

右心室增大,一般先向前向左上,继之向下后膨突。后前位片:心尖圆隆、上翘;肺动脉段饱满、突出,为右心室增大的间接征象。左前斜位:心前缘右心室段向前膨突;心膈面延长,心室间沟向后上移位。右前斜位:肺动脉段下方的圆锥部膨突,为右心室增大的早期表现。左侧位:心前缘下段前突,与胸骨的接触面增大。右心室增大,可由于流出道的狭窄或循环阻力增加致肺循环障碍所引起,如肺动脉狭窄、二尖瓣狭窄、慢性肺部疾病伴肺气肿以及动脉导管末闭,主-肺动脉间隔缺损等。也可因血液的过量充盈而造成,如房间隔缺损、室间隔缺损、肺动脉瓣及三尖瓣关闭不全等。

4. 试述肺血增多及肺血减少的病理与 X 线表现。

肺血增多为肺动脉血流量增多,也称为肺充血。主要见于不合并右心排血受阻的左向右分流或双向分流畸形,如房间隔缺损、室间隔缺损、动脉导管未闭等。也可见于心排血量增加疾病,如体循环的动静脉瘘、甲状腺功能亢进等。X线表现为肺动脉血管增粗、增多、边缘清楚,肺静脉亦相应扩张;肺动脉段突出,两肺门动脉扩张,透视下可见肺动脉段及两侧肺门血管搏动增强,呈扩张性搏动,称"肺门舞蹈";肺野透明度正常。

肺血减少为肺动脉血流量减少,亦称肺缺血。主要见于右心排血受阻或兼有右向左分流畸形,如肺动脉瓣狭窄、法洛三联症、法洛四联症、三尖瓣闭锁、肺动脉闭锁等。也可见于肺动脉阻力-压力升高,如原发性和继发性重度肺动脉高压;肺动脉分支本身的重度狭窄、阻塞性病变,如肺动脉血栓栓塞、一侧肺动脉缺如、发育不全等。X线表现为肺动脉血管变细、稀疏,肺静脉亦相应缩小;肺门动脉正常或缩小;肺野透明度增加。严重的肺血减少,可由体动脉分支的支气管、膈、肋间动脉及头臂动脉的分支建立侧支循环,在肺野内显示为扭曲而紊乱的血管影,有时类似肺血增多,常见于肺动脉闭锁病人;肺动脉段可平直、凹陷或突出,突出者多为肺动脉瓣狭窄后扩张或肺动脉高压所致。

5. 简述房间隔缺损的影像学表现。

缺损较小时,X线表现可正常。缺损较大时,表现为心影呈"二尖瓣"型,右心房、右心室增大;肺血增多,肺动脉段突出,肺门血管影扩张,周围肺纹理增多增粗。主动脉结缩小或正常。透视可见"肺门舞蹈征"。

CT扫描能直接显示房间隔缺损的部位和大小,表现为横轴位心房层面房间隔连续性中断;此外,可见右心房、右心室增大,肺动脉增宽等其他征象。

MRI表现:在垂直于室间隔的长轴上,SE脉冲序列图像可直接显示房间隔缺损的部位和大小,表现为房间隔信号的连续性中断。还可显示房间隔缺损产生的继发性改变如右心房和右心室的增大、肺动脉的扩张等。

6. 简述肺源性心脏病的影像学表现。

X线表现:慢性胸肺病和肺血管疾患表现,如慢性支气管炎、广泛肺组织纤维化、肺气肿、胸膜肥厚及胸廓畸形,肺栓塞和大动脉炎等所致的肺血管病变。肺动脉高压表现为肺动脉段突出,右下肺动脉扩张、增粗,横径大于15mm,外围肺血管细小,形成"肺门残根征"。右心房、右心室不同程度增大,桶状胸、肺野透光度增强。

CT可显示肺气肿和肺部病变,增强扫描可显示主肺动脉、左右肺动脉扩张,右心室及室间隔肥厚,肺动脉管腔内的充盈缺损、狭窄或阻塞性病变。

MRI检查T_1WI示肺动脉及其主干增粗,内可见血流高信号,提示肺动脉高压导致血流淤滞;右心室壁及室间隔明显增厚;右心房也可扩大,腔静脉扩张。GRE序列电影MRI可见三尖瓣(收缩期)和肺动脉瓣(舒张期)的反流,并可显示右心室的收缩和舒张功能。

7. 简述主动脉夹层的影像学表现。

X线可见上纵隔或主动脉弓降部明显增宽、扩张,搏动减弱或消失,边缘模糊。连续短期复查上述征象多呈进行性加重,根据扩张的部位,大致可估计夹层受累范围和分型。

CT平扫可显示主动脉壁钙化内移、假腔内等密度血栓,以及主动脉夹层内血液外渗、纵隔血肿、心包及胸腔积血等;增强扫描可见主动脉真假腔及血栓,通常真腔较小,受压变形,充盈对比剂较快,而假腔较大,充盈对比剂较慢。螺旋CT的三维重建可显示主动脉及受累分支的全长、内膜片及开口。

MRI可显示真腔与假腔,两者的血流速度不同,真腔内血流速度快,一般显示无信号,假腔内血流速度慢,常可出现信号,内膜瓣表现为真假腔之间的界面,呈等信号或低信号。

(杨义耀　魏晓洁)

第六章 乳腺

第一节 辨识正常影像解剖结构

1. 正常乳腺钼靶 X 线图像（图 6-1）

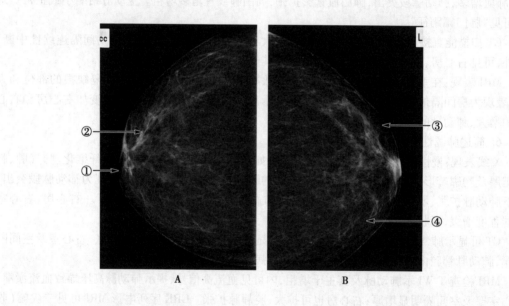

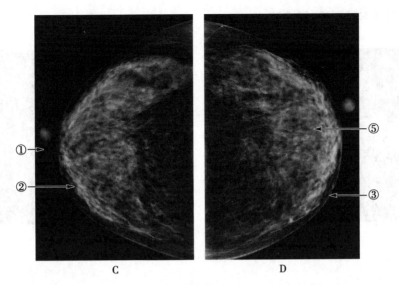

图 6-1

①_____; ②_____;

③_____; ④_____;

⑤_____。

2. 正常乳腺 CT 图像(图 6-2)

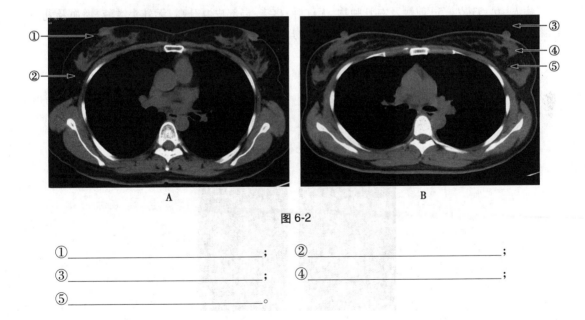

图 6-2

①_____; ②_____;

③_____; ④_____;

⑤_____。

3. 正常乳腺 MRI 图像(图 6-3)

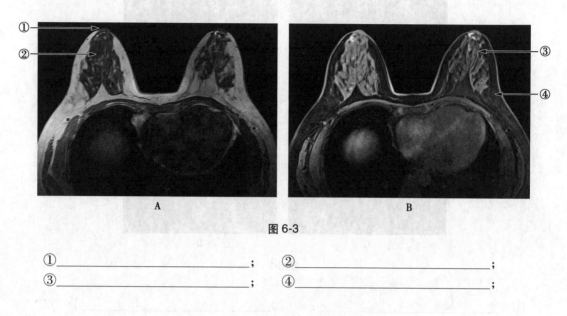

图 6-3

①_____;　②_____;
③_____;　④_____;

第二节　常见病病例分析

病例一

病人,女,53 岁。5d 前触及右乳肿物,无红肿、疼痛、局部皮温升高,无乳头溢液、溢血及乳头凹陷。查体:右乳 9 点可及大小为 2cm×2cm 肿物,质地中等,活动度可,边界清(图 6-4)。

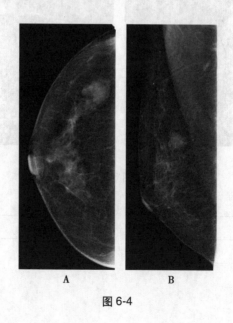

图 6-4

1. 检查部位及方法：_____
2. 影像学表现：_____
_____
_____
_____
3. 影像诊断：_____
4. 鉴别诊断及要点：_____
_____
_____

病例二

病人，女，63 岁。发现右乳肿物 2 年余。查体：右乳上部可及肿物，约 5cm×5cm，质地中等，边界清，活动度可，与胸壁及皮肤无粘连；右腋窝触及一肿物约 3cm×3cm，质地中等，边界清，活动度可（图 6-5）。

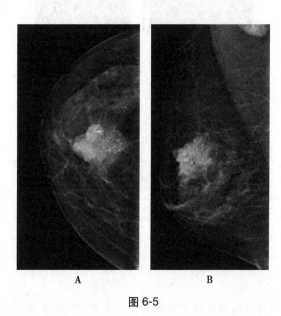

A　　　　　　　B

图 6-5

1. 检查部位及方法：_____
2. 影像学表现：_____
_____
_____
_____
3. 影像诊断：_____
4. 鉴别诊断及要点：_____
_____
_____

病例三

病人，女，58 岁。发现左乳肿物 1 周，肿物约黄豆大小，无红肿、疼痛、局部皮温升高，无乳头溢液、溢血及乳头凹陷,与月经周期无明显关系。病人母亲因乳腺癌去世。查体:左乳 12 点可触及大小为 2cm×2cm 肿物,质地中等,边界清,活动度可(图 6-6)。

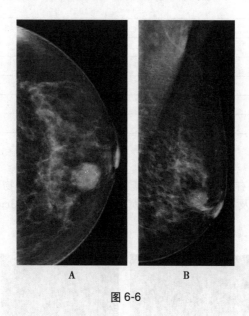

A   B

图 6-6

1. 检查部位及方法:_____
2. 影像学表现:_____
_____
_____
_____
3. 影像诊断:_____
4. 鉴别诊断及要点:_____
_____
_____

病例四

病人,女,55 岁。1 个月前检查发现左乳肿物。无红肿、疼痛、局部皮温升高,无乳头溢液、溢血及乳头凹陷。查体:左乳 2~3 点可及 1 个肿物,约 2cm×1cm,质地中等,边界不清,活动度欠佳,与胸壁及皮肤无粘连,双侧腋窝淋巴结及锁骨上淋巴结未触及肿大(图 6-7)。

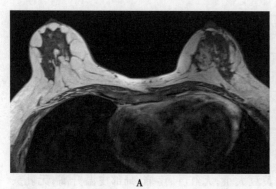
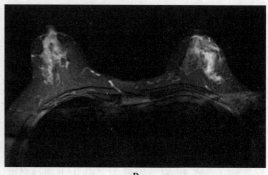

A   B

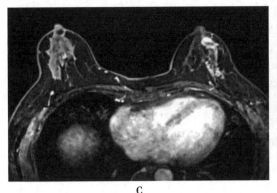
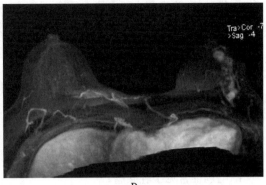

C D

图 6-7

1. 检查部位及方法:_____
2. 影像学表现:_____
_____
_____
_____
3. 影像诊断:_____
4. 鉴别诊断及要点:_____
_____
_____

第三节 复习测试题

一、名词解释

1. 致密型乳腺
2. 导管征
3. 酒窝征
4. 橘皮征

二、选择题

（一）A 型题（以下每一道题下面有 A、B、C、D、E 五个备选答案，请从中选择一个最佳答案）

1. 成年女性的乳腺基底部位于前胸壁锁骨中线
   A. 第 2~3 肋间　　　　　　B. 第 2~6 肋间　　　　　　C. 第 2~7 肋间
   D. 第 3~5 肋间　　　　　　E. 第 4~5 肋间

2. 乳腺内约有 15~20 条乳导管,其各级分支依次为
   A. 小叶间导管、排乳管、小叶内终末导管和腺泡
   B. 排乳管、小叶间导管、小叶内终末导管和腺泡
   C. 排乳管、小叶间导管、腺泡和小叶内终末导管

D. 排乳管、腺泡和小叶内终末导管、小叶间导管

E. 小叶间导管、小叶内终末导管和腺泡、排乳管

3. 乳腺疾病中,发病率最高的是

　　A. 乳腺纤维腺瘤　　　　　　B. 乳腺小叶增生　　　　　　C. 乳腺癌

　　D. 乳腺炎　　　　　　　　　E. 乳腺导管内乳头状瘤

4. 乳腺癌的好发部位是

　　A. 内上象限　　　　　　　　B. 内下象限　　　　　　　　C. 乳头周围

　　D. 外下象限　　　　　　　　E. 外上象限

5. 下列有关乳腺肿瘤的说法**错误**的是

　　A. 毛刺征常见于乳腺癌

　　B. 乳晕后区的肿瘤可引起乳头内陷

　　C. 对于肿瘤内微细钙化灶的显示,X 线片不如 CT

　　D. 皮肤橘皮样改变,常见于乳腺癌

　　E. 乳腺纤维腺瘤又可分为乳腺腺瘤、纤维腺瘤和腺纤维瘤

6. 鉴别乳腺结节良恶性病变的重要依据是

　　A. 钙化的大小、形态和分布　B. 结节的大小　　　　　　　C. 钙化的密度

　　D. 钙化的边缘　　　　　　　E. 结节的密度

7. 下列关于乳腺恶性肿瘤的描述中,**错误**的是

　　A. 肿块边缘模糊　　　　　　B. 界线不清　　　　　　　　C. 肿块密度低

　　D. 有毛刺或短毛刺　　　　　E. 触诊肿块大小常大于 X 线所见

8. 乳腺良性肿块的 X 线征象**不包括**

　　A. 肿块呈圆形或类圆形　　　B. 肿块界线不清　　　　　　C. 肿块边缘清晰光滑

　　D. 肿块密度较均匀　　　　　E. 肿块有时可见透明晕圈

9. 关于乳腺正常分型,叙述**错误**的是

　　A. 脂肪型　　　　　　　　　B. 少量腺体型　　　　　　　C. 多量腺体型

　　D. 致密型　　　　　　　　　E. 萎缩型

10. 女性进行乳腺癌普查时,最适合的检查是

　　A. 近红外线扫描　　　　　　B. 液晶热图像检查　　　　　C. 细针穿刺细胞学检查

　　D. 超声波检查　　　　　　　E. 钼靶 X 线摄影

11. 乳腺癌行 X 线检查时,直接征象是

　　A. 肿块　　　　　　　　　　B. 乳头凹陷　　　　　　　　C. 皮下脂肪层模糊

　　D. 血运增多　　　　　　　　E. 皮肤局限增厚和收缩

12. 乳腺纤维瘤的临床表现和 X 线主要特征**不包括**

　　A. 周期性疼痛　　　　　　　B. 肿块边缘清晰　　　　　　C. 肿块活动,增长缓慢

　　D. 肿块明显压痛　　　　　　E. 无腋窝淋巴结肿大

13. 乳腺癌行 MRI 检查,在 DWI 图像上信号呈

　　A. 明显高　　　　B. 中等　　　　C. 明显低　　　　D. 较高　　　　E. 较低

（二）B 型题（以下提供若干组考题,每组考题共同使用在考题前列出的 A、B、C、D、E 五个备选答案,请从中选择一个与考题关系最密切的答案,每个备选答案可以被选择一次、多次或不被选择）

（1~8 题共用备选答案）

　　A. 脂肪组织　　　　　　　　B. 皮肤　　　　　　　　　　C. 韧带

　　D. 导管组织　　　　　　　　E. 腺体组织

1. X 线上呈厚约 1~2mm 均匀一致的弧形致密影的是

2. X 线上显示为腺体和皮肤间，低密度，CT 值约-40~-70Hu 的组织是

3. X 线上显示为皮下脂肪与乳腺后间隙之间，呈锥形，均匀小片状或团状软组织密度，CT 值约 10~20Hu 的组织是

4. X 线上显示为以乳头为中心向四周辐射，呈扇形分布，树枝状的致密影的组织是

5. X 线上显示为皮下脂肪和皮肤相连的致密条索影的组织是

6. T_1WI 上显示为高信号，T_2WI 上显示为中高信号的组织是

7. MRI 上显示为低于脂肪而略高于肌肉信号的中等信号的组织是

8. MRI 上显示为向乳头汇集的不规则分支状结构，呈略高于胸壁肌肉，明显低于相邻脂肪的中等信号的组织是

（9~13 题共用备选答案）

A. 边缘清晰锐利，密度均匀，呈圆形或类圆形肿块

B. 形态多不规则，边缘模糊，常伴有分叶、切迹和长短不一且粗细不均的放射状毛刺的肿块

C. 条状、新月形或环形，密度较高的钙化

D. 粗细不均、浓淡不一、密集成簇的泥沙样或细粒状钙化

E. 乳腺密度增高，其内见大片状、团状及结节状密度增高模糊影

9. 乳腺癌的肿块呈

10. 乳腺纤维瘤的肿块呈

11. 乳腺恶性病变的钙化呈

12. 乳腺良性病变的钙化呈

13. 乳腺小叶增生表现为

（三）X 型题（以下每一道题下面有 A、B、C、D、E 五个备选答案，其中有 2 个及以上的正确答案）

1. 乳腺结节形态多样，对于结节型病变的分析应包括
A. 形状　　　B. 边缘　　　C. 密度　　　　D. 大小　　　E. 钙化

2. 乳腺癌在钼靶 X 线片的直接征象有
A. 乳头内陷　B. 肿块　　　C. 血管增粗迂曲　　D. 酒窝征　　E. 钙化

3. 乳腺癌的钙化特征为
A. 细微钙化　B. 线状　　　C. 粗大钙化　　　　D. 块状　　　E. 密集成簇

4. WHO 将乳腺癌在组织学上进行分类，包括
A. 非浸润型　B. 浸润型　　C. Paget 病　　　　D. 肿块型　　E. 弥漫型

5. 下列描述中，提示乳腺恶性肿瘤的 X 线征象有
A. 肿块边缘模糊　　　　B. 密度增高　　　　　　C. 密度较均匀
D. 边缘有长短不一的毛刺　E. 肿块呈类圆形

6. 乳腺癌的特征性钙化特点包括
A. 单位面积内钙化数目多　B. 密集成簇　　　　　C. 钙化粒微小
D. 钙化位于肿块内或边缘部　E. 密度不一，浓淡不均

7. 乳腺纤维腺瘤的 X 线表现为
A. 多呈圆形或类圆形　　B. 偶可有浅分叶　　　　C. 可伴有晕征
D. 边缘光滑，密度较高且均匀　E. 有时肿瘤内可见钙化

8. 在乳腺钼靶 X 线片上可见到的结构有
A. 皮肤　　　B. 脂肪　　　C. 乳头　　　D. 腺体　　　E. 淋巴结

9. 在乳腺 MRI 片上，可见到的组织包括

A. 钙化   B. 脂肪组织   C. 韧带

D. 腺体组织   E. 淋巴组织

三、填空题

1. ＿＿＿＿＿＿＿＿＿是乳腺病变的基本筛查方法。

2. 乳腺导管造影适合于＿＿＿＿＿＿＿＿的病人。

3. 乳腺 MRI 最常用的成像方式包括＿＿＿＿＿、＿＿＿＿＿。

4. 乳腺主要由＿＿＿＿＿、＿＿＿＿＿、＿＿＿＿＿＿、＿＿＿＿以及位于它们之间的间质构成。

5. 观察乳腺钼靶 X 线平片时,应＿＿＿＿＿,还需结合＿＿＿＿＿、＿＿＿＿＿、＿＿＿＿＿、＿＿＿＿、临床情况及体检所见。

6. 乳腺结节的大小与其良恶性＿＿＿＿,但就恶性结节而言,结节越大其预后＿＿＿＿。若结节边缘出现＿＿＿＿,不管其大小,都应进行活检。

7. ＿＿＿＿＿是乳腺最常见的良性肿瘤,常单发,也可多发或双侧。

8. 纤维腺瘤在 X 线片多表现为＿＿＿＿＿或＿＿＿＿＿的肿块,边缘＿＿＿＿,偶有分叶。肿块的密度近似正常的腺体密度,较均匀,周围可有薄层的＿＿＿＿＿。

9. 乳腺癌 X 线间接征象有＿＿＿＿、＿＿＿＿＿。

10. 乳腺癌行 MRI 检查,DWI 图像上呈＿＿＿＿信号,ADC 图像上呈＿＿＿＿信号。

四、问答题

1. 试述乳腺癌的诊断要点。

2. 试述乳腺结节基本病变的影像学表现。

3. 试述乳腺纤维瘤的钼靶 X 线和 MRI 表现。

第四节 参 考 答 案

辨识正常影像解剖结构

1. 正常乳腺钼靶 X 线图像

①乳头 ②导管 ③皮肤 ④脂肪 ⑤腺体

2. 正常乳腺 CT 图像

①乳头 ②导管 ③腺体 ④皮肤 ⑤脂肪

3. 正常乳腺 MRI 图像

①乳头 ②导管 ③腺体 ④脂肪

常见病病例分析

病例一

1. 检查部位及方法:乳腺钼靶 X 线摄影(侧斜位、头尾位)。

2. 影像学表现:右侧乳腺外上象限见一呈类圆形,大小约 1.6cm×1.8cm,边缘清晰,密度均匀的致密结节影。

3. 影像诊断:右侧乳腺外上象限纤维瘤。

4. 鉴别诊断及要点:主要与乳腺癌鉴别,乳腺癌表现为形态不规则,分叶状,密度不均的致密结节,其内可见细颗粒状钙化。

病例二

1. 检查部位及方法:乳腺钼靶 X 线摄影(侧斜位、头尾位)。

2. 影像学表现:右侧乳腺外上象限见一呈类圆形,大小约 4.0cm×4.2cm,部分边缘清晰,部分边缘毛糙,密度不均匀,其内见细颗粒状钙化。右侧腋窝可见肿大淋巴结。

3. 影像诊断:右侧乳腺外上象限乳腺癌并右侧腋窝淋巴结转移。

4. 鉴别诊断及要点:主要与乳腺纤维瘤鉴别,乳腺纤维瘤表现为圆形或类圆形、边缘清晰光整、密度均匀的高密度块影。

病例三

1. 检查部位及方法:乳腺钼靶 X 线摄影(侧斜位、头尾位)。

2. 影像学表现:左侧乳腺外上象限见一呈不规则形,大小约 2.0cm×2.0cm,边缘光滑,密度不均,其内见颗粒状钙化,皮肤未见增厚。

3. 影像诊断:左侧乳腺外上象限纤维腺瘤。

4. 鉴别诊断及要点:与乳腺癌鉴别,表现为形态不规则,分叶状,密度不均的结节,其内可见细颗粒状钙化。

病例四

1. 检查部位及方法:乳腺 MRI 检查(T_1WI、T_2WI、DWI、增强扫描)。

2. 影像学表现:左侧外上象限见一呈不规则形、大小约 2.1cm×1.5cm×2.7cm、边缘不规则、信号不均匀的结节影,T_1WI 呈低信号、T_2WI 呈稍高信号,增强扫描呈不规则、欠均匀、明显强化。邻近血管增粗。

3. 影像诊断:左侧外上象限乳腺癌。

4. 鉴别诊断及要点:主要与乳腺纤维瘤鉴别,乳腺纤维瘤表现为圆形或类圆形、边缘清晰光整、信号均匀的结节影,T_1WI 呈低信号、T_2WI 呈稍高信号,增强扫描呈均匀强化。

复习测试题

一、名词解释

1. 致密型乳腺:以乳腺腺体实质成分为主,在乳腺钼靶摄影和 CT 检查上可见乳腺密度增高,在 MRI 上 T_1WI 及 T_2WI 表现为一致性低至中等信号,周围由高信号皮下脂肪围绕。

2. 导管征:乳腺导管影时出现密度增高、增宽、粗糙等改变,常见于乳腺导管扩张症、大导管乳头状瘤或为乳腺癌的一个间接征象,即导管征。

3. 酒窝征:乳腺恶性病变时,肿瘤在表面皮肤之间的浸润,侵犯乳腺 Cooper 韧带和皮肤,皮肤局限性增厚,韧带挛缩、牵拉肿瘤表面皮肤凹陷回缩所致。

4. 橘皮征:癌细胞致乳房淋巴管阻塞,皮肤淋巴回流障碍,皮肤水肿,而毛囊和皮脂腺处的皮肤与皮下组织紧密相连,使该处水肿不明显,皮肤呈点状凹陷,称"橘皮征",为晚期乳腺癌征象。

二、选择题

(一) A 型题

1. B 　　2. B 　　3. B 　　4. E 　　5. C 　　6. A 　　7. C 　　8. B 　　9. E 　　10. E

11. A 　　12. D 　　13. A

(二) B 型题

1. B 　　2. A 　　3. E 　　4. D 　　5. C 　　6. A 　　7. E 　　8. D 　　9. B 　　10. A

11. D 　　12. C 　　13. E

（三）X 型题

1. ABCD　　　2. BE　　　3. ABCE　　　4. ABC　　　5. ABD　　　6. ABCDE

7. ABCDE　　8. ABCDE　　9. BCDE

三、填空题

1. 乳腺常规钼靶 X 线摄片

2. 乳头溢液

3. 平扫　增强

4. 输乳管（乳导管）　腺叶　腺小叶　腺泡

5. 双侧对比　年龄　乳腺发育情况　月经周期　生育史

6. 无关　越差　毛刺

7. 纤维腺瘤

8. 圆形　椭圆形　光整　晕环

9. 乳头内陷　肿块周围血管增粗迂曲

10. 明显高　明显低

四、问答题

1. 试述乳腺癌的诊断要点。

病人多数是 40～60 岁妇女。影像学检查见形态不规则、边缘有毛刺的不均匀信号或高密度的肿块，内有泥沙样的钙化。CT 或 MRI 增强扫描肿块明显强化。肿瘤与局部皮肤粘连导致皮肤增厚，乳头内陷等间接征象。

2. 试述乳腺结节基本病变的影像学表现。

乳腺结节形态多样。结节型病变包括下面几方面征象：

①形状：可分为圆形、卵圆形、分叶状及不规则形；肿块越不规则，其恶性可能性越大。②边缘：可分为边缘清晰、模糊及边缘毛刺状；良性结节边缘多清晰锐利，而边缘模糊及细毛刺状边缘是恶性肿瘤的特异性征象，但并非具有细毛刺状边缘的肿块都是乳腺癌。③密度：良性结节的密度多与正常腺体密度相近，透亮、含脂肪的病变为良性病变；而恶性结节多较致密；病变可描述为高密度、等密度、低密度或含脂肪密度。④大小：结节的大小与其良恶性无关，但就恶性结节而言，结节越大其预后越差；若结节边缘出现细毛刺，不管其大小，都应进行活检。

3. 试述乳腺纤维瘤的钼靶 X 线和 MRI 表现。

肿块呈圆形、类圆形，边缘清晰光整，可以有浅分叶；密度均匀或不均其内可见结节状、斑片状钙化；乳腺钼靶 X 线摄影为稍高密度肿块。MRI 在 T_1WI、T_2WI 呈低至中等信号，MRI 增强扫描呈轻度均匀强化。

（李锡忠）

第一节 胃 肠 道

一、辨识正常影像解剖结构

1. 腹部 X 线平片(图 7-1)

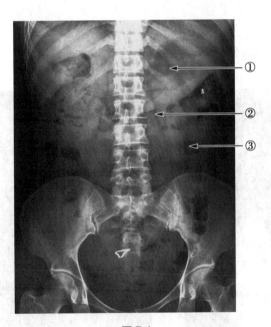

图 7-1

①_____;　②_____;

③_____。

2. 食管 X 线气钡双对比造影(右前斜位)(图 7-2)

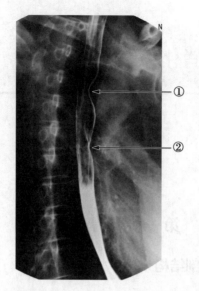

图 7-2

① _____ ；　② _____ 。

3. 胃 X 线钡剂造影充盈像(图 7-3A)，气钡双对比像(图 7-3B)

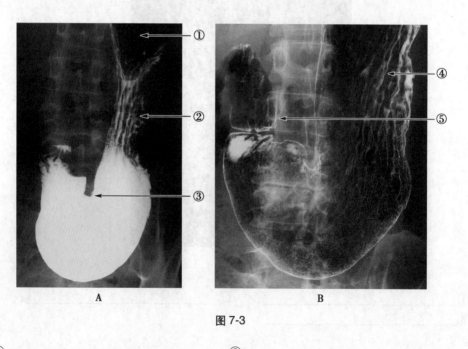

图 7-3

① _____ ；　② _____ ；

③ _____ ；　④ _____ ；

⑤ _____ 。

4. 胃 X 线钡剂造影形态(图 7-4)

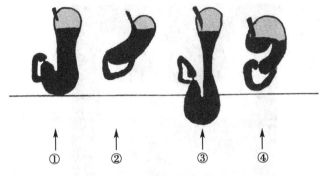

图 7-4

①_____; ②_____;
③_____; ④_____。

5. 十二指肠 X 线低张气钡双对比造影(图 7-5)

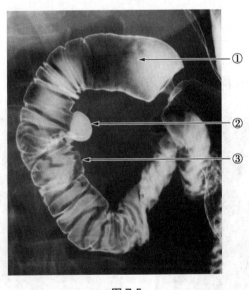

图 7-5

①_____; ②_____;
③_____。

6. 插管法小肠 X 线钡灌肠(图 7-6)

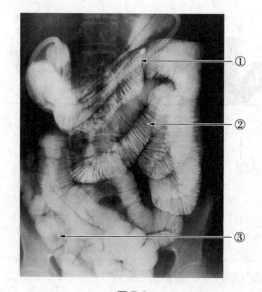

图 7-6

①_____;   ②_____;

③_____。

7. 结肠 X 线气钡双对比灌肠造影(图 7-7)

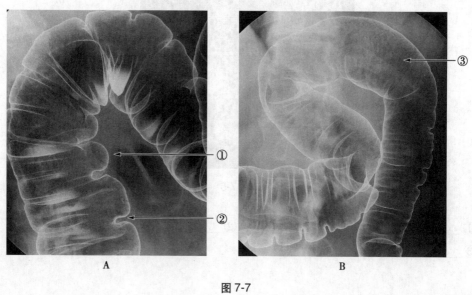

A   B

图 7-7

①_____;   ②_____;

③_____。

二、常见病病例分析

病例一

病人,男,48 岁。有慢性肝病史(图 7-8)。

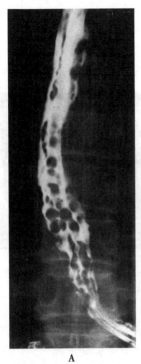
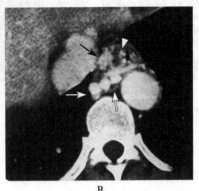

图 7-8

1. 检查部位及方法:_____

2. 影像学表现:_____
_____
_____
_____

3. 影像诊断:_____

4. 鉴别诊断及要点:_____
_____
_____

病例二

病人,男,65 岁。进食哽噎感 2 个月(图 7-9)。

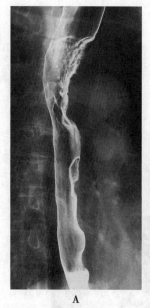
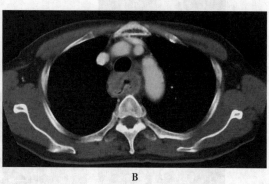

A   B

图 7-9

1. 检查部位及方法:＿＿＿＿＿＿＿＿＿＿＿＿＿＿＿＿＿＿＿＿＿＿＿＿

2. 影像学表现:＿＿＿＿＿＿＿＿＿＿＿＿＿＿＿＿＿＿＿＿＿＿＿＿＿＿

＿＿＿＿＿＿＿＿＿＿＿＿＿＿＿＿＿＿＿＿＿＿＿＿＿＿＿＿＿＿＿＿＿＿

＿＿＿＿＿＿＿＿＿＿＿＿＿＿＿＿＿＿＿＿＿＿＿＿＿＿＿＿＿＿＿＿＿＿

＿＿＿＿＿＿＿＿＿＿＿＿＿＿＿＿＿＿＿＿＿＿＿＿＿＿＿＿＿＿＿＿＿＿

3. 影像诊断:＿＿＿＿＿＿＿＿＿＿＿＿＿＿＿＿＿＿＿＿＿＿＿＿＿＿＿＿

4. 鉴别诊断及要点:＿＿＿＿＿＿＿＿＿＿＿＿＿＿＿＿＿＿＿＿＿＿＿＿

＿＿＿＿＿＿＿＿＿＿＿＿＿＿＿＿＿＿＿＿＿＿＿＿＿＿＿＿＿＿＿＿＿＿

＿＿＿＿＿＿＿＿＿＿＿＿＿＿＿＿＿＿＿＿＿＿＿＿＿＿＿＿＿＿＿＿＿＿

病例三

病人,女,64 岁。胃部不适(图 7-10)。

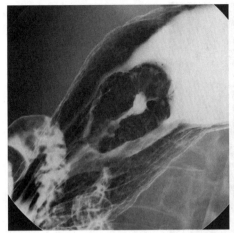 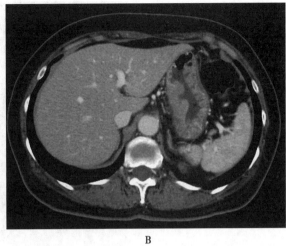

A   B

图 7-10

1. 检查部位及方法:_____

2. 影像学表现:_____

_____

_____

_____

3. 影像诊断:_____

4. 鉴别诊断及要点:_____

_____

_____

病例四

病人,男,28 岁。上腹部不适 3 个月余(图 7-11)。

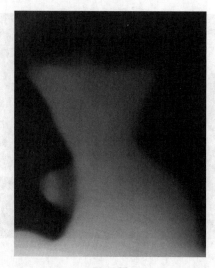

图 7-11

1. 检查部位及方法:_____

2. 影像学表现:_____

_____

_____

_____

3. 影像诊断:_____

4. 鉴别诊断及要点:_____

_____

_____

病例五

病人,男,34 岁。胃溃疡治疗后复查(图 7-12)。

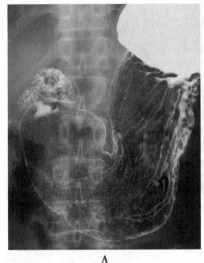 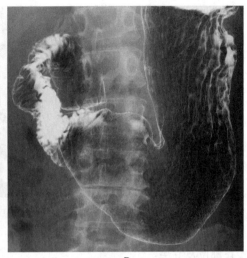

图 7-12

1. 检查部位及方法:_____

2. 影像学表现:_____

_____

_____

_____

3. 影像诊断:_____

4. 鉴别诊断及要点:_____

_____

_____

病例六

病人,女,40 岁。腹部不适(图 7-13)。

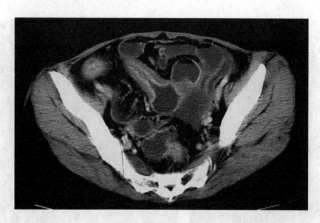

图 7-13

1. 检查部位及方法:_____

2. 影像学表现:_____

_____

_____

_____

3. 影像诊断:_____

4. 鉴别诊断及要点:_____

_____

_____

病例七

病人,男,44 岁。便中少量带血(图 7-14)。

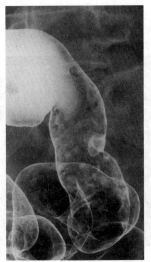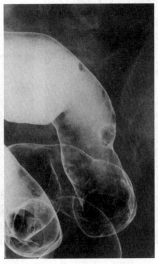

图 7-14

1. 检查部位及方法:_____

2. 影像学表现:_____

_____

_____

_____

3. 影像诊断:_____

4. 鉴别诊断及要点:_____

_____

_____

病例八

病人,男,58 岁。消瘦,排便次数增多(图 7-15)。

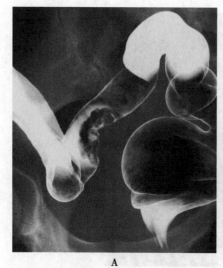

A　　　　　　　　　B

图 7-15

1. 检查部位及方法:＿＿＿＿＿＿＿＿＿＿＿＿＿＿＿＿＿＿＿＿＿＿＿＿＿＿＿＿＿

2. 影像学表现:＿＿＿＿＿＿＿＿＿＿＿＿＿＿＿＿＿＿＿＿＿＿＿＿＿＿＿＿＿＿＿＿

＿＿＿＿＿＿＿＿＿＿＿＿＿＿＿＿＿＿＿＿＿＿＿＿＿＿＿＿＿＿＿＿＿＿＿＿＿＿＿

＿＿＿＿＿＿＿＿＿＿＿＿＿＿＿＿＿＿＿＿＿＿＿＿＿＿＿＿＿＿＿＿＿＿＿＿＿＿＿

＿＿＿＿＿＿＿＿＿＿＿＿＿＿＿＿＿＿＿＿＿＿＿＿＿＿＿＿＿＿＿＿＿＿＿＿＿＿＿

3. 影像诊断:＿＿＿＿＿＿＿＿＿＿＿＿＿＿＿＿＿＿＿＿＿＿＿＿＿＿＿＿＿＿＿＿＿＿

4. 鉴别诊断及要点:＿＿＿＿＿＿＿＿＿＿＿＿＿＿＿＿＿＿＿＿＿＿＿＿＿＿＿＿＿＿

＿＿＿＿＿＿＿＿＿＿＿＿＿＿＿＿＿＿＿＿＿＿＿＿＿＿＿＿＿＿＿＿＿＿＿＿＿＿＿

＿＿＿＿＿＿＿＿＿＿＿＿＿＿＿＿＿＿＿＿＿＿＿＿＿＿＿＿＿＿＿＿＿＿＿＿＿＿＿

三、复习测试题

(一)名词解释

1. 气钡双对比造影

2. 充盈缺损

3. 龛影

4. 黏膜皱襞破坏

5. 黏膜皱襞纠集

6. 黏膜线

7. 项圈征

8. 狭颈征

9. 早期胃癌

10. 皮革胃

（二）选择题

A 型题（以下每一道题下面有 A、B、C、D、E 五个备选答案，请从中选择一个最佳答案）

1. 上消化道钡剂检查主要观察的器官有
   A. 食管　　　　　　　　　　B. 食管、胃　　　　　　　　　C. 食管、胃、十二指肠
   D. 食管、胃、十二指肠、空肠　　E. 食管、胃、十二指肠、空回肠

2. 能显示胃小区的方法是
   A. 常规钡剂造影　　　　　　B. 胃气钡双对比造影　　　　　C. CT
   D. MRI　　　　　　　　　　E. 胃血管造影

3. 食管中下段局限性节段性不规则收缩，称为
   A. 第一蠕动波　　　　　　　B. 第二蠕动波　　　　　　　　C. 第三收缩波
   D. 第四收缩波　　　　　　　E. 逆蠕动波

4. 食管钡剂检查，**不形成**食管压迹的是
   A. 主动脉弓　　　　　　　　B. 左肺动脉　　　　　　　　　C. 左主支气管
   D. 老年人降主动脉　　　　　E. 左心房

5. 正常胃的排空时间为
   A. 1~2h　　　　B. 1~3h　　　　C. 2~3h　　　　D. 2~4h　　　　E. 3~5h

6. 钡餐检查时，正常空肠黏膜皱襞多呈
   A. 蚯蚓状　　　　　　　　　B. 腊肠状　　　　　　　　　　C. 鱼肋状
   D. 弹簧状　　　　　　　　　E. 羽毛状

7. 下列有关肠道 X 线解剖的说法中，**错误**的是
   A. 盲肠最宽，乙状结肠最细
   B. 空肠位于左上腹，回肠位于中下腹偏右
   C. 黏膜皱襞小肠呈环状，大肠呈半月状
   D. 空肠较回肠宽，二者之间无明确界线
   E. 左半结肠比右半结肠宽，均有结肠袋

8. 结肠双对比造影检查可显示的最小解剖单位是
   A. 结肠无名沟　　　　　　　B. 结肠带　　　　　　　　　　C. 结肠袋
   D. 黏膜皱襞　　　　　　　　E. 结肠壁

9. 消化管恶性肿瘤，钡剂检查时**看不到**的征象是
   A. 腔内不规则龛影　　　　　B. 黏膜破坏、消失　　　　　　C. 腔内不规则充盈缺损
   D. 项圈征　　　　　　　　　E. 管壁僵硬、蠕动消失

10. 食管贲门失弛缓症的典型 X 线表现是
    A. 食管蠕动减弱，管壁仍柔软　　B. 食管下端不规则狭窄　　　C. 食管下端漏斗状狭窄
    D. 狭窄段黏膜完整，边缘光滑　　E. 钡剂通过缓慢

11. 关于食管静脉曲张影像表现，下列描述**不正确**的是
    A. 呈蚯蚓状或串珠状充盈缺损　　B. 管壁略呈锯齿状　　　　　C. 管壁柔软，舒缩自如
    D. 不累及食管上段　　　　　　　E. 肝硬化病史

12. 与食管癌的 X 线表现**不相符**的是
    A. 食管黏膜皱襞破坏、消失　　　　　B. 腔内不规则充盈缺损
    C. 腔内不规则龛影　　　　　　　　　D. 食管下段漏斗状狭窄，蠕动减弱
    E. 管腔不规则狭窄，壁僵硬

13. 胃溃疡最好发的部位是
    A. 贲门区　　　　　　　　　B. 胃底　　　　　　　　　C. 胃小弯
    D. 胃大弯　　　　　　　　　E. 幽门管

14. 消化性溃疡的 X 线表现特点是
    A. 龛影在胃轮廓以内　　　　B. 龛影在胃轮廓以外　　　C. 黏膜增粗
    D. 胃壁僵硬　　　　　　　　E. 蠕动消失

15. 十二指肠溃疡的好发部位为
    A. 十二指肠升部　　　　　　B. 十二指肠球后部　　　　C. 十二指肠降部
    D. 十二指肠球部　　　　　　E. 十二指肠球底部

16. 十二指肠溃疡的直接征象是
    A. 龛影　　　　　　　　　　B. 球部变形　　　　　　　C. 激惹征
    D. 双泡征　　　　　　　　　E. 黏膜紊乱

17. 十二指肠溃疡的间接 X 线征象**不包括**
    A. 龛影　　　　　　　　　　B. 球部变形　　　　　　　C. 激惹征
    D. 幽门痉挛　　　　　　　　E. 龛影局部压痛

18. 关于早期胃癌的定义,正确的是
    A. 肿瘤局限于黏膜和黏膜下层,无论其大小或有无转移
    B. 肿瘤小于 10mm
    C. 肿瘤表面无腔内龛影
    D. 肿瘤可突破胃壁肌层
    E. 肿瘤局限于黏膜和黏膜下层,无转移

19. 提示恶性溃疡的征象是
    A. 龛影位于腔外　　　　　　B. 狭颈征　　　　　　　　C. 项圈征
    D. 黏膜放射状纠集　　　　　E. 环堤征

20. 胃良性溃疡、恶性溃疡的共同征象是
    A. 龛影　　　　　　　　　　B. 狭颈征　　　　　　　　C. 指压迹征
    D. 环堤征　　　　　　　　　E. 裂隙征

21. 钡剂造影显示胃腔内圆形充盈缺损,边缘光滑,可见"桥形皱襞",首先考虑的疾病是
    A. 胃间质瘤　　　　　　　　B. 胃溃疡　　　　　　　　C. 胃石症
    D. 胃结核　　　　　　　　　E. 胃癌

22. 十二指肠憩室好发部位是
    A. 十二指肠球部　　　　　　B. 十二指肠球后部　　　　C. 十二指肠壶腹部
    D. 十二指肠水平部　　　　　E. 十二指肠升部

23. 下列各项中,最易发生纵行溃疡的疾病是
    A. 肠结核　　　　　　　　　B. 小肠腺癌　　　　　　　C. 克罗恩病
    D. 小肠淋巴瘤　　　　　　　E. 溃疡性结肠炎

24. 肠结核的好发部位为
    A. 空肠　　　　　　　　　　B. 十二指肠　　　　　　　C. 末端回肠
    D. 直肠　　　　　　　　　　E. 乙状结肠

25. 关于溃疡性结肠炎,下列描述**不正确**的是
    A. 好发于左半结肠　　　　　　　　　　B. 黏膜面多发小溃疡

C. 肠腔变形狭窄   D. 结肠袋消失呈管状

E. 病变为非连续性,常呈跳跃性分布

26. 结肠癌的影像征象**不包括**

A. 充盈缺损   B. 结肠壁局限性僵硬   C. 半月征

D. 环堤征   E. 跳跃征

27. 钡灌肠时结肠腔内见有多个充盈缺损,边缘光滑,双重对比像上呈致密多发环形影像,应考虑为

A. 结肠癌   B. 粪便   C. 结肠多发息肉

D. 先天性巨结肠   E. 溃疡型肠结核

B 型题(以下提供若干组考题,每组考题共同使用在考题前列出的 A、B、C、D、E 五个备选答案,请从中选择一个与考题关系最密切的答案,每个备选答案可以被选择一次、多次或不被选择)

(1~5 题共用备选答案)

A. 钩型胃   B. 牛角型胃   C. 瀑布型胃

D. 长型胃   E. 蜗牛胃

1. 胃小弯侧的溃疡瘢痕收缩,使小弯缩短,为

2. 位置与张力低,胃腔上窄下宽,角切迹明显,胃下极常在髂嵴平面以下,多见于瘦长体型,为

3. 胃泡大而后倾,胃体小、张力高,造影时钡剂由贲门进入后倾的胃底穹窿部,待充满相当量后再溢入胃体,为

4. 位置与张力高,呈横位,上宽下窄,胃角不明显,见于肥胖体型者,为

5. 位置与张力中等,胃角明显,形如鱼钩,胃下极大致平髂嵴连线水平,见于正常体型者,为

(6~9 题共用备选答案)

A. 3mm   B. 5mm   C. 10mm   D. 15mm   E. 20mm

6. 食管壁增厚是指食管壁厚度超过

7. 胃壁增厚是指胃壁厚度超过

8. 小肠壁增厚是指小肠壁厚度超过

9. 大肠壁增厚是指大肠壁厚度超过

(10~14 题共用备选答案)

A. 复合性溃疡   B. 穿透性溃疡   C. 穿孔性溃疡

D. 多发性溃疡   E. 胼胝性溃疡

10. 龛影深而大,深度与大小多超过 1.0cm,口部有较宽大透亮带,多为

11. 龛影大,呈囊袋状,可见气钡分层或气、液、钡分层现象,多为

12. 龛影大,但直径不超过 2.0cm,而深度不超过 1.0cm,有较宽透明带,龛影口部光滑整齐,常伴有黏膜纠集,多为

13. 胃内同时发生 2 个以上的溃疡,为

14. 胃及十二指肠同时发生溃疡,为

(15~18 题共用备选答案)

A. 黏膜线   B. 狭颈征   C. 项圈征

D. 半月综合征   E. 卵石征

15. 龛影口部明显狭小,有一狭颈,称

16. 龛影口部宽约 0.5~1.0cm 的透明带,称

17. 龛影口部一条宽约 1~2mm 光滑整齐的透明线,称

18. 胃腔内不规则龛影,多呈半月形,称

(19~23 题共用备选答案)

  A. 隆起型(Ⅰ型)   B. 浅表隆起型(Ⅱa型)   C. 浅表平坦型(Ⅱb型)

  D. 浅表凹陷型(Ⅱc型)   E. 凹陷型(Ⅲ型)

19. 胃癌肉眼形态分型中,凹陷深度>5mm 者为

20. 胃癌肉眼形态分型中,凹陷深度≤5mm 者为

21. 胃癌肉眼形态分型中,胃腔内隆起高度>5mm 者为

22. 胃癌肉眼形态分型中,胃腔内隆起高度≤5mm 者为

23. 胃癌肉眼形态分型中,黏膜表面无隆起或凹陷者为

(24~28 题共用备选答案)

  A. Borrmann 1 型   B. Borrmann 2 型   C. Borrmann 3 型

  D. Borrmann 4 型   E. 混合型

24. 胃癌进展期,肿瘤沿胃壁浸润性生长,使胃壁局限性增厚,不形成腔内肿块,也不形成大溃疡,为

25. 胃癌进展期,胃腔内不规则肿块,基地部较宽,其表面可有糜烂和溃疡,为

26. 胃癌进展期,肿瘤中心形成大溃疡,底部不平,边缘隆起,呈不规则环堤状,与正常胃壁分界清楚,为

27. 胃癌进展期,肿瘤中心形成大溃疡,底部不平,边缘隆起,呈不规则环堤状,呈浸润性生长,与正常胃壁分界欠清楚,为

28. 胃癌进展期,弥漫性胃壁增厚、僵硬,胃腔狭窄,形成"皮革胃",为

X 型题(以下每一道题下面有 A、B、C、D、E 五个备选答案,其中有 2 个及以上的正确答案)

1. CT 在胃肠道病变诊断中的价值包括

  A. 显示胃肠道管壁的改变

  B. 显示管腔内外的异常

  C. 了解消化管周围组织结构的继发性改变

  D. 有助于判断肿瘤的分期

  E. 了解肿瘤性病变的外侵情况

2. 常用钡剂造影检查包括

  A. 食管钡餐检查   B. 上消化道钡餐检查   C. 全消化道钡剂检查

  D. 结肠钡剂灌肠检查   E. 插管法小肠灌肠检查

3. 下列各项中,提示胃溃疡愈合的征象有

  A. 项圈征   B. 龛影变小变浅   C. 龛影消失

  D. 狭颈征   E. 黏膜线

4. 溃疡如出现下列哪些征象,应考虑有恶变可能

  A. 龛周出现小结节状充盈缺损   B. 龛周黏膜皱襞呈杵状增粗

  C. 龛影变为不规则   D. 龛影边缘出现"尖角征"

  E. 经适当治疗龛影不愈合反而增大

5. 良性胃溃疡的征象包括

  A. 龛影位于胃轮廓之外   B. 黏膜线   C. 项圈征

  D. 狭颈征   E. 半月综合征

6. 恶性胃溃疡的征象包括

    A. 腔内龛影   B. 指压迹征   C. 项圈征

    D. 裂隙征   E. 环堤征

7. 胃癌的影像表现包括

    A. 腔内不规则龛影   B. 不规则充盈缺损   C. 蠕动波消失

    D. 胃壁僵硬   E. 黏膜皱襞破坏中断

8. 小肠克罗恩病的并发症有

    A. 脓肿形成   B. 肠梗阻   C. 瘘管形成

    D. 肠结核   E. 肠癌

9. 小肠克罗恩病的 X 线征象包括

    A. 鹅卵石征   B. 纵行及横行溃疡   C. 口疮样溃疡

    D. 病变呈节段性   E. 病变呈连续性

10. 肠结核的表现包括

    A. 回盲部肠管痉挛收缩   B. 跳跃征

    C. 小刺状突出肠腔外龛影   D. 多发小息肉状充盈缺损

    E. 回盲部上提短缩

11. 溃疡性结肠炎 X 线表现包括

    A. 卵石样或息肉样充盈缺损

    B. 病变进行性发展

    C. 结肠边缘很多毛刺状突出,或纽扣般大小龛影

    D. 常见激惹征象

    E. 肠管缩短、变硬,如僵直的橡皮管

12. 结肠癌的影像表现包括

    A. 肠腔内不规则龛影   B. 肠腔内不规则充盈缺损   C. 肠腔环状狭窄

    D. 肠壁僵硬   E. 黏膜皱襞破坏中断

13. 先天性巨结肠行钡灌肠检查时应注意

    A. 用等渗盐水调制钡剂

    B. 注入速度不宜过快

    C. 检查完毕后,应尽可能抽出肠内钡剂

    D. 肛管放置位置不宜过高

    E. 灌肠时压力不应太大

14. 有助于判断结肠息肉发生恶变的征象是

    A. 外形变为不规则

    B. 基底部局部肠壁见切迹征

    C. 带蒂的息肉增大形成宽基底肿块

    D. 体积在短期内迅速增大

    E. 结肠息肉数目增多

（三）填空题

1. 胃肠道 X 线检查包括_____、_____和_____。

2. 胃肠道为_____,与周围组织缺乏_____。

3. 目前临床上胃肠道气钡双对比造影常使用硫酸钡对比剂,可清晰地显示胃黏膜面细微结构,

即____与_____。

4. 胃肠道钡剂检查包括_____、_____、_____及_____。

5. 消化系统常用钡剂造影检查主要包括_____、_____、_____、_____及_____。

6. 上消化道钡餐检查范围包括_____、_____、_____及_____。

7. 观察食管的常用位置为_____,自上而下可见 4 个生理性狭窄,分别位于_____、_____和_____。

8. 食管吞钡检查正常食管黏膜皱襞表现为_____。

9. 贲门区是以贲门口为中心,半径_____大小的圆形区域,幽门前区是指胃窦部幽门近侧约_____范围。

10. 胃一般分四型:_____、_____、_____及_____。

11. 上消化道钡餐检查时,胃黏膜皱襞表现为_____,胃体小弯侧的黏膜皱襞与小弯_____走行,宽度一般_____。

12. 胃的排空时间一般为_____,服钡后_____钡首可达盲肠,结肠一般_____排空。

13. X 线钡剂造影显示的是胃肠道的_____和_____,而_____、_____及_____等结构不能直接显示。

14. 黏膜皱襞的改变主要包括_____、_____、_____、_____及_____。

15. 胃肠道功能的改变包括_____、_____、_____及_____。

16. CT 和 MRI 图像能清晰地显示出胃肠道管壁增厚的程度,如食管壁超过_____、胃壁超过_____、小肠壁超过_____为管壁增厚,大肠壁超过_____可确定为异常增厚。

17. CT 和 MRI 可显示胃肠道恶性肿瘤淋巴结转移征象,一般认为淋巴结直径超过_____者有诊断意义。

18. 食管异物分为_____和_____,异物多停留在食管的_____,以_____最常见。

19. 食管内不透 X 线的扁平样异物常呈_____,而气管内常呈_____。

20. 食管静脉曲张分为_____与_____,前者为_____的重要并发症,常见于_____。

21. 食管裂孔疝根据疝囊能否回复分为_____和_____两类。

22. 早期食管癌依据肉眼形态可分为_____、_____、_____和_____。

23. 进展期食管癌是指癌组织浸润深达_____,肉眼形态可分为_____、_____及_____。

24. 慢性胃炎分为_____、_____与_____。

25. 胃溃疡好发于_____,钡剂造影时直接征象为_____。

26. 良性溃疡龛影口部可见_____、_____及_____。

27. 溃疡愈合时,龛影_____。

28. 溃疡型胃癌龛影口部可出现_____;_____及_____。

29. 早期胃癌指癌组织仅侵及_____或_____,无论有无淋巴结转移。

30. 早期胃癌肉眼形态可分为 _____、_____、_____ 及_____。

31. 进展期胃癌是指癌组织深达_____,肉眼形态采用_____。

32. 胃间质瘤依肿瘤发生发展方向,可分为_____、_____和_____。

33. 十二指肠溃疡好发于_____,直接征象为_____。

34. 十二指肠憩室好发于_____,钡剂造影时以_____或_____更易发现病变。

35. 肠系膜上动脉压迫综合征钡剂造影时显示_____。

36. 小肠间质瘤确诊需结合免疫组化检查,_____具有特征。

37. 克罗恩病好发于_____;肠结核好发于_____;溃疡性结肠炎好发于_____;结肠癌好发于_____。

38. 病理上肠结核分为_____和_____两型。

39. 先天性巨结肠钡剂灌肠分为_____、_____和_____。

40. 结肠癌病理上分为_____、_____和_____三型。

(四)问答题

1. 贲门失弛缓症病人钡餐造影时的典型表现如何?应与哪些疾病鉴别?

2. 食管静脉曲张有哪些钡餐造影表现?

3. 滑动性食管裂孔疝的钡餐造影主要表现有哪些?

4. 进展期食管癌的钡餐造影有哪些表现?

5. 胃溃疡的钡餐造影有哪些表现?

6. 胃良恶性溃疡应如何鉴别?

7. 何谓早期胃癌?病理上如何分型?有何 X 线表现?

8. 胃癌 Borrmann 分型法分为几型?各型有何 X 线特征?

9. 十二指肠球部溃疡的钡餐造影有哪些表现?

10. 小肠间质瘤与小肠腺癌影像学上如何鉴别?

11. 肠结核病理上分为几型?各型有何 X 线特征?

12. 结肠癌病理上分为几型?各型有何 X 线特征?

13. 胃溃疡恶变造影检查时出现哪些征象?

四、参考答案

辨识正常影像解剖结构

1. 腹部 X 线平片

①胃内气体　②腰大肌　③结肠气体

2. 食管 X 线气钡双对比造影(右前斜位)

①主动脉弓压迹　②左主支气管压迹

3. 胃 X 线钡剂造影充盈像,气钡双对比像

①胃泡　②胃大弯　③胃角切迹　④胃黏膜皱襞　⑤十二指肠球部

4. 胃 X 线钡剂造影形态

①钩型　②牛角型　③长型　④瀑布型

5. 十二指肠 X 线低张气钡双对比造影

①十二指肠球部　②十二指肠降段憩室　③纵行皱襞

6. 插管法小肠 X 线钡灌肠

①导管 ②空肠 ③回肠

7. 结肠 X 线气钡双对比灌肠造影

①结肠袋 ②袋间隔 ③结肠左曲(脾曲)

常见病病例分析

病例一

1. 检查部位及方法:食管 X 线钡餐造影图像和胸腹部 CT 增强扫描图像。

2. 影像学表现:食管 X 线钡剂造影显示食管中下段黏膜皱襞增粗迂曲,食管下段黏膜皱襞呈串珠状,食管管腔轻度扩张,边缘呈锯齿状,排空缓慢。

CT 增强扫描:胸腹腔交界平面,显示胸主动脉和下腔静脉强化,大动静脉之间与食管周围可见迂曲扩张的食管周围静脉丛,食管黏膜下也显示血管强化。

3. 影像诊断:食管静脉曲张。

4. 鉴别诊断及要点:反流性食管炎可引起黏膜皱襞增粗,但无迂曲,而且钡剂有明显反流现象。结合 CT 增强扫描图像容易鉴别。

病例二

1. 检查部位及方法:食管 X 线气钡双对比造影和胸部 CT 增强扫描。

2. 影像学表现:食管 X 线气钡双对比造影图像显示食管中段有约 6cm 长(椎体高度约为 3cm,两个椎体高度)管腔缩窄段,病变上下端分界清楚,一侧管壁局限性轮廓毛糙僵硬,对侧管壁轮廓尚光滑,但有轻度变形。

CT 增强扫描:主动脉弓上方层面,食管壁不规则增厚,气管旁可见肿大淋巴结。

3. 影像诊断:食管癌,局部淋巴结转移。

4. 鉴别诊断及要点:X 线表现典型,CT 可评价病变与邻近结构的关系和有无淋巴结转移。

病例三

1. 检查部位及方法:胃 X 线气钡双对比造影和腹部 CT 增强扫描图像。

2. 影像学表现:胃 X 线气钡双对比造影显示胃体上部小弯侧约 4cm×5cm 卵圆形隆起,边缘呈分叶状,界线清楚,隆起中央可见凹陷。

腹部 CT 增强扫描可见胃体小弯侧增厚隆起,肿块外缘界线清楚,肿块表面可见凹陷,肿块区域胃外脂肪组织无明显改变。其他层面图像显示小弯侧淋巴结肿大。

3. 影像诊断:胃癌,局限溃疡型(Borrmann 2 型)。

4. 鉴别诊断及要点:需与良性胃溃疡鉴别,良性溃疡 X 线钡剂造影表现为腔外龛影,龛影周围黏膜皱襞可直达龛影边缘。CT 显示胃壁增厚与淋巴结转移,有助于鉴别诊断和评价病变侵犯范围。

病例四

1. 检查部位及方法:胃 X 线钡剂造影充盈像。

2. 影像学表现:钡剂造影充盈像可见胃体下部小弯侧向腔外突出的乳头状龛影,龛影口部可见 5mm 宽的"项圈征"。

3. 影像诊断:良性胃溃疡。

4. 鉴别诊断及要点:需与溃疡型胃癌和憩室鉴别。溃疡型胃癌的龛影为胃内龛影,周围有环堤。本例表现典型,易于鉴别。胃憩室多发生于胃贲门附近,憩室内为正常胃黏膜,边缘光滑,多无症状。

病例五

1. 检查部位及方法:胃 X 线气钡双对比造影图像,正位、右前斜位。

2. 影像学表现:胃 X 线气钡双对比造影像正位显示胃体下部小弯侧近胃角切迹处偏后壁可见 1mm×2mm 大小米粒形钡点,周围可见黏膜皱襞纠集,纠集的黏膜皱襞逐渐变细,直达钡点边缘;右前斜位显示胃角切迹处小弯轮廓轻度毛糙,有轻微双边样征象。

3. 影像诊断:胃体下部小弯侧近胃角切迹处愈合期溃疡。

4. 鉴别诊断及要点:需与表浅型早期胃癌鉴别,早期胃癌局部胃小区与胃小沟破坏,病灶周围细微黏膜皱襞可有变尖、融合或突然中断等表现。

病例六

1. 检查部位及方法:盆部 CT 增强扫描。

2. 影像学表现:CT 增强扫描显示盆腔内小肠节段性肠壁增厚,增厚肠壁厚度较为均一,呈分层状强化,以黏膜层强化显著,邻近亦可见增厚强化小肠肠管。

3. 影像诊断:小肠 Crohn 病可能性大。

4. 鉴别诊断及要点:需与小肠淋巴瘤和肠结核鉴别。小肠淋巴瘤可表现为局限性肠壁增厚,但管腔狭窄程度较轻,可出现管腔扩张,增强扫描多无分层强化。肠结核多与腹腔淋巴结病变和腹膜病变并存。

病例七

1. 检查部位及方法:结肠 X 线气钡双对比造影。

2. 影像学表现:乙状结肠黏膜面可见 10mm×10mm 大小半球形隆起,隆起表面光滑,有轻度分叶,隆起基底稍窄,隆起附着处肠壁轮廓光滑,无凹陷,无变形。隆起邻近肠黏膜面可见散在直径约 3mm 大小扁平隆起。

3. 影像诊断:乙状结肠黏膜面息肉(多发)。

4. 鉴别诊断及要点:需根据息肉的大小、表面形态、息肉基底部有无带蒂和局部肠壁切线位的形态判断有无恶变。

病例八

1. 检查部位及方法:结肠 X 线气钡双对比灌肠造影,盆部 CT 增强扫描。

2. 影像学表现:结肠气钡双对比造影图像可见乙状结肠局限性偏侧性肠腔狭窄,狭窄长度约 3cm,狭窄侧肠壁轮廓毛糙、僵硬,形成不规则龛影,龛影周围可见环堤样隆起,环堤内外缘呈结节状。

CT 增强扫描显示充气结肠肠腔管壁火山口样隆起,病灶明显强化,外缘分界清楚。

3. 影像诊断:结肠癌,局限溃疡型(Borrmann 2 型)。

4. 鉴别诊断及要点:X 线气钡双对比造影结合 CT 表现,易于诊断。

复习测试题

(一) 名词解释

1. 气钡双对比造影:指用高密度的钡剂和低密度的气体共同在胃肠道腔内形成影像的技术,将钡剂涂布在胃肠道黏膜面并用气体扩张胃肠内腔,可显示黏膜面的细微结构和微小异常。

2. 充盈缺损:来自胃肠道壁的隆起性病变,向管腔内突出,X 线钡剂造影检查时显示未被钡剂充填所形成的影像。

3. 龛影:胃肠道管壁黏膜及其黏膜以下组织的溃烂并形成组织缺损(溃疡)后,胃肠道充盈对比剂时,切线位观察呈局部轮廓向腔外突出的影像。

4. 黏膜皱襞破坏:胃肠道正常黏膜皱襞影像消失,代之以杂乱而不规则的钡影,多由恶性肿瘤侵蚀所致。

5. 黏膜皱襞纠集:常因慢性溃疡性病变产生的纤维结缔组织增生、瘢痕收缩而造成黏膜皱襞从四周向病变区集中,呈放射或车辐状。

6. 黏膜线:龛影口部一条宽约 1~2mm 光滑整齐的透明线。

7. 项圈征:龛影口部宽约 0.5~1.0cm 的透明带,犹如一项圈。

8. 狭颈征:龛影口部明显狭小,使龛影犹如具有一个狭长的颈。

9. 早期胃癌:指癌组织仅侵及黏膜层或黏膜下层,无论有无淋巴结转移。

10. 皮革胃:胃癌浸润胃大部或全胃时,使胃壁增厚、僵硬,黏膜平坦及消失,胃腔缩小,蠕动消失,致胃形如革袋。

（二）选择题

A 型题

1. C　　2. B　　3. C　　4. B　　5. D　　6. E　　7. E　　8. A　　9. D　　10. C

11. D　12. D　13. C　14. B　15. D　16. A　17. A　18. A　19. E　20. A

21. A　22. C　23. C　24. C　25. E　26. E　27. C

B 型题

1. E　　2. B　　3. C　　4. B　　5. A　　6. B　　7. C　　8. B　　9. C　　10. B

11. C　12. E　13. D　14. A　15. B　16. C　17. A　18. D　19. E　20. D

21. A　22. B　23. C　24. D　25. B　26. B　27. C　28. D

X 型题

1. ABCDE　　2. ABCDE　　3. BC　　4. ABCDE　　5. ABCD　　6. ABDE

7. ABCDE　　8. ABC　　9. ABCD　　10. ABCDE　　11. ABCE　　12. ABCDE

13. ABCDE　　14. ABCD

（三）填空题

1. 普通 X 线检查　X 线钡剂造影　X 线血管造影

2. 软组织密度　自然对比

3. 胃小沟　胃小区

4. 黏膜像　充盈像　加压像　气钡双对比像

5. 食管钡餐检查　上消化道钡餐检查　全消化道钡剂检查　插管法小肠灌肠检查　结肠钡剂灌肠检查

6. 食管　胃　十二指肠

7. 右前斜位　食管入口处　主动脉弓压迹处　左主支气管压迹处　膈食管裂孔处

8. 2~6 条纵行相互平行的纤细条纹状影

9. 2.5cm　3cm

10. 钩型胃　牛角型胃　瀑布型胃　长型胃

11. 条纹状透明影　平行　不超过 5mm

12. 2~4h　2~6h　24~48h

13. 内腔　内壁　黏膜下层　肌层　浆膜层

14. 黏膜皱襞破坏　黏膜皱襞平坦　黏膜皱襞增粗和迂曲　黏膜皱襞纠集　胃微皱襞改变

15. 张力的改变　蠕动的改变　运动力的改变　分泌功能的改变

16. 5mm　10mm　5mm　10mm

17. 15mm

18. 透 X 线异物　不透 X 线异物　生理狭窄处　食管入口处

19. 冠状位　矢状位

20. 上行性　下行性　门静脉高压　肝硬化

21. 可回复性　不可回复性

22. 隐伏型　糜烂型　斑块型　乳头状型

23. 肌层　蕈伞型　溃疡型　浸润型

24. 浅表型　萎缩型　肥厚型

25. 胃小弯近幽门侧　龛影

26. 黏膜线　项圈征　狭颈征

27. 变小变浅

28. 环堤征　指压迹　裂隙征

29. 黏膜层　黏膜下层

30. 隆起型（Ⅰ型）　浅表型（Ⅱ型）　凹陷型（Ⅲ型）　混合型

31. 肌层　Borrmann 分型

32. 腔内型　腔外型　腔内腔外型

33. 球部　龛影

34. 降段的内后壁　仰卧位　右前斜位

35. 十二指肠水平段笔杆样纵行压迹

36. CD117、CD34 阳性

37. 末端回肠　回盲部　直肠和左半结肠　乙状结肠和直肠

38. 溃疡型　增殖型

39. 狭窄段　扩张段　移行段

40. 增生型　浸润型　溃疡型

（四）问答题

1. 贲门失弛缓症病人钡餐造影时的典型表现如何？应与哪些疾病鉴别？

贲门失弛缓症钡餐造影显示食管下端狭窄呈漏斗状、萝卜根状或鸟嘴状，狭窄段长短不一，边缘光滑，管壁柔软，钡剂可间歇性地通过狭窄段进入胃内，狭窄段内可见正常的纵行黏膜皱襞，其上方食管扩张，食管腔内存留大量液体以及食物残渣，钡剂似雪花样分散于液体中。

需与食管下端浸润型癌鉴别。后者食管狭窄段分界截然，边缘不规则，黏膜皱襞破坏，狭窄段不随呼吸动作、钡餐量的多少或解痉药的应用而有改变。

2. 食管静脉曲张有哪些钡餐造影表现？

轻度食管静脉曲张，食管下段黏膜皱襞增粗或稍显迂曲，管壁柔软，边缘不光整，略呈锯齿状，钡剂通过良好。

随着曲张程度加重，食管黏膜皱襞明显增粗、迂曲，呈串珠状或蚯蚓状充盈缺损，管壁边缘凹凸不平呈锯齿状，收缩不佳，排空延迟，可波及食管中段。

重度食管静脉曲张，病变可累及食管全长，腔内出现大小不一的圆形或环状充盈缺损，并可相互衔接呈曲链状。透视下食管蠕动及收缩明显减弱，钡剂排空延迟，管腔增宽，但管壁仍柔软，无局部的狭窄和阻塞。

3. 滑动性食管裂孔疝的钡餐造影主要表现有哪些？

钡餐造影可显示膈上疝囊，表现为膈上一充钡的囊状影，边缘光整或毛糙不齐，疝囊内可见粗大而迂曲的黏膜皱襞与膈下胃黏膜皱襞相连。

疝囊大小不等,上界与食管间有一收缩环,称"A"环,为上升的食管下括约肌收缩所致,与其上方的食管蠕动无关。

当胃食管前庭段上行时,其鳞状上皮和柱状上皮形成的交界环也上升至膈上,管腔舒张时,于疝囊的侧壁可见一对称性或单侧性的切迹,称食管胃环或"B"环,此环浅时仅1~2mm,深时可达5mm,通常位于"A"环下方2cm处。

疝囊的下界为疝囊下部通过膈食管裂孔时所形成的环状切迹,宽度常超过2cm。

另外,食管裂孔疝还有食管反流、食管胃角变钝、食管下段迂曲增宽及消化性食管炎等间接征象。

4. 进展期食管癌的钡餐造影有哪些表现?

进展期食管癌钡剂造影可显示黏膜破坏,病变局部食管壁僵硬,轮廓毛糙,严重病例见管腔狭窄,钡剂通过受阻,其上方食管扩张。病变上下端分界清楚。

钡剂造影表现可反映大体病理特征。蕈伞型表现为管腔内菜花状或蘑菇状充盈缺损,与正常食管分界清楚,近端食管可轻或中度扩张,病变附着局部管壁轮廓毛糙僵硬。溃疡型表现为食管轮廓内龛影,龛影长径与食管的纵轴一致,周围可见环绕龛影的透亮带,管腔有轻或中度狭窄,管壁轮廓毛糙僵硬。浸润型表现为管腔狭窄,管壁僵硬,病变上方食管显著扩张。

5. 胃溃疡的钡餐造影有哪些表现?

胃溃疡的直接征象是龛影,多见于小弯侧胃角附近,切线位突出胃轮廓之外,呈乳头状、锥状或其他形状,其边缘光滑清楚,底部平整或略不平。龛影口部常有一圈黏膜水肿造成的透明带,是良性溃疡的重要特征。有以下三种表现形式:

①黏膜线:龛影口部一条宽约1~2mm光滑整齐的透明线。②项圈征:龛影口部宽约0.5~1.0cm的透明带,犹如一项圈。③狭颈征:龛影口部明显狭小,使龛影犹如具有一个狭长的颈。慢性溃疡周围由于瘢痕收缩,龛影周围可见黏膜皱襞均匀性纠集,呈车轮状向龛影口部集中,且直达龛影口部。

胃溃疡引起的功能性与瘢痕性改变有:

①胃大弯侧切迹形成:为胃小弯溃疡在大弯壁上相对应处出现一切迹,使胃腔呈"B"形。②胃液分泌增多:空腹可见大量潴留液,钡剂涂布差,黏膜显示不清。③蠕动的改变:胃的蠕动大多增强,排空加快;但发生于幽门管的溃疡,早期蠕动可增强,引起幽门梗阻后,可使蠕动减弱,并伴有胃扩张。④胃变形:胃小弯侧的溃疡因瘢痕收缩,可使小弯缩短,形成"蜗牛胃"。

6. 胃良恶性溃疡应如何鉴别?

胃良恶性溃疡鉴别要点参见表7-1。

表7-1 胃良性溃疡与溃疡型胃癌的鉴别诊断

	良性溃疡	溃疡型胃癌
龛影位置	胃轮廓之外	胃轮廓之内
龛影形状	圆形或椭圆形,边缘光滑整齐	不规则,扁平状、半月形
龛影口部	见黏膜线、项圈征及狭颈征等	指压迹征和裂隙征
龛影周围	黏膜皱襞呈均匀性纠集,越近龛影越细,直达龛影口部	环堤征,黏膜皱襞呈不均匀性纠集,破坏、中断
邻近胃壁	柔软,有蠕动波	僵硬,蠕动消失

7. 何谓早期胃癌? 病理上如何分型? 有何 X 线表现?

早期胃癌指癌组织仅侵及黏膜层或黏膜下层,无论有无淋巴结转移。

肉眼形态可分为三型:

(1) 隆起型(Ⅰ型):病变呈息肉状向胃腔内隆起,隆起高度>5mm。

(2) 浅表型(Ⅱ型):病灶比较平坦,不形成明显隆起或凹陷。浅表型(Ⅱ型)分为三个亚型:①浅表隆起型(Ⅱa 型):表面轻度隆起,高度≤5mm。②浅表平坦型(Ⅱb 型):表面与周围胃黏膜几乎同高,无隆起或凹陷。③浅表凹陷型(Ⅱc 型):表面有轻度癌性糜烂或浅的凹陷,其深度≤5mm。

(3) 凹陷型(Ⅲ型):凹陷深度>5mm,但癌组织限于黏膜层和黏膜下层。

(4) 混合型:以上形态混合存在,如Ⅲ+Ⅱc 型、Ⅱc+Ⅲ以及Ⅱa+Ⅱc 型等。

各型 X 线表现:

(1) 隆起型(Ⅰ型):气钡双对比造影显示类圆形隆起突向胃腔,高度超过 5mm,基底宽,表面多呈不规则结节状。加压像显示充盈缺损的形态可变。

(2) 浅表型(Ⅱ型):气钡双对比造影可见局限性胃小区与胃小沟破坏,表面呈不规则颗粒状或结节,有轻微的凹陷或隆起,多数病灶界线清楚。

(3) 凹陷型(Ⅲ型):双对比像与加压像表现为形态不规则,边界明显的龛影,其周边的黏膜皱襞可呈截断杵状或融合等,需与良性溃疡龛影区别。

8. 胃癌 Borrmann 分型法分为几型? 各型有何 X 线特征?

胃癌肉眼形态采用 Borrmann 分型:Borrmann 1 型、Borrmann 2 型、Borrmann 3 型及 Borrmann 4 型。

Borrmann 1 型:表现为胃腔内不规则充盈缺损,表面欠光滑,与邻近胃壁分界清楚,局部黏膜皱襞破坏消失,受累胃壁蠕动消失。

Borrmann 2 型和 Borrmann 3 型均表现为胃腔内不规则龛影,多呈半月形,外缘平直,内缘不规整,有多个尖角,周围绕以宽窄不等的透亮带,称为"环堤",环堤的龛影侧可见结节状或指压迹状充盈缺损;上述龛影和环堤形成的影像称为"半月综合征",可伴有黏膜的纠集,但中断于环堤外。Borrmann 2 型与 Borrmann 3 型的不同是前者的龛影较局限,环堤的轮廓锐利清楚;而后者的龛影较浅较大,环堤的外缘正常胃壁逐渐移行,分界不清。

Borrmann 4 型:表现为局限性或弥漫性胃腔狭窄变形,胃壁僵硬,不规则,蠕动消失,与正常胃壁分界不清,黏膜皱襞增宽、挺直或呈结节状,且加压无变化。胃腔扩张受限,称为"皮革胃"。

9. 十二指肠球部溃疡的钡餐造影有哪些表现?

龛影是十二指肠溃疡的直接征象,充盈加压时可见圆形或类圆形钡斑,边缘光整,周围常有一圈光滑整齐的透亮带,或见放射状黏膜皱襞纠集。切线位时龛影呈突出于腔外的小锥形、乳头状或半圆形。

十二指肠球部变形也是诊断球部溃疡的常见而重要的征象,可呈山字形、三叶状、花瓣状、管状变形、假性憩室形成或不规则变形等,许多球部溃疡不易显示龛影,但若球部变形恒定存在,也可做出溃疡的诊断。

此外,由于炎症刺激,可见激惹征象,表现为钡剂通过迅速,在球部不易停留,迅速排空。还可见到球部固定的压痛、幽门痉挛或梗阻及胃分泌增多等表现。

10. 小肠间质瘤与小肠腺癌影像学上如何鉴别?

小肠间质瘤:小肠造影见肠腔内圆形或椭圆形充盈缺损或半圆形充盈缺损,基底较宽,局部黏膜纹变平或肠管外局部"空白区";CT、MRI 显示跨肠腔内外生长或以腔外生长为主但也可向腔内生长的软组织肿块,增强扫描有明显强化,免疫组化检查,CD117、CD34 阳性具有特征。

小肠腺癌:多见于十二指肠及空、回肠;肠壁增厚伴有突入肠腔的软组织肿块;病变肠管环行狭窄;CT 或 MRI 增强扫描病变呈中等强化。

11. 肠结核病理上分为几型？各型有何 X 线特征？

肠结核病理上分为两型:溃疡型和增殖型。

溃疡型:钡剂通过病变肠管时激惹征象明显,表现为钡剂排空迅速,而病变近端与远端钡剂充盈良好,故也称为"跳跃征"。病变处黏膜皱襞不规则增粗、紊乱,可见多发斑点状或锯齿状小龛影。

增殖型:以肠管不规则变形狭窄为主,伴有黏膜皱襞紊乱及多发小息肉样充盈缺损。回盲部结核可致盲肠缩短变形,肠壁增厚僵硬。

12. 结肠癌病理上分为几型？各型有何 X 线特征？

结肠癌病理上分为三型:增生型、浸润型和溃疡型。

增生型:主要表现为肠腔内充盈缺损,呈息肉状或菜花状,基底宽,边界清楚,病变多位于肠壁一侧,局部肠壁僵硬,结肠袋消失,黏膜皱襞破坏中断。

浸润型:主要表现为病变区肠管狭窄,呈向心性或偏心性狭窄,轮廓可光整或不规则,肠壁僵硬,黏膜皱襞破坏消失,病变界线清楚。本型常可致肠梗阻。

溃疡型:特征性表现是位于肠腔内较大的龛影,形状不规则,有尖角,龛影周围有不同程度的充盈缺损与狭窄,与胃癌的"半月征"类似,黏膜皱襞破坏中断,肠壁僵硬,结肠袋消失。

13. 胃溃疡恶变造影检查时出现哪些征象？

龛影周围出现小结节状充盈缺损,犹如"指压迹";周围黏膜皱襞呈杵状增粗或中断;龛影变为不规则或边缘出现"尖角征";治疗过程中龛影不愈合反而增大。

第二节　肝 胆 胰 脾

一、辨识正常影像解剖结构

1. 肝脏分段示意图(图 7-16)

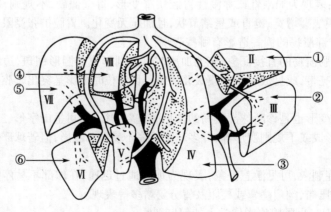

图 7-16

①_____;　②_____;
③_____;　④_____;
⑤_____;　⑥_____。

2. 上腹部 CT 第二肝门层面（图 7-17）

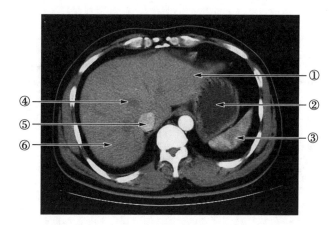

图 7-17

①_____; ②_____;

③_____; ④_____;

⑤_____; ⑥_____。

3. 上腹部 CT 肝门层面（图 7-18）

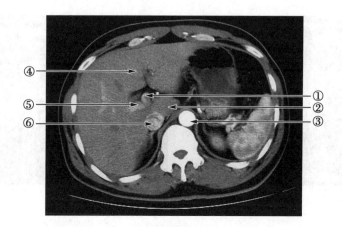

图 7 18

①_____; ②_____;

③_____; ④_____;

⑤_____; ⑥_____。

4. 上腹部 CT 肝门下方层面(图 7-19)

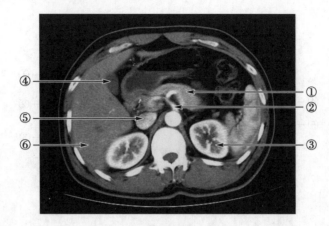

图 7-19

① _____ ;　② _____ ;

③ _____ ;　④ _____ ;

⑤ _____ ;　⑥ _____ 。

5. 肝脏 MRI 第二肝门层面(图 7-20)

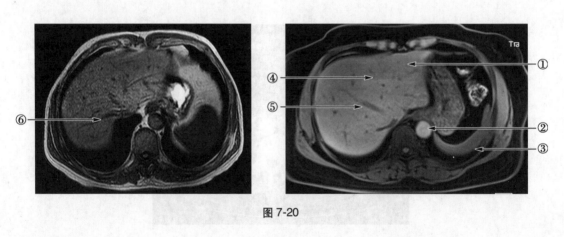

图 7-20

① _____ ;　② _____ ;

③ _____ ;　④ _____ ;

⑤ _____ ;　⑥ _____ 。

6. 肝脏 MRI 肝门层面(图 7-21)

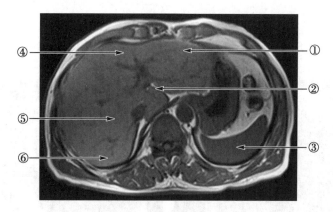

图 7-21

① _____ ; ② _____ ;
③ _____ ; ④ _____ ;
⑤ _____ ; ⑥ _____ 。

7. 肝脏 MRI 肝门下方层面(图 7-22)

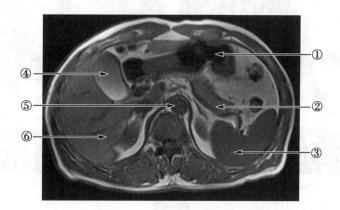

图 7-22

① _____ ; ② _____ ;
③ _____ ; ④ _____ ;
⑤ _____ ; ⑥ _____ 。

二、常见病病例分析

病例一

病人,女,56岁。发现肝炎3年余,诊断肝硬化1年余,腹胀1周(图7-23)。

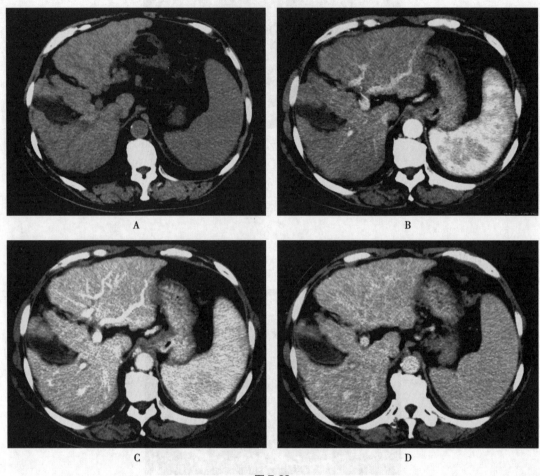

图 7-23

1. 检查部位及方法:_____
2. 影像学表现:_____
   _____
   _____
   _____
3. 影像诊断:_____
4. 鉴别诊断及要点:_____
   _____
   _____

病例二

病人,女,53 岁。无明显诱因腹痛 1 周,伴发热、咳嗽,无痰。10 年前行胆囊切除手术,2 年前行胆总管结石手术(图 7-24)。

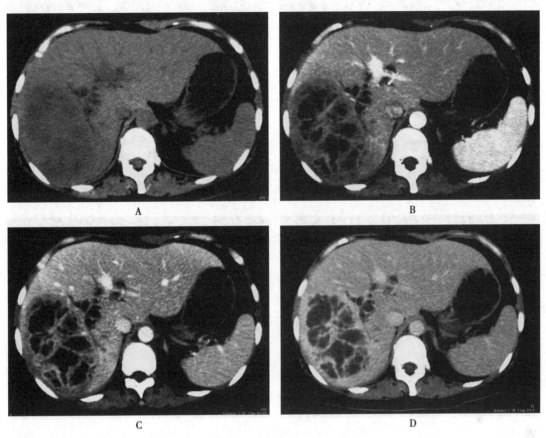

A

B

C

D

图 7-24

1. 检查部位及方法:＿＿＿＿＿＿＿＿＿＿＿＿＿＿＿＿＿＿＿＿＿＿＿＿＿＿＿＿＿＿＿

2. 影像学表现:＿＿＿＿＿＿＿＿＿＿＿＿＿＿＿＿＿＿＿＿＿＿＿＿＿＿＿＿＿＿＿＿＿

＿＿

＿＿

＿＿

3. 影像诊断:＿＿＿＿＿＿＿＿＿＿＿＿＿＿＿＿＿＿＿＿＿＿＿＿＿＿＿＿＿＿＿＿＿＿＿

4. 鉴别诊断及要点:＿＿＿＿＿＿＿＿＿＿＿＿＿＿＿＿＿＿＿＿＿＿＿＿＿＿＿＿＿＿＿

＿＿

＿＿

病例三

病人,女,50岁。超声检查发现肝内低回声团块(图7-25)。

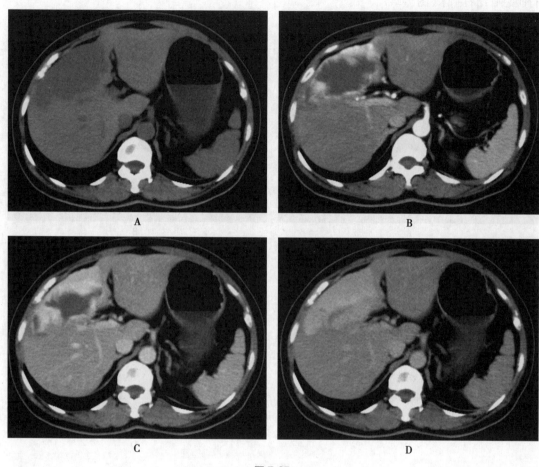

图 7-25

1. 检查部位及方法:＿＿＿＿＿＿＿＿＿＿＿＿＿＿＿＿＿＿＿＿＿＿＿＿＿＿＿

2. 影像学表现:＿＿＿＿＿＿＿＿＿＿＿＿＿＿＿＿＿＿＿＿＿＿＿＿＿＿＿＿＿
＿＿＿＿＿＿＿＿＿＿＿＿＿＿＿＿＿＿＿＿＿＿＿＿＿＿＿＿＿＿＿＿＿＿＿＿
＿＿＿＿＿＿＿＿＿＿＿＿＿＿＿＿＿＿＿＿＿＿＿＿＿＿＿＿＿＿＿＿＿＿＿＿
＿＿＿＿＿＿＿＿＿＿＿＿＿＿＿＿＿＿＿＿＿＿＿＿＿＿＿＿＿＿＿＿＿＿＿＿

3. 影像诊断:＿＿＿＿＿＿＿＿＿＿＿＿＿＿＿＿＿＿＿＿＿＿＿＿＿＿＿＿＿＿

4. 鉴别诊断及要点:＿＿＿＿＿＿＿＿＿＿＿＿＿＿＿＿＿＿＿＿＿＿＿＿＿＿＿
＿＿＿＿＿＿＿＿＿＿＿＿＿＿＿＿＿＿＿＿＿＿＿＿＿＿＿＿＿＿＿＿＿＿＿＿
＿＿＿＿＿＿＿＿＿＿＿＿＿＿＿＿＿＿＿＿＿＿＿＿＿＿＿＿＿＿＿＿＿＿＿＿

病例四

病人,男,60 岁。稍有食欲缺乏,乏力。腹部 CT 发现肝右叶肿块。乙型肝炎病毒表面抗原 250IU/ml(正常参考值 0~0.05),乙型肝炎病毒核心抗体 10.10PEIU/ml(正常参考值 0~1)(图 7-26)。

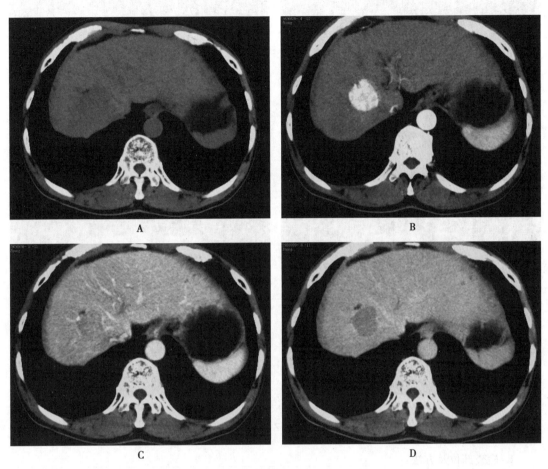

图 7-26

1. 检查部位及方法:_____

2. 影像学表现:_____

_____

_____

_____

3. 影像诊断:_____

4. 鉴别诊断及要点:_____

_____

_____

病例五

病人,女,55 岁。上腹痛 1 个月,加重 1d,体重下降 3kg。5 年前行"胰腺肿瘤"切除手术,术后病理为"良性肿瘤"。此次肝穿刺活检提示:转移性腺癌(图 7-27)。

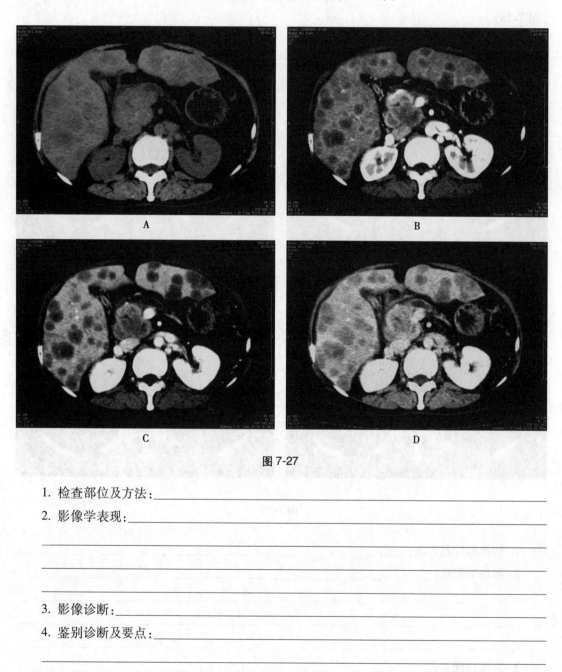

图 7-27

1. 检查部位及方法:_____

2. 影像学表现:_____

_____

_____

_____

3. 影像诊断:_____

4. 鉴别诊断及要点:_____

_____

_____

病例六

病人,男,41 岁。反复右上腹痛 1 周。慢性乙型病毒性肝炎 13 年。查体:右上腹轻压痛,Murphy 征(+)(图 7-28)。

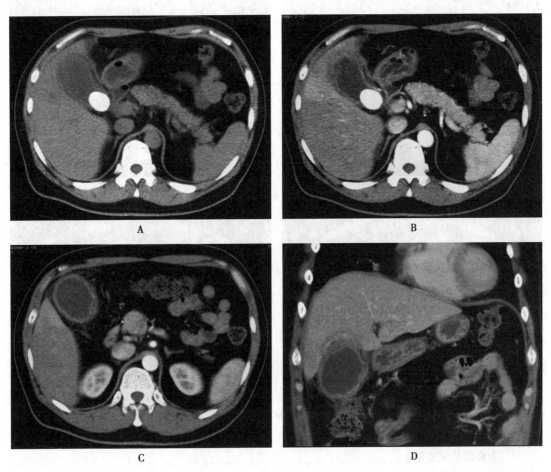

图 7-28

1. 检查部位及方法:_____

2. 影像学表现:_____

_____

_____

_____

3. 影像诊断:_____

4. 鉴别诊断及要点:_____

_____

_____

病例七

病人,女,44 岁。反复上腹痛半月余(图 7-29)。

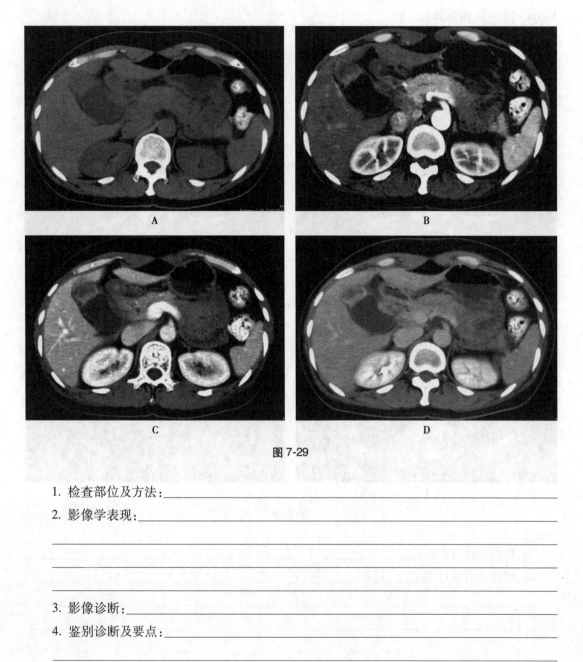

图 7-29

1. 检查部位及方法:＿＿＿＿＿＿＿＿＿＿＿＿＿＿＿＿＿＿＿＿＿＿＿＿＿＿＿

2. 影像学表现:＿＿＿＿＿＿＿＿＿＿＿＿＿＿＿＿＿＿＿＿＿＿＿＿＿＿＿＿＿＿＿

＿＿

＿＿

＿＿

3. 影像诊断:＿＿＿＿＿＿＿＿＿＿＿＿＿＿＿＿＿＿＿＿＿＿＿＿＿＿＿＿＿＿＿＿＿

4. 鉴别诊断及要点:＿＿＿＿＿＿＿＿＿＿＿＿＿＿＿＿＿＿＿＿＿＿＿＿＿＿＿＿＿

＿＿

＿＿

病例八

病人,女,66 岁。右上腹痛 1 个月(图 7-30)。

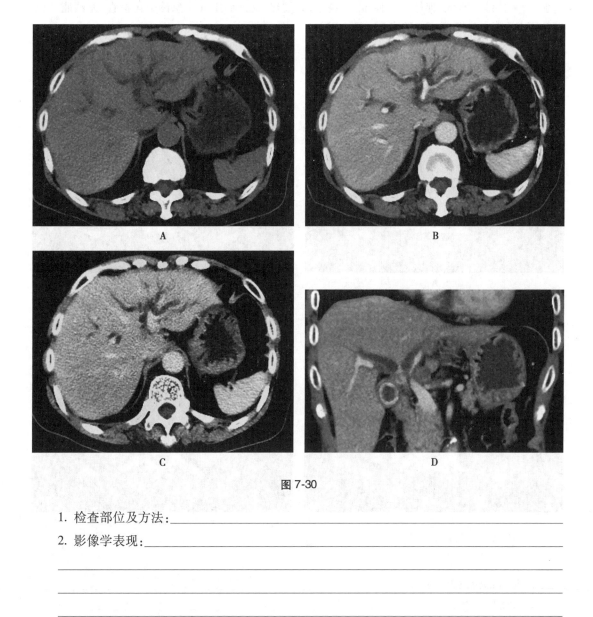

图 7-30

1. 检查部位及方法:_____

2. 影像学表现:_____

_____

_____

_____

3. 影像诊断:_____

4. 鉴别诊断及要点:_____

_____

_____

病例九

病人,男,36 岁。上腹痛 2d,加重半天。2d 前无明显诱因上腹部疼痛,呈阵发性胀痛。半天前加重,呈持续性胀痛,伴停止排便排气,畏寒,无发热,无恶心呕吐。急诊生化检查:血清脂肪酶 120.6U/L(正常参考值 13~60U/L)(图 7-31)。

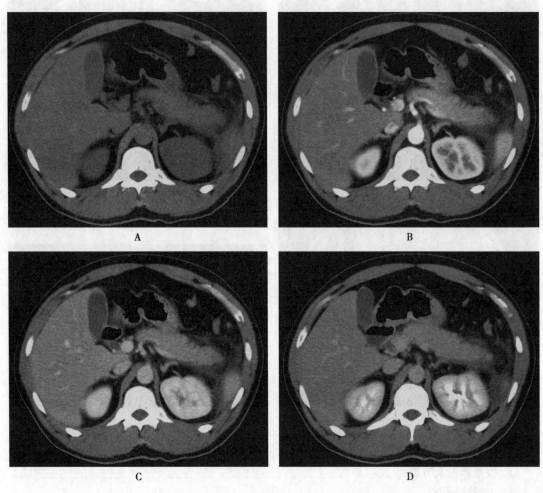

图 7-31

1. 检查部位及方法:_____
2. 影像学表现:_____
   _____
   _____
   _____
3. 影像诊断:_____
4. 鉴别诊断及要点:_____
   _____
   _____

病例十

病人,男,66岁。1周前无明显诱因出现中上腹胀痛,呈阵发性绞痛。CA199 586.1U/ml(正常参考值0~27U/ml),CEA 14.5ng/ml(正常参考值0~5ng/ml)(图7-32)。

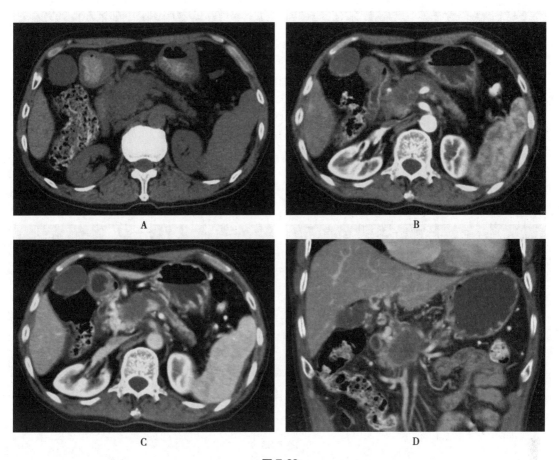

A B

C D

图 7-32

1. 检查部位及方法:＿＿＿＿＿＿＿＿＿＿＿＿＿＿＿＿＿＿＿＿＿＿＿＿＿＿＿＿＿＿

2. 影像学表现:＿＿＿＿＿＿＿＿＿＿＿＿＿＿＿＿＿＿＿＿＿＿＿＿＿＿＿＿＿＿＿＿＿

＿＿

＿＿

＿＿

3. 影像诊断:＿＿＿＿＿＿＿＿＿＿＿＿＿＿＿＿＿＿＿＿＿＿＿＿＿＿＿＿＿＿＿＿＿＿

4. 鉴别诊断及要点:＿＿＿＿＿＿＿＿＿＿＿＿＿＿＿＿＿＿＿＿＿＿＿＿＿＿＿＿＿＿＿

＿＿

＿＿

病例十一

病人,男,48 岁。10h 前无诱因突发上腹部剧烈疼痛,逐渐扩展至全腹,呈痉挛性疼痛,伴干呕、胸闷、胸痛(图 7-33)。

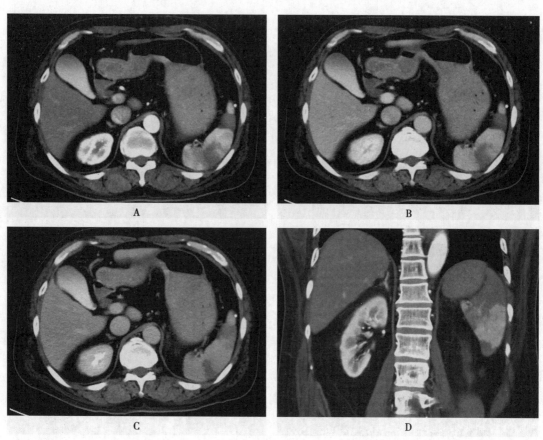

图 7-33

1. 检查部位及方法:＿＿＿＿＿＿＿＿＿＿＿＿＿＿＿＿＿＿＿＿＿＿＿＿＿＿＿＿＿＿＿
2. 影像学表现:＿＿＿＿＿＿＿＿＿＿＿＿＿＿＿＿＿＿＿＿＿＿＿＿＿＿＿＿＿＿＿＿＿＿
＿＿
＿＿
3. 影像诊断:＿＿＿＿＿＿＿＿＿＿＿＿＿＿＿＿＿＿＿＿＿＿＿＿＿＿＿＿＿＿＿＿＿＿
4. 鉴别诊断及要点:＿＿＿＿＿＿＿＿＿＿＿＿＿＿＿＿＿＿＿＿＿＿＿＿＿＿＿＿＿＿
＿＿
＿＿

三、复习测试题

(一)名词解释

1. CT 三期增强扫描
2. 磁共振胰胆管造影

3. 双管征

4. 环征

5. 快进慢出征象

6. 灯泡征

7. 快进快出征象

8. 牛眼征

9. 胆管癌

10. 局灶性结节性增生

（二）选择题

A 型题（以下每一道题下面有 A、B、C、D、E 五个备选答案，请从中选择一个最佳答案）

1. 关于 Couinaud 肝脏分段法描述，**错误**的是

　　A. 肝脏分为八个段

　　B. 以肝静脉为主要分段标志

　　C. 以肝右静脉将肝分成左、右叶

　　D. 以镰状韧带将肝左叶分成内、外侧段

　　E. 横向于第一肝门沿左右门静脉主干将肝右叶、肝左叶外侧段分为上下段

2. 关于肝脏的概念，**错误**的是

　　A. 纵裂的内侧是右肝前叶

　　B. 胆囊左缘紧邻肝方叶

　　C. CT 扫描在肝门区可显示门静脉，有时肝动脉也能清晰显示

　　D. 正常肝脏的密度比脾脏高

　　E. 肝尾状叶位于肝门和下腔静脉之间

3. CT 增强扫描动脉期，肝脏实质的强化特点是

　　A. 无明显强化　　　　　B. 比脾脏密度高　　　　C. 比肾脏密度高

　　D. 比主动脉密度高　　　E. 比静脉期高

4. 正常肝实质的 MRI 信号强度是

　　A. T_1WI 高于脾的信号，T_2WI 低于脾的信号

　　B. T_1WI 高于脾的信号，T_2WI 高于脾的信号

　　C. T_1WI 低于脾的信号，T_2WI 高于脾的信号

　　D. T_1WI 低于脾的信号，T_2WI 低于脾的信号

　　E. T_1WI、T_2WI 等于脾的信号

5. 正常胆总管内径宽度为

　　A. 0.2～0.4cm　　　　B. 0.3～0.6cm　　　　C. 0.4～0.8cm

　　D. 1.0～1.5cm　　　　E. 1.6～2.0cm

6. 检查肝硬化再生结节最敏感的影像学检查方法是

　　A. MRI T_1WI　　　　B. MRI T_2WI　　　　C. CT 平扫图像

　　D. CT 增强图像　　　E. MRI DWI

7. CT 平扫，肝脏密度一致性减低，应首先考虑

　　A. 脂肪肝　　　　　　B. 弥漫性肝癌　　　　C. 血色病

　　D. 肝脓肿　　　　　　E. 肝淋巴瘤

8. 下列关于肝脓肿脓腔影像的描述，**不正确**的是

A. 脓腔不强化
B. 急性期可见不到脓腔
C. 脓腔 CT 值多为 60~80Hu
D. 可有"液-液平面"
E. 脓腔内偶可见到气体影

9. 肝脓肿环征中,强化最明显的部分是
   A. 周围水肿带
   B. 炎性坏死组织
   C. 炎性肉芽组织
   D. 脓肿周围正常肝组织
   E. 脓肿栓子

10. 下列各项中,符合肝血管瘤的典型 CT 表现的是
    A. 整个病灶明显强化并迅速降为低密度
    B. 开始呈低密度并逐渐变为高密度
    C. 病灶周边呈团块状强化并逐渐向中央扩展
    D. 病灶始终呈等密度
    E. 病灶始终呈高密度

11. 下列各种疾病中,可见灯泡征的是
    A. 肝细胞性肝癌
    B. 肝血管瘤
    C. 肝细胞腺瘤
    D. 肝转移瘤
    E. 胆管细胞癌

12. 肝脏 CT 平扫示等或稍低密度肿块,边界清楚,中央瘢痕呈星形更低密度区;增强扫描动脉期不强化,随着时间的延长,低密度的星状瘢痕区逐渐强化,这种特征性表现见于
    A. 肝细胞性肝癌
    B. 肝血管瘤
    C. 局灶性结节性增生
    D. 肝转移瘤
    E. 肝细胞腺瘤

13. 关于肝囊肿的描述**错误**的是
    A. 可单发,也可多发
    B. CT 表现为肝实质内圆形低密度影,边缘清楚,不强化
    C. T_1WI 呈低信号,信号强度均匀
    D. T_2WI 呈高信号,边缘清楚
    E. 囊肿内出血时,T_1WI 和 T_2WI 均呈低信号

14. 肝癌在动态 CT 增强扫描的时间密度曲线上特征性表现为
    A. 速升速降型
    B. 速升缓降型
    C. 缓升速降型
    D. 缓升缓降型
    E. 平缓型

15. 关于急性胆囊炎描述**错误**的是
    A. 胆囊壁增厚>3mm,边缘模糊
    B. 胆囊壁周围水肿呈环形低密度影
    C. 胆囊增大,横径>50mm
    D. 胆总管和胰管扩张
    E. 胆囊腔和壁内可见气体

16. 胆管结石 CT 表现的描述**错误**的是
    A. 胆管内圆形高密度影
    B. 扩张的胆管突然中断并见软组织密度影
    C. 结石以上胆管扩张
    D. 半月征
    E. 环靶征

17. 胆囊癌 MRI 检查的主要表现是
    A. 肿瘤侵犯肝脏
    B. 胆囊壁增厚和肿块
    C. 淋巴结转移
    D. 梗阻性胆道扩张
    E. 合并胆结石

18. 最常见的肝外胆管癌是

A. 上段胆管癌   B. 中段胆管癌   C. 下段胆管癌

D. 中上段胆管癌   E. 中下段胆管癌

19. 关于恶性梗阻性黄疸的病人肝内胆管扩张的表现**错误**的是

A. 软藤征   B. 枯树枝征   C. 截断征

D. 梗阻点表面不平   E. 梗阻节段发现软组织肿块

20. 关于胆道梗阻的描述**错误**的是

A. 胆道梗阻的常见病因有胆管肿瘤、结石和炎症

B. 梗阻部位越高,如肝门部,良性病变可能性越大

C. 软藤征多为恶性病变所致

D. 肝内胆管扩张较轻,呈枯树枝状,多为良性病变

E. 靶征提示胆管结石

21. 关于胰腺炎的描述,**错误**的是

A. 胰腺正常大小可排除胰腺炎   B. 肾前筋膜增厚   C. 假囊肿形成

D. 并发脓肿形成   E. 可有少量出血

22. 急性胰腺炎 CT 增强检查的目的是

A. 进一步确诊

B. 了解胰腺血供情况

C. 了解有关胰腺组织坏死及大血管侵犯等并发症

D. 排除占位

E. 了解胰腺炎侵犯范围

23. CT 检查发现胰腺实质萎缩,胰管扩张并可见管壁钙化,最可能的诊断是

A. 胰腺癌   B. 急性胰腺炎   C. 慢性胰腺炎

D. 胰腺结核   E. 胰腺动脉管壁钙化

24. 慢性胰腺炎,CT 显示胰腺导管的特征性改变为

A. 狭窄   B. 正常   C. 平行双轨

D. 不规则串珠状扩张   E. 导管壁钙化

25. 胰腺癌最好发于

A. 胰头   B. 胰颈   C. 胰体

D. 钩突   E. 胰体、胰尾交界处

26. 胰腺癌诊断的首选检查方法是

A. CT 平扫及 CT 增强   B. MRI   C. 超声检查

D. MRCP   E. ERCP

27. 胰腺癌血行转移最常见的部位是

A. 肝脏   B. 肺   C. 脑

D. 肾上腺   E. 胃

28. 脾血管瘤 MRI 检查呈"灯泡征"的扫描序列是

A. T_1WI B. T_2WI C. 重 T_2WI

D. 脂肪抑制   E. 质子加权

29. 脾梗死最典型的 CT 表现是

A. 单发或者多发片状低密度影,无强化

B. 三角形或楔形,尖端指向脾门,无强化

C. 脾前缘,多发环状强化低密度灶

D. 脾梗死区对应脾轮廓凹陷,甚至钙化

E. 全脾密度减低,包膜环状强化

B 型题(以下提供若干组考题,每组考题共同使用在考题前列出的 A、B、C、D、E 五个备选答案,请从中选择一个与考题关系最密切的答案,每个备选答案可以被选择一次、多次或不被选择)

(1~4 题共用备选答案)

A. 碘普罗胺   B. Gd-DTPA   C. 超顺磁性氧化铁(SPIO)

D. 泛影葡胺   E. 硫酸钡

1. MRI 常用的对比剂是

2. 肝脏 MRI 增强特异性对比剂是

3. CT 增强检查常用的对比剂是

4. 上消化道造影常用的造影剂是

(5~7 题共用备选答案)

A. CT 或 MRI 检查   B. MRCP   C. CTU

D. MRU   E. ERCP

5. 肝胆胰脾脏的占位性病变首选的检查方法是

6. 胆道结石首选的检查方法是

7. 梗阻性黄疸首选的检查方法是

(8~12 题共用备选答案)

A. 原发性肝细胞性肝癌   B. 海绵状血管瘤   C. 局灶性结节性增生(FNH)

D. 胆管细胞癌   E. 肝细胞腺瘤

8. CT 增强多期扫描表现快进快出的强化特点的肿块是

9. CT 增强多期扫描表现快进快出的强化特点,肿瘤内有瘤巢的肝脏肿瘤是

10. 青年女性,CT 增强多期扫描表现快进快出的强化特点,有假包膜,常见于

11. CT 增强多期扫描表现早出晚归的强化特点的肝脏肿瘤是

12. CT 显示境界不清的肝肿块,肿块周围可见不规则胆管扩张,应考虑

(13~17 题共用备选答案)

A. 原发性肝细胞肝癌   B. 海绵状血管瘤   C. 肝硬化再生结节

D. 肝转移瘤   E. 肝囊肿

13. 肝内肿块 T_1WI 呈低信号,T_2WI 呈极高信号,增强扫描呈快进慢出,首先考虑

14. 肝内肿块 T_1WI 呈低信号,T_2WI 呈稍高信号,首先考虑

15. 肝内肿块 T_1WI 呈稍高信号,T_2WI 呈稍低信号,首先考虑

16. 肝内多发肿块 T_1WI 呈低信号,T_2WI 呈稍高信号,首先考虑

17. 肝内肿块 T_1WI 呈低信号,T_2WI 呈极高信号,增强扫描无强化,首先考虑

X 型题(以下每一道题下面有 A、B、C、D、E 五个备选答案,其中有 2 个及以上的正确答案)

1. 关于肝硬化的 CT 表现,描述正确的是

A. 肝脏各叶大小比例失调,肝实质萎缩

B. 肝脏表面凹凸不平,部分肝段正常形态消失

C. 肝脏脂肪变性,肝脏弥漫性或不均匀性密度降低

D. 肝门、肝裂增宽

E. 脾脏增大,腹水

2. 肝转移瘤的影像学表现描述正确的是
    A. 肝动脉造影可表现为手握球征
    B. CT 平扫可见肝实质内多发、大小不等的圆形类圆形低密度灶,CT 增强可呈牛眼征
    C. MRI T$_1$WI 呈稍低信号,T$_2$WI 呈稍高信号
    D. MRI T$_1$WI 呈稍高信号,T$_2$WI 呈稍低信号
    E. T$_2$WI 可出现晕征、靶征

3. 关于胰腺癌的 MRI 表现,描述正确的是
    A. T$_1$WI 为略低信号或等信号,液化、坏死呈更低信号
    B. T$_2$WI 为混杂或略高信号
    C. T$_2$WI 为混杂或略低信号
    D. DWI 肿块呈高信号
    E. MRCP 可清楚显示梗阻扩张的胰管和胆管

4. 脾淋巴瘤的分型有
    A. 均匀弥漫型   B. 粟粒结节型   C. 多发肿块型
    D. 巨块型   E. 结节型

5. 关于脾血管瘤的描述正确的是
    A. 好发年龄为 20~60 岁,一般无临床症状
    B. CT 平扫呈圆形或者类圆形低密度影,边界清
    C. 病灶内有时可见斑点状、星芒状钙化灶
    D. CT 增强扫描时动脉期肿瘤边缘多呈斑片状强化,门脉期和平衡期强化扩大并逐渐向中心充填
    E. 当肿瘤中心有血栓形成或瘢痕存在时,中心可始终不强化

（三）填空题

1. 肝脏增强检查的三期分别是_____、_____、_____。

2. 在横轴位图像上,正常脾的宽径不能超过_____ cm,上下径不能超过_____ cm,前后径不超过_____个肋单元。

3. 原发性肝癌结节型肿块直径大小_____。

4. 肝细胞腺瘤和肝细胞癌的 MRI 信号表现很相似,表现为 T$_1$WI _____信号,T$_2$WI _____信号。

5. 周围型胆管癌好发部位是_____。

6. 用 SPIO 进行肝脏 MRI 增强,肝硬化结节的 T$_2$WI 上表现为信号降低,是由于肝硬化结节含有_____吞噬 SPIO 使其信号降低。

7. 胰腺囊腺瘤和囊腺癌最经常发生的部位是_____。

8. 脾囊肿 CT 平扫的特征性改变是_____。

9. 脾脏最常见的恶性肿瘤是_____。

（四）简答题

1. 简述肝脏的 Couinaud 划分法。

2. 简述肝脏 CT 三期增强扫描的正常表现。

3. 简述肝脏 MRI 的正常表现。

4. 简述正常脾脏 CT 表现。

5. 简述肝脓肿的 CT 表现。

6. 简述肝血管瘤的 CT 和 MRI 表现。

7. 简述肝细胞癌的 CT 表现。

8. 简述急性胰腺炎的 CT 表现。

9. 简述慢性胰腺炎的 CT 表现。

10. 简述胰腺癌的 CT 表现。

11. 简述脾梗死的影像学表现。

12. 简述脾破裂的 CT 表现。

四、参考答案

辨识正常影像解剖结构

1. 肝脏分段示意图

①左外叶上段 ②左外叶下段 ③左内叶 ④右前叶上段 ⑤右后叶上段 ⑥右后叶下段

2. 上腹部 CT 第二肝门层面

①肝左叶 ②胃 ③脾脏 ④肝中间静脉 ⑤下腔静脉 ⑥肝右叶

3. 上腹部 CT 肝门层面

①肝门静脉左支 ②肝尾状叶 ③腹主动脉 ④肝左内叶 ⑤肝门静脉右支 ⑥下腔静脉

4. 上腹部 CT 肝门下方层面

①胰腺 ②肠系膜上动脉 ③左肾 ④胆囊 ⑤下腔静脉 ⑥肝右叶

5. 肝脏 MRI 第二肝门层面

①肝左叶 ②胸主动脉 ③脾脏 ④肝左静脉 ⑤肝中间静脉 ⑥肝右静脉

6. 肝脏 MRI 肝门层面

①肝左外叶 ②静脉韧带裂 ③脾脏 ④肝左内叶 ⑤肝右前叶 ⑥肝右后叶

7. 肝脏 MRI 肝门下方层面

①胃 ②胰腺 ③脾脏 ④胆囊 ⑤腹主动脉 ⑥肝右叶

常见病病例分析

病例一

1. 检查部位及方法:肝脏 CT 平扫和增强扫描动脉期、门静脉期与平衡期。

2. 影像学表现:CT 平扫示肝内大小不等稍高密度结节,肝表面凹凸不平,肝裂增宽,脾大。增强扫描示肝内血管结构扭曲,肝实质均匀强化。

3. 影像诊断:肝硬化。

4. 鉴别诊断及要点:30%~50%的肝硬化合并肝癌,诊断时应提高警惕。

病例二

1. 检查部位及方法:肝脏 CT 平扫和增强扫描动脉期、门静脉期与平衡期。

2. 影像学表现:肝脏 CT 平扫示肝右叶类圆形、分房状、边界不清低密度影;增强扫描动脉期、门静脉期均见病灶腔内无强化,病灶边缘与病灶内分隔均匀强化,病灶边缘强化,周围有低密度区围绕。

3. 影像诊断:肝脓肿。

4. 鉴别诊断及要点:早期肝脓肿未液化时应与肝癌鉴别。多发者与转移瘤鉴别,后者壁厚不均,周围常无水肿,且有原发病史等可资鉴别。

病例三

1. 检查部位及方法:肝脏 CT 平扫和增强扫描动脉期、门静脉期与平衡期。

2. 影像学表现:CT 平扫见肝左叶类圆形低密度肿块影,边界清楚;增强扫描动脉期见边缘结节状、片状明显强化,门静脉期、平衡期见病灶内强化逐渐融合、向病灶中央扩散,病灶大部分区域被造影剂填充,密度逐渐降低,但仍高于肝实质。

3. 影像诊断:肝海绵状血管瘤。

4. 鉴别诊断及要点:应与肝癌鉴别,肝癌早期强化明显,但门静脉期明显消退,呈"快进快出"强化特点,可资鉴别。

病例四

1. 检查部位及方法:肝脏 CT 平扫和增强扫描动脉期、门静脉期与平衡期。

2. 影像学表现:CT 平扫见肝右叶类圆形低密度肿块影,边界清楚;增强扫描动脉期肿块呈显著均匀强化,门静脉期肿块强化程度明显下降,平衡期肿块密度低于肝实质,边界更清楚。

3. 影像诊断:肝细胞癌。

4. 鉴别诊断及要点:应与肝海绵状血管瘤鉴别。肝海绵状血管瘤的 CT 对比增强表现为"快进慢出"的特点及 MRI 有"灯泡征"表现等可资鉴别。

病例五

1. 检查部位及方法:肝脏 CT 平扫和增强扫描动脉期、门静脉期与平衡期。

2. 影像学表现:平扫见肝内多个大小不等类圆形低密度灶,增强扫描示边缘性强化。

3. 影像诊断:肝转移瘤。

4. 鉴别诊断及要点:原发瘤不明者应与多发性肝脓肿等鉴别,后者临床有化脓性感染表现,影像学表现壁厚均匀,周围有明显水肿,增强扫描呈"环征"。

病例六

1. 检查部位及方法:胆囊 CT 平扫和增强扫描动脉期、门静脉期与门静脉期冠状位图像。

2. 影像学表现:平扫示胆囊增大,胆囊壁均匀增厚;胆囊颈部见类圆形高密度结石影;增强扫描示胆囊壁增厚,均匀强化,强化胆囊壁外周环绕低密度水肿带。结石无强化。

3. 影像诊断:慢性胆囊炎并胆囊结石。

4. 鉴别诊断及要点:应注意与胆囊癌鉴别。胆囊癌胆囊壁厚不均,且更显著,并有胆囊变形及壁僵硬等可资鉴别。

病例七

1. 检查部位及方法:胆囊 CT 平扫和增强扫描动脉期、门静脉期与门静脉期冠状位图像。

2. 影像学表现:平扫见胆囊窝内分叶状软组织肿块影,边界较清楚,邻近肝实质呈薄层低密度带;增强扫描动脉期、门静脉期肿块及残余胆囊壁明显强化,平衡期密度降低;邻近水肿带平衡期呈轻度强化。

3. 影像诊断:胆囊癌。

4. 鉴别诊断及要点:胆囊壁增厚型胆囊癌应与慢性胆囊炎鉴别。慢性胆囊炎胆囊壁增厚均匀且不明显,增强扫描均匀强化及常伴有胆囊结石等。

病例八

1. 检查部位及方法:肝脏 CT 平扫和增强扫描门静脉期、平衡期与门静脉期冠状位图像。

2. 影像学表现:肝内胆管扩张,至肝门处扩张胆管截然中断。增强扫描肝门部不规则肿块轻度强化。出入肝门的胆管与门静脉等结构受侵狭窄。胆囊内见结石。

3. 影像诊断:肝门部胆管癌。

4. 鉴别诊断及要点:鉴别诊断主要排除胆管结石、慢性胆管炎所致的胆管狭窄。胆管结石 CT 扫描显示扩张胆管突然中断,末端见到高密度结石影,出现"环靶"征或"半月"征;胆管炎则表现为长范围的胆管鼠尾状狭窄,末端无阳性结石,也不显示软组织肿块影。

病例九

1. 检查部位及方法:胰腺 CT 平扫和增强扫描动脉期、静脉期与平衡期。

2. 影像学表现:CT 平扫示胰腺体积弥漫性肿大,密度减低,边缘模糊,胰周脂肪密度增高模糊,腹腔内有积液;左侧肾前筋膜增厚。增强扫描见胰腺均匀强化,边界清晰,胰周积液及腹腔内积液显示清晰。

3. 影像诊断:急性单纯性胰腺炎。

4. 鉴别诊断及要点:平扫时胰腺密度不均匀且伴有高密度出血,增强扫描坏低密度区不强化等表现时,提示为急性坏死性胰腺炎。

病例十

1. 检查部位及方法:胰腺 CT 平扫和增强扫描动脉期、静脉期与静脉期冠状位图像。

2. 影像学表现:CT 平扫见胰头部境界不清软组织肿块影,远侧胰腺萎缩,胰管扩张;增强扫描示肿块不强化,周围胰腺组织强化衬托出不强化的肿块,肿块边界不清,与肠系膜上静脉、门静脉境界不清。

3. 影像诊断:胰腺癌。

4. 鉴别诊断及要点:应与慢性胰腺炎、胰腺囊腺瘤或癌、胰腺功能性肿瘤及胰腺非功能性内分泌肿瘤鉴别。胰腺萎缩呈弥漫性、胰管扩张呈串珠状及伴有胰管和胰腺实质的钙化等为慢性胰腺炎的可靠表现。胰腺囊腺瘤常发生在体尾部,囊内含有低密度液体,增强扫描囊壁、分隔或壁结节强化。胰腺功能性肿瘤及非功能性内分泌肿瘤增强扫描呈富血供肿瘤表现。

病例十一

1. 检查部位及方法:脾 CT 增强扫描动脉期、静脉期、平衡期与平衡期冠状位图像。

2. 影像学表现:CT 增强扫描脾内多发楔形无强化区,边界清楚,其余区域强化均匀。

3. 影像诊断:脾梗死。

4. 鉴别诊断及要点:应与脾脓肿、脾破裂等鉴别。脾脓肿表现为类圆形低密度区,增强扫描有强化,且有水肿带等。

复习测试题

（一）名词解释

1. CT 三期增强扫描:使用螺旋 CT 于静脉注入对比剂后的动脉期(20~25s)、门静脉期(50~60s)和肝平衡期(110~120s)对全肝进行扫描,称为三期扫描。

2. 磁共振胰胆管造影:磁共振胰胆管造影(magnetic resonance cholangiopancreatography, MRCP)是通过增加 TE 时间扫描,获得重 T_2WI,突出显示胰胆管内静态水的信号,清晰显示胰胆管的 MRI 图像。

3. 双管征:十二指肠壶腹部和胰腺钩突占位性癌变常引起胆管和胰管同时扩张,称双管征。

4. 环征:为肝脓肿的典型 CT 增强后强化表现。动脉期脓肿壁呈明显环形强化,脓腔和外周水肿带不强化,环形强化的脓肿壁和外周低密度水肿带形成"双环征";若同时可见脓肿壁内层的炎性坏死组织不强化呈低密度影,则形成"三环征"。

5. 快进慢出征象:肝海绵状血管瘤强化过程表现为快进慢出特征。肝动脉期呈边缘不连续的斑片状、结节状明显强化;门静脉期可见强化灶互相融合并逐渐向肿瘤中心扩散,密度逐渐降低但仍高于正常肝组织;延迟扫描见整个肿瘤均匀性强化,密度进一步降低,但仍略高于或等于正常肝实质。

6. 灯泡征:肝海绵状血管瘤在 MRI T_2WI 上,肿瘤呈均匀的高信号,并随回波时间延长信号强度增加,在肝实质低信号背景的衬托下,呈边缘锐利的明显高信号病灶,称为"灯泡征"。

7. 快进快出征象:原发性肝癌对比剂增强过程表现为"快进快出"的特征。动脉期肿瘤迅速出现明显强化;门静脉期肿瘤的强化迅速下降,而门静脉和肝实质明显强化;平衡期肝实质继续保持高密度强化,肿瘤密度持续下降则显示为低密度病灶。

8. 牛眼征:肝转移瘤增强扫描典型表现。肿瘤中央见无强化的低密度区,边缘强化呈高密度,而外周为稍低于肝实质的低密度水肿带,构成所谓"牛眼征"。

9. 胆管癌:指发生于左右肝管至胆总管下端的肝外胆管癌,不包括肝内周围型胆管细胞癌。

10. 局灶性结节性增生:局灶性结节性增生由正常肝细胞、血管、胆管和 Kupffer 细胞组成,但无正常肝小叶结构。病灶中央为星状纤维瘢痕,向周围形成放射状分隔。为肝内少见的良性病变,病因不明。

（二）选择题

A 型题

1. C   2. A   3. A   4. A   5. B   6. B   7. A   8. A   9. C   10. C
11. B   12. C   13. E   14. A   15. D   16. B   17. B   18. A   19. B   20. B
21. A   22. C   23. C   24. D   25. A   26. A   27. A   28. C   29. B

B 型题

1. B   2. C   3. A   4. E   5. A   6. A   7. B   8. A   9. C   10. E
11. B   12. D   13. B   14. A   15. C   16. D   17. E

X 型题

1. ABCDE   2. ABCE   3. ABDE   4. ABCD   5. ABCDE

（三）填空题

1. 动脉期　门静脉期　平衡期
2. 6　15　5
3. 小于5cm
4. 低　稍高
5. 肝左叶
6. Kupffer
7. 体尾部
8. 囊肿囊
9. 淋巴瘤

（四）简答题

1. 简述肝脏的 Couinaud 划分法。

Couinaud 划分法把肝脏分为八个功能段,肝中静脉纵向分肝为左、右叶;肝右静脉分肝右叶为前、后段;镰状韧带分肝左叶为内外侧段;横向于第一肝门水平沿右和左门静脉主干将肝右叶和左叶外侧段分为上下段。按序肝脏八段为尾叶（Ⅰ段）,左外上段（Ⅱ段）,左外下段（Ⅲ段）,左内段（Ⅳ段）,右前下段（Ⅴ段）,右后下段（Ⅵ段）,右后上段（Ⅶ段）,右前上段（Ⅷ段）。

2. 简述肝脏 CT 三期增强扫描的正常表现。

肝脏为双重供血的器官,肝动脉占血供25%,门静脉占血供75%。肝脏 CT 对比增强动脉期,肝动脉明显强化,门静脉可轻度高密度,肝实质和肝静脉无强化,脾脏强化明显高于肝脏。门静脉期门静脉和肝静脉强化明显,肝动脉内造影剂浓度下降,肝实质明显强化。平衡期肝实质仍明显强化,肝内静脉密度仍高于肝实质。

3. 简述肝脏 MRI 的正常表现。

平扫正常肝实质表现为 T_1WI 中等信号,但高于脾的信号;T_2WI 表现为低信号,明显低于脾的信号,信号均匀一致;肝动脉、门静脉、肝静脉及下腔静脉,在 T_1WI、T_2WI 表现黑色流空信号,但肝内小血管由于流动相关增强效应,而呈高信号。肝内外胆管因含胆汁,T_1WI 呈低信号,T_2WI 呈高信号。

增强扫描动脉期肝实质强化不显著,肝内动脉明显强化;门静脉期门静脉和肝静脉明显强化,肝实质明显强化;平衡期肝实质仍明显强化,肝内静脉的信号仍高于肝实质。

4. 简述正常脾脏 CT 表现。

CT 平扫正常脾脏密度均匀,略低于肝脏;在横轴位图像上,正常脾脏的宽径不超过 6cm,上下径不超过 15cm,前后径不超过 5 个肋单元(1 个肋骨断面或 1 个肋间隙为 1 个肋单元),脾的下缘不低于肝右叶最下缘,脾前缘不超过腹中线。增强扫描动脉期脾呈不均匀强化,门静脉期和实质期脾的密度逐渐变均匀。

5. 简述肝脓肿的 CT 表现。

CT 平扫肝内圆形或类圆形液性低密度病灶,边界清楚或模糊,部分可见气泡或气液平面为特征性表现;脓肿壁为脓腔周围的一环形带,密度高于脓腔而低于正常肝实质。增强扫描脓肿壁呈明显环形强化,脓腔和外周水肿带不强化呈"环征"为另一特征性表现,环形强化的脓肿壁和外周低密度水肿带形成"双环征",若同时可见脓肿壁内层的炎性坏死组织不强化呈低密度影,则为"三环征";多房脓肿的分隔有强化。

6. 简述肝血管瘤的 CT 和 MRI 表现。

CT 平扫呈肝实质内境界清楚的单发或多发圆形或类圆形低密度肿块。增强扫描:肝动脉期可见肿瘤边缘不连续的斑片状、结节状明显强化,密度接近同层腹主动脉;门静脉期可见强化灶互相融合并逐渐向肿瘤中心扩散,密度逐渐降低但仍高于正常肝组织;延迟扫描见整个肿瘤均匀性强化,密度进一步降低,但仍略高于或等于正常肝实质。整个对比剂增强过程表现为"快进慢出"的特征。

MRI 平扫 T_1WI 为均匀的低信号;T_2WI 呈均匀的高信号,并随回波时间延长信号强度增加,呈边缘锐利的明显高信号病灶即"灯泡征"。Gd-DTPA 增强扫描肿瘤强化亦从边缘开始,逐渐向中心扩展,最后整个肿瘤强化形成高信号肿块。

7. 简述肝细胞癌的 CT 表现。

多有肝硬化背景。CT 平扫巨块型或结节型呈肝内圆形或类圆形或不规则形低密度或低密度区内有更低密度病灶;边缘有环形低密度带即假包膜者则边缘清楚;弥漫型肝癌则可见广泛分布、边界不清的低密度小结节;小肝癌表现为肝实质内 3cm 以下的类圆形低密度结节,边界清楚或不清楚。增强扫描动脉期肿瘤迅速出现明显的斑片状、结节状强化;门静脉期、平衡期肝实质继续保持高密度强化,肿瘤的强化迅速下降,显示为低密度病灶。整个对比剂增强过程表现为"快进快出"的特征。其他表现:肿瘤假包膜可强化;肝癌侵犯血管或癌栓形成;侵犯胆道系统,引起胆管扩张;肝门、腹主动脉旁淋巴结增大提示淋巴结转移;肺、肾上腺、骨骼等部位的转移。

8. 简述急性胰腺炎的 CT 表现。

少数轻型患者,CT 可无阳性表现。多数胰腺体积弥漫性增大;胰腺密度正常或均匀、不均匀轻度下降,若有出血呈高密度;胰腺轮廓清楚或模糊,可有胰周积液;左侧肾前筋膜可增厚。增强扫描可均匀强化,坏死区不强化。

9. 简述慢性胰腺炎的 CT 表现。

胰腺体积缩小或增大;胰管不同程度扩张,典型者主胰管呈串珠状扩张;胰管内结石、胰腺实质钙化;胰腺假性囊肿。动态增强扫描变化趋势基本与正常部分一致。

10. 简述胰腺癌的 CT 表现。

70%~80%发生在胰头癌。CT 平扫呈胰腺局部增大或出现肿块,肿块可为等密度或略低密度。增强扫描癌灶强化不明显,而周围正常胰腺组织强化明显,使肿瘤显示更加明显。主胰管或胆总管扩张,两者同时受累并扩张时呈"双管征"。肿瘤侵犯胰周血管,增强扫描显示更清楚,表现为胰腺与血管之间的脂肪间隙消失,肿块包绕血管,血管形态不规则、变细,血管内有癌栓或完全闭塞等。肿瘤侵犯邻近的十二指肠、胃窦后壁、结肠及大网膜等,主要表现为肠(胃)壁增厚、僵硬或肿块突入腔内。常见肝脏转移或其他远处转移,周围淋巴转移。

11. 简述脾梗死的影像学表现。

脾梗死是指脾内动脉的分支阻塞所致的脾组织缺血坏死。脾动脉造影(DSA)显示脾内动脉分支闭塞。CT 平扫早期表现为脾内三角形低密度影,基底位于脾外缘,尖端指向脾门,边缘清或略模糊。偶伴有出血,呈不规则高密度影。陈旧性梗死脾脏可缩小,轮廓呈分叶状。增强扫描梗死灶无强化,轮廓较平扫显示更清楚。MRI 检查 T_1WI 表现为低信号,T_2WI 表现为高信号,形态特点与 CT 相同。增强扫描梗死灶无强化。MRI 对脾梗死的检出较敏感。

12. 简述脾破裂的 CT 表现。

脾破裂在腹部闭合性损伤中最为常见,以脾上极最多见,其次为脏面和膈面。脾包膜下血肿CT 平扫表现为脾外周新月形或双凸形高密度影,随时间推移,变为等密度或低密度影;增强扫描正常脾有强化,而血肿无强化。脾撕裂显示为脾实质内单发或多发线条形、不规则形低密度裂隙,边缘模糊,可伴脾实质内点状、片状高密度影。脾实质内血肿根据创伤的时间,CT 平扫可表现为圆形或不规则形略高密度、等密度或低密度影;增强扫描脾实质强化,而血肿不强化。脾周血肿和腹腔积血是脾破裂的常见伴发征象。

第三节 急 腹 症

一、辨识正常影像解剖结构

正常腹部后前位 X 线平片(图 7-34)

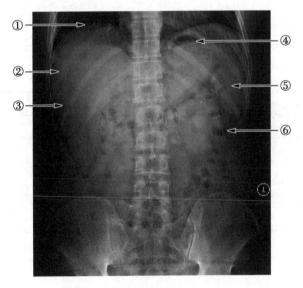

图 7-34

①_____;　②_____;
③_____;　④_____;
⑤_____;　⑥_____。

二、常见病病例分析

病例一

病人,男,42岁。1d前无明显诱因出现脐周疼痛,呈持续性,疼痛可忍受,无放射。伴排气排便停止(图7-35)。

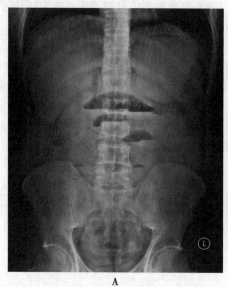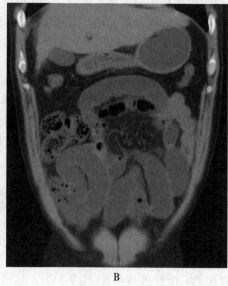

A   B

图7-35

1. 检查部位及方法:_____

2. 影像学表现:_____

_____

_____

_____

3. 影像诊断:_____

4. 鉴别诊断及要点:_____

_____

_____

病例二

病人,男,30岁。突发右侧腹部疼痛7h,呈持续性疼痛,阵发性加重,无放射(图7-36)。

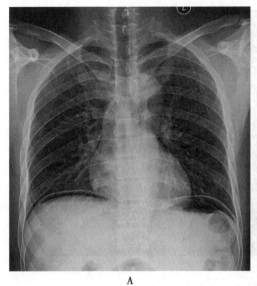

A

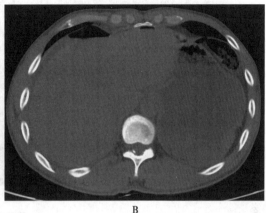

B

图 7-36

1. 检查部位及方法:_____

2. 影像学表现:_____

_____

_____

_____

3. 影像诊断:_____

4. 鉴别诊断及要点:_____

_____

_____

病例三

病儿,男,1 岁。腹痛 5h,腹部饱满,下腹压痛(图 7-37)。

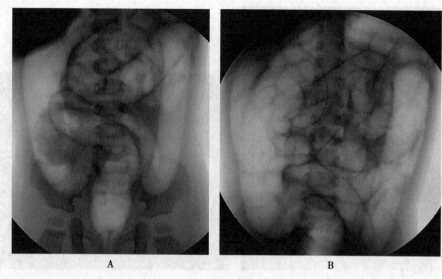

A   B

图 7-37

1. 检查部位及方法:_____

2. 影像学表现:_____

_____

_____

_____

3. 影像诊断:_____

4. 鉴别诊断及要点:_____

_____

_____

病例四

病人,女,19岁。7年前剖腹探查,行小肠部分切除术;术后间断出现腹痛,每年约3次,呈阵发性隐痛,脐周为主,伴恶心、呕吐,阵发性加重,对症治疗后腹痛可缓解。12h前腹痛再发,急诊入院(图7-38)。

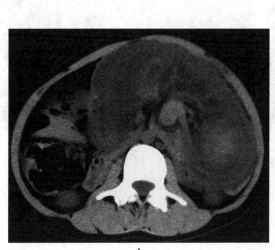
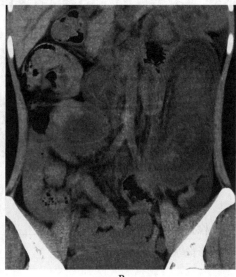

A　　　　　　　　　　　　　　　　B

图 7-38

1. 检查部位及方法:_____

2. 影像学表现:_____

_____

_____

_____

3. 影像诊断:_____

4. 鉴别诊断及要点:_____

_____

_____

病例五

病人,男,38 岁。车祸致腹部外伤 1h,右上腹疼痛(图 7-39)。

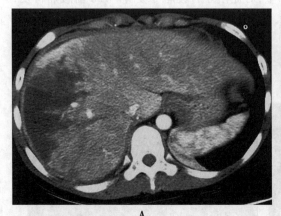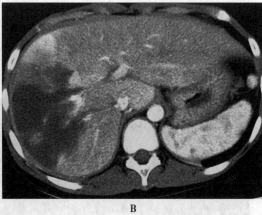

| A | B |

图 7-39

1. 检查部位及方法:＿＿＿＿＿＿＿＿＿＿＿＿＿＿＿＿＿＿＿＿＿＿＿＿＿＿＿＿

2. 影像学表现:＿＿＿＿＿＿＿＿＿＿＿＿＿＿＿＿＿＿＿＿＿＿＿＿＿＿＿＿＿＿＿

＿＿＿＿＿＿＿＿＿＿＿＿＿＿＿＿＿＿＿＿＿＿＿＿＿＿＿＿＿＿＿＿＿＿＿＿＿＿

＿＿＿＿＿＿＿＿＿＿＿＿＿＿＿＿＿＿＿＿＿＿＿＿＿＿＿＿＿＿＿＿＿＿＿＿＿＿

＿＿＿＿＿＿＿＿＿＿＿＿＿＿＿＿＿＿＿＿＿＿＿＿＿＿＿＿＿＿＿＿＿＿＿＿＿＿

3. 影像诊断:＿＿＿＿＿＿＿＿＿＿＿＿＿＿＿＿＿＿＿＿＿＿＿＿＿＿＿＿＿＿＿＿

4. 鉴别诊断及要点:＿＿＿＿＿＿＿＿＿＿＿＿＿＿＿＿＿＿＿＿＿＿＿＿＿＿＿＿＿

＿＿＿＿＿＿＿＿＿＿＿＿＿＿＿＿＿＿＿＿＿＿＿＿＿＿＿＿＿＿＿＿＿＿＿＿＿＿

＿＿＿＿＿＿＿＿＿＿＿＿＿＿＿＿＿＿＿＿＿＿＿＿＿＿＿＿＿＿＿＿＿＿＿＿＿＿

病例六

病人,男,40岁。车祸致腹部外伤5h,左上腹疼痛伴恶心、呕吐,腹部有压痛、反跳痛及肌紧张(图7-40)。

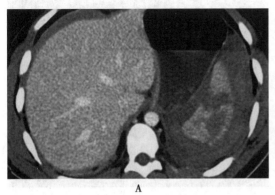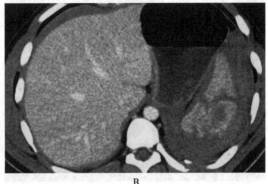

A   B

图 7-40

1. 检查部位及方法:_____

2. 影像学表现:_____

_____

_____

_____

3. 影像诊断:_____

4. 鉴别诊断及要点:_____

_____

_____

病例七

病人,男,52岁。车祸致腹部外伤7h,右腰区疼痛、叩痛,尿常规示镜下血尿(图7-41)。

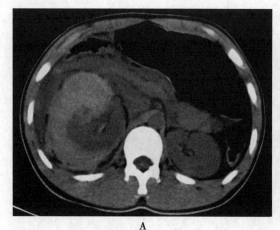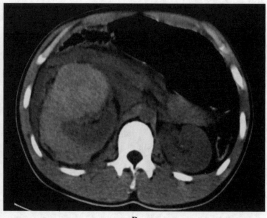

A   B

图 7-41

1. 检查部位及方法:_____

2. 影像学表现:_____

_____

_____

_____

3. 影像诊断:_____

4. 鉴别诊断及要点:_____

_____

_____

三、复习测试题

(一)名词解释

1. 双泡征

2. 膈下游离气体

3. 假肿瘤征

(二)选择题

A型题(以下每一道题下面有 A、B、C、D、E 五个备选答案,请从中选择一个最佳答案)

1. 腹部平片检查最常用于诊断

    A. 胃癌   B. 肠梗阻   C. 胃溃疡

    D. 结肠癌   E. 食管癌

2. 肠梗阻病人不能站立,需观察腹部液气平面,摄片应取

    A. 俯卧位   B. 仰卧位   C. 腹部侧位

    D. 头低足高位   E. 腹部侧卧位

3. 疑消化道穿孔,观察膈下游离气体,应摄

    A. 左侧卧水平投照   B. 右侧卧水平投照   C. 仰卧水平投照

    D. 仰卧后前位   E. 站立后前位

4. 肠管充气扩张,出现弹簧状黏膜皱襞,提示此肠管为

    A. 空肠   B. 回肠   C. 结肠

    D. 直肠   E. 阑尾

5. 胃肠道穿孔最常见于

    A. 外伤性   B. 肿瘤性   C. 溃疡性

    D. 感染性   E. 医源性

6. 病人,男,40 岁。腹痛 2d,伴腹胀、呕吐,无排气,肠鸣音亢进。3 年前有腹部手术史。首先考虑的诊断为

    A. 痉挛性肠梗阻   B. 粘连性肠梗阻   C. 麻痹性肠梗阻

    D. 绞窄性肠梗阻   E. 蛔虫性肠梗阻

7. 下列各项中,符合麻痹性肠梗阻表现的是

    A. 大、小肠管普遍胀气扩张,液平面少或无

    B. 小肠扩张积气,大肠内无气体

    C. 肠管蠕动增强

    D. 肠鸣音亢进

    E. 空回肠换位征

8. 肠套叠的分型**不包括**

    A. 回盲型   B. 回回型   C. 空结型

    D. 回结型   E. 结结型

9. 下述肠套叠的有关说法,哪项是**错误**的

    A. 慢性肠套叠多为继发性

    B. 急性肠套叠多为绞窄性

    C. 小儿肠套叠以小肠型最常见

    D. 成人发病多为继发性

    E. 小儿肠套叠灌肠复位压力以 60~100mmHg 为宜

10. 关于急性阑尾炎的影像描述,**错误**的是

    A. 早期 X 线平片多无阳性所见

    B. CT 直接征象为阑尾肿大增粗和阑尾壁增厚

    C. 阑尾区及盲肠周围结缔组织间隙模糊,脂肪密度增高

    D. 穿孔时表现为脓肿、腔外气体、蜂窝织炎、腔外粪石等

    E. X 线造影检查显示回肠痉挛、张力亢进、蠕动加速及肠激惹现象

11. CT 对肝脏钝性外伤的检查目的**不包括**

    A. 发现有无撕裂和出血

    B. 确定损伤程度并分级

    C. 提供手术或保守治疗的依据

    D. 观察治疗的动态变化

    E. 确定破裂血管

12. 关于脾钝性外伤 CT 检查,下列说法**错误**的是

    A. 伤后即行 CT 平扫检查阴性,可除外脾破裂

    B. 脾内血肿的密度随时间而变化

    C. 增强扫描易发现包膜下血肿

    D. 脾撕裂伤时可见脾边缘裂纹

    E. 脾破裂出血多积于左侧结肠旁沟

（13~15 题共用题干）

    病人，男，68 岁。患胃炎 20 余年。突然出现全腹剧烈疼痛，病人被动屈曲位，初体温正常，后出现最高体温 38.5℃，脉搏 110 次/min。查体：腹式呼吸减弱，腹肌紧张不明显，全腹压痛、反跳痛，以上腹部为重。X 线立位平片示小肠普遍扩张，并见小液气平面，膈下见游离气体。

13. 根据上述症状及体征，该病人最可能诊断为

    A. 胃出血　　　　　　　　B. 胃穿孔　　　　　　　　C. 肠梗阻

    D. 急性胃肠炎　　　　　　E. 胆绞痛

14. 病人需手术的绝对指征是

    A. 肠胀气明显　　　　　　B. 膈下见游离气体　　　　C. 发热高达 38.5℃

    D. 全腹压痛、反跳痛　　　E. 腹部小液气平面

15. 如暂时以非手术治疗为主，病人体位应是

    A. 仰卧位　　　　　　　　B. 头低足高位　　　　　　C. 平卧位

    D. 半卧位　　　　　　　　E. 无特殊要求

    B 型题（以下提供若干组考题，每组考题共同使用在考题前列出的 A、B、C、D、E 五个备选答案，请从中选择一个与考题关系最密切的答案，每个备选答案可以被选择一次、多次或不被选择）

（1~4 题共用备选答案）

    A. 站立前后位　　　　　　B. 站立侧位　　　　　　　C. 仰卧水平位

    D. 侧卧水平位　　　　　　E. 仰卧前后位

1. 显示膈下游离气体、肠内液平面，常规采用

2. 危重病人不能站立，而又必须了解有无游离气体或肠内液平者，应采用

3. 病情危重，不能完成站立和侧卧水平投照的病人，宜采用

4. 3 岁以下小儿，鉴别小肠和结肠最好采用

    X 型题（以下每一道题下面有 A、B、C、D、E 五个备选答案，其中有 2 个及以上的正确答案）

1. 关于肠梗阻的 X 线检查方法，正确的是

    A. 立位腹部透视，见到肠内液平面，可确定有梗阻

    B. 立卧位腹部拍片及水平投照，可识别各段肠管的特征

    C. 疑有大肠梗阻和肠套叠时，钡剂或空气灌肠，既能诊断，又可复位治疗

    D. 钡餐检查可选择性使用，主要用于鉴别完全性和不完全性肠梗阻

    E. 直接选择腹部血管造影

2. 绞窄性肠梗阻的 X 线征象是

    A. 长液平征　　　　　　　B. 小跨度卷曲肠袢　　　　C. 空回肠换位征

    D. 咖啡豆征　　　　　　　E. 假肿瘤征

3. 关于空肠的表述，正确的是

    A. 管腔充分扩张时皱襞呈弹簧状　　　　B. 管腔充分扩张时皱襞消失

    C. 位于左上腹　　　　　　　　　　　　D. 与回肠分界清楚

    E. 黏膜皱襞多呈纵向走行

4. 胃肠道穿孔<u>**不出现**</u>游离气腹的情况包括

    A. 小肠、阑尾穿孔

B. 腹膜间位或后位空腔器官向腹膜后间隙穿孔

C. 胃后壁穿孔

D. 横结肠穿孔

E. 乙状结肠穿孔

5. 关于腹部平片"假肿瘤征"的描述,正确的是

    A. "假肿瘤征"提示绞窄性肠梗阻

    B. "假肿瘤征"提示麻痹性肠梗阻

    C. "假肿瘤征"是闭袢肠管内充满大量液体而形成的肿块样影

    D. "假肿瘤征"是软组织肿块

    E. "假肿瘤征"提示肿大的淋巴结

6. 下列关于不同类型肠梗阻的影像描述,正确的是

    A. 不完全性肠梗阻时,结肠内可见到少量气体

    B. 粘连性肠梗阻时,可见假肿瘤征

    C. 绞窄性肠梗阻时,可见空回肠换位征

    D. 小肠高位梗阻时,消化管无明显积气扩张

    E. 麻痹性肠梗阻时,全消化道不同程度积气、扩张

7. 肠套叠施钡灌肠检查时,X线特征包括

    A. 钡剂灌钡首到达套入部前端时受阻,阻端呈杯口状凹陷,凹面向近侧

    B. 如灌钡较多时,可为一充盈缺损影

    C. 少量钡剂进入套入部与鞘部之间,可造成弹簧状或螺旋状阴影

    D. 局部可触到软组织肿块

    E. 近端肠管梗阻扩张

8. 脾局限性包膜下积血的CT表现中,正确的是

    A. 呈新月形或半月形影,位于脾缘处

    B. 呈圆形或椭圆形影,位于脾内

    C. 相邻脾实质受压变平或呈内凹状

    D. 新鲜血液的CT值略高或相近于脾的密度

    E. 对比增强扫描脾实质强化而血肿不强化

（三）填空题

1. 肠梗阻应选择的影像学检查方法为＿＿＿＿＿＿＿＿＿；基本表现为＿＿＿＿＿＿、＿＿＿＿＿＿。

2. 胃肠道穿孔应选择的影像学检查方法为＿＿＿＿＿＿＿＿＿，表现为＿＿＿＿＿＿＿＿＿。

3. 肠套叠钡剂灌肠特征表现为＿＿＿＿＿＿；CT典型表现＿＿＿＿＿＿。

4. 急性阑尾炎病理分型为＿＿＿＿＿、＿＿＿＿＿、＿＿＿＿＿＿；CT直接征象为＿＿＿＿＿；穿孔时表现为＿＿＿＿＿、＿＿＿＿＿、＿＿＿＿＿、＿＿＿＿＿。

（四）问答题

1. 急腹症病人如何合理选择影像学检查手段?

2. 肝脏及脾脏外伤时如何进行影像学检查,具体表现是什么?

四、参考答案

辨识正常影像解剖结构

正常腹部后前位 X 线平片

①膈肌 ②肋骨 ③肝脏 ④胃泡 ⑤脾脏 ⑥结肠

常见病病例分析

病例一

1. 检查部位及方法：腹部立位平片，CT 平扫冠状位图像。

2. 影像学表现：小肠扩张、积气、积液形成气液平面，空肠黏膜呈弹簧状，结肠内微量气体。CT 显示小肠积液、扩张。

3. 影像诊断：肠梗阻。

4. 鉴别诊断及要点：诊断明确，无需鉴别，但应注意判断肠梗阻的类型。

病例二

1. 检查部位及方法：胸部正位片，腹部 CT 平扫。

2. 影像学表现：两侧膈下见新月形带状气体影；CT 见肝脏前方新月形气体影，肝脏周围见带状液体密度影。

3. 影像诊断：腹腔游离气体，腹腔积液(手术探查见十二指肠球部前壁 0.5cm×0.5cm 溃疡穿孔)。

4. 鉴别诊断及要点：诊断明确，但应分析肠梗阻的原因。

病例三

1. 检查部位及方法：结肠空气灌肠。

2. 影像学表现：结肠充气后显示乙状结肠、降结肠、横结肠充盈良好，升结肠腔内见类圆形软组织肿块；继续充气增大肠腔内压力显示肿块影消失，气体进入空肠。

3. 影像诊断：肠套叠，空气灌肠整复。

4. 鉴别诊断及要点：诊断明确，无需鉴别。

病例四

1. 检查部位及方法：腹部 CT 平扫轴位与冠状位图像。

2. 影像学表现：小肠及系膜套入肠管内，呈多层靶环状表现，近端肠管扩张。

3. 影像诊断：肠套叠。手术探查见距离十二指肠悬韧带约 60cm 处小肠套叠，严重扩张，肠壁水肿，套叠处紧密，无法手法复位。距离回盲部 80cm 处小肠套叠，肠管无明显扩张，手法复位成功，套叠处可触及息肉样肿物。部分小肠粘连严重。术后病理诊断：小肠多发性 Peutz-Jeghers 息肉伴肠套叠。

4. 鉴别诊断及要点：诊断明确，成人肠套叠应注意查找引起套叠的原因。

病例五

1. 检查部位及方法：腹部 CT 增强扫描。

2. 影像学表现：右肝大片状无强化低密度影，边界清楚。

3. 影像诊断：肝破裂。

4. 鉴别诊断：诊断明确，无需鉴别。

病例六

1. 检查部位及方法：腹部 CT 增强扫描。

2. 影像学表现：脾实质内多发线条形、不规则形低密度裂隙，边界清楚，脾包膜不连续，脾脏及肝脏周围新月形低密度影。

3. 影像诊断：脾破裂，腹腔积液。

4. 鉴别诊断：诊断明确，无需鉴别。

病例七

1. 检查部位及方法：腹部 CT 平扫。

2. 影像学表现:右侧肾实质及肾周类圆形、环形高密度影,密度均匀,边界清楚,肾窦受压。

3. 影像诊断:肾破裂,肾周血肿。

4. 鉴别诊断及要点:诊断明确,无需鉴别。

复习测试题

(一)名词解释

1. 双泡征:十二指肠降段梗阻,其近侧的胃和十二指肠球部明显胀气扩大,在立位或侧卧水平位投照,表现为"双泡"影。

2. 膈下游离气体:一侧或双侧膈肌下新月形宽窄不等透亮气体影,多为胃肠脏器穿孔后,肠内气体逸出腹腔,上升至腹腔最高处膈下所致。

3. 假肿瘤征:绞窄性肠梗阻被液体完全充满的闭袢肠曲,在周围充气肠曲的衬托下,显示为边界清楚的类圆形软组织包块影。

(二)选择题

A 型题

1. B　　2. E　　3. E　　4. A　　5. C　　6. B　　7. A　　8. C　　9. C　　10. E

11. E　　12. A　　13. B　　14. B　　15. D

B 型题

1. A　　2. D　　3. C　　4. B

X 型题

1. ABCD　　2. ABCDE　　3. AC　　4. BC　　5. AC　　6. ACE

7. ABCE　　8. ACDE

(三)填空题

1. 立位腹部平片　肠管扩张　气液平面

2. 立位腹部平片　膈下游离气体

3. 杯口状　靶环状

4. 急性单纯型　急性蜂窝织炎型　急性坏疽型　阑尾肿大增粗和阑尾壁增厚　脓肿　腔外气体　蜂窝织炎　腔外粪石　阑尾壁局部缺损

(四)问答题

1. 急腹症病人如何合理选择影像学检查手段?

胃肠道穿孔首选 X 线平片,可显示腹腔游离气体;CT 能显示肠袢扩张积液、黏膜增厚、肠壁和门静脉积气以及腹膜炎的表现。肠梗阻首选 X 线平片;CT 能可靠地明确有无梗阻,梗阻的位置、原因、程度及类型。急性阑尾炎多采用螺旋 CT 检查,X 线检查价值有限。肠套叠首选钡剂灌肠或空气灌肠,气钡灌肠对肠套叠能起到复位作用;CT 能显示肠套叠的原因,并可以清晰显示肠套叠的特征性改变。腹部外伤首选检查方法是 CT 扫描,X 线平片提供的诊断依据不多。

2. 肝脏及脾脏外伤时如何进行影像学检查,具体表现是什么?

首选 CT 检查,平扫一般可以做出明确诊断;若平扫仅见腹腔积血和/或肝/脾周血肿,而未显示实质撕裂的征象,则必须应用增强检查,仔细评估有无肝/脾破裂。具体表现为:

①包膜下血肿:平扫呈肝/脾外周新月形或双凸形低密度、等密度或略高密度影,边缘清楚,增强扫描实质强化而血肿不强化。②肝/脾实质内血肿:呈圆形或类圆形,为略高或等密度,增强不强化。③肝/脾撕裂:呈窄带样或不规则样低密度,边缘模糊。④肝/脾周血肿和腹腔积血。

(刘林祥　翁绳和　韩晓磊　董瑞生)

第八章　泌尿与生殖系统

第一节　辨识正常影像解剖结构

1. X线静脉肾盂造影图像(图8-1)

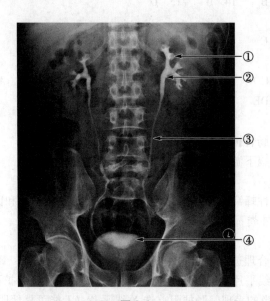

图8-1

①_____;　②_____;
③_____;　④_____。

2. CT 尿路成像(CTU)图像(图 8-2)

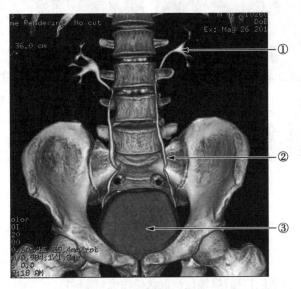

图 8-2

①_____;　②_____;
③_____。

3. 肾脏 CT 平扫和增强扫描,横轴位及冠状位重组图像(图 8-3)

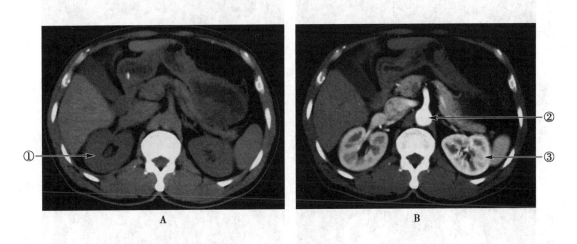

A   B

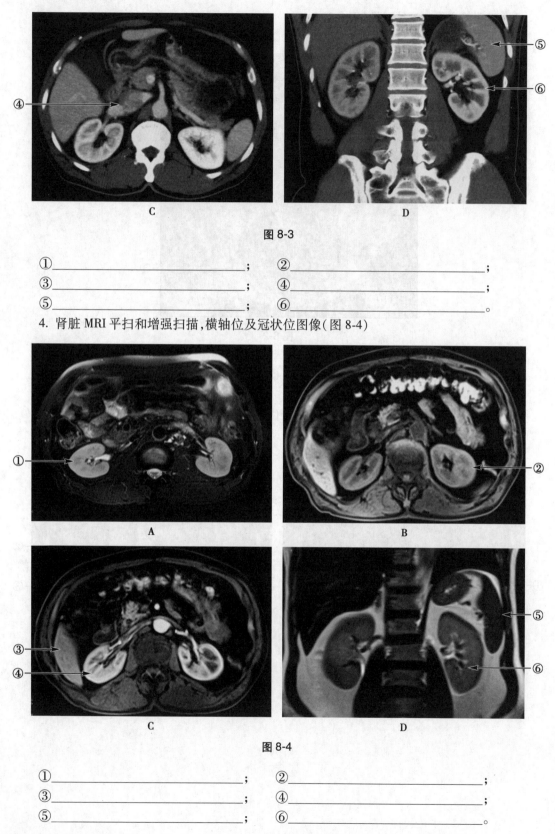

图 8-3

①_____; ②_____;
③_____; ④_____;
⑤_____; ⑥_____。

4. 肾脏 MRI 平扫和增强扫描,横轴位及冠状位图像(图 8-4)

图 8-4

①_____; ②_____;
③_____; ④_____;
⑤_____; ⑥_____。

5. 前列腺 MRI 横轴位 T_2WI 和 T_2WI 脂肪抑制图像（图 8-5）

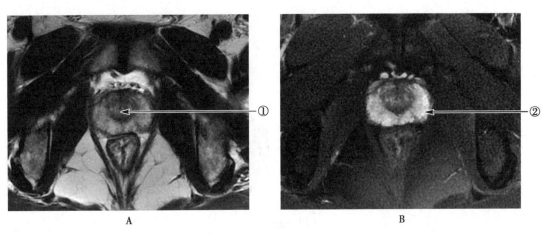

图 8-5

① _____ ;　② _____ 。

6. 正常 X 线输卵管造影图像（图 8-6）

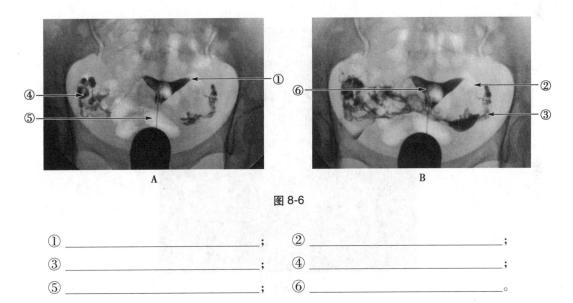

图 8-6

① _____ ;　② _____ ;

③ _____ ;　④ _____ ;

⑤ _____ ;　⑥ _____ 。

7. 正常 X 线输卵管造影图像(图 8-7)

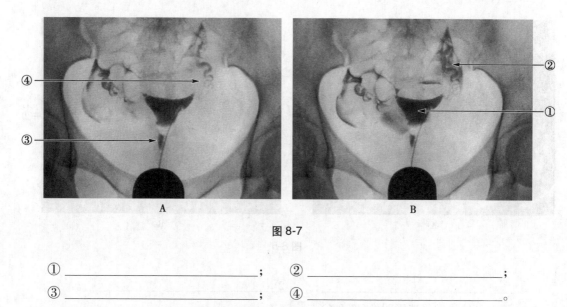

图 8-7

① _____ ; ② _____ ;
③ _____ ; ④ _____ 。

8. 正常子宫 MRI 横轴位 T_2WI 图像(图 8-8)

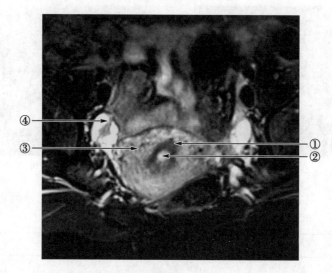

图 8-8

① _____ ; ② _____ ;
③ _____ ; ④ _____ 。

9. 正常子宫 MRI 矢状位 T_2WI 图像(图 8-9)

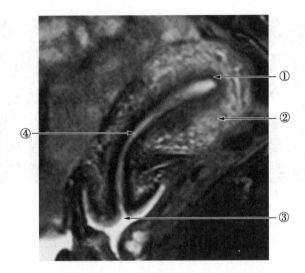

图 8-9

① _____ ;　② _____ ;
③ _____ ;　④ _____ 。

10. 正常肾上腺 CT 图像(图 8-10)

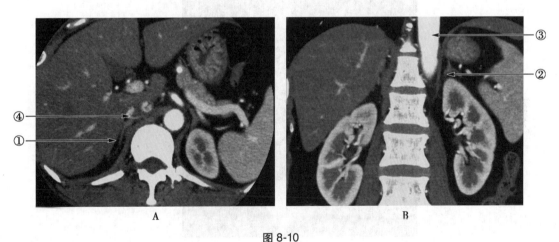

A　　　　　　　　　　　B

图 8-10

① _____ ;　② _____ ;
③ _____ ;　④ _____ 。

11. 正常肾上腺 MRI 图像(图 8-11)

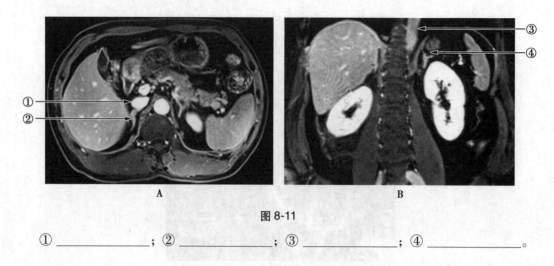

图 8-11

① ＿＿＿＿＿＿；② ＿＿＿＿＿＿；③ ＿＿＿＿＿＿；④ ＿＿＿＿＿＿。

第二节 常见病病例分析

病例一

病人,男,73 岁。无症状,查体发现肾脏异常(图 8-12)。

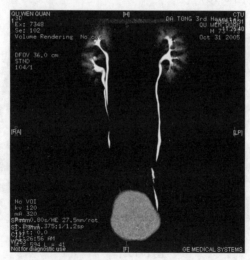

图 8-12

1. 检查部位及方法:＿＿＿＿＿＿＿＿＿＿＿＿＿＿＿＿＿＿＿＿＿＿
2. 影像学表现:＿＿＿＿＿＿＿＿＿＿＿＿＿＿＿＿＿＿＿＿＿＿

＿＿＿＿＿＿＿＿＿＿＿＿＿＿＿＿＿＿＿＿＿＿＿＿＿＿＿＿＿＿＿＿

＿＿＿＿＿＿＿＿＿＿＿＿＿＿＿＿＿＿＿＿＿＿＿＿＿＿＿＿＿＿＿＿

3. 影像诊断:＿＿＿＿＿＿＿＿＿＿＿＿＿＿＿＿＿＿＿＿＿＿
4. 鉴别诊断及要点:＿＿＿＿＿＿＿＿＿＿＿＿＿＿＿＿＿＿＿＿

＿＿＿＿＿＿＿＿＿＿＿＿＿＿＿＿＿＿＿＿＿＿＿＿＿＿＿＿＿＿＿＿

＿＿＿＿＿＿＿＿＿＿＿＿＿＿＿＿＿＿＿＿＿＿＿＿＿＿＿＿＿＿＿＿

病例二

病人,男,43 岁。20d 前无明显诱因突发右下腹疼痛,疼痛可以耐受,向腹股沟区放射,伴尿频、尿痛、尿急(图 8-13)。

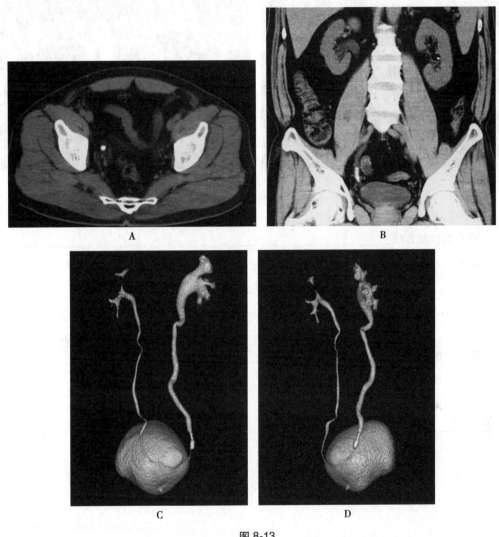

图 8-13

1. 检查部位及方法:_____

2. 影像学表现:_____

_____

_____

_____

3. 影像诊断:_____

4. 鉴别诊断及要点:_____

_____

_____

病例三

病人,女,28岁。无症状,查体发现肾脏异常(图8-14)。

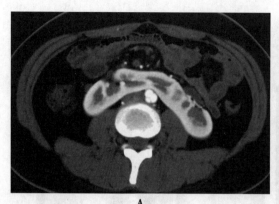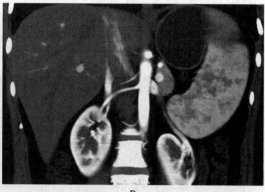

A   B

图 8-14

1. 检查部位及方法:＿＿＿＿＿＿＿＿＿＿＿＿＿＿＿＿＿＿＿＿＿＿＿＿＿

2. 影像学表现:＿＿＿＿＿＿＿＿＿＿＿＿＿＿＿＿＿＿＿＿＿＿＿＿＿＿＿

＿＿＿＿＿＿＿＿＿＿＿＿＿＿＿＿＿＿＿＿＿＿＿＿＿＿＿＿＿＿＿＿＿＿

＿＿＿＿＿＿＿＿＿＿＿＿＿＿＿＿＿＿＿＿＿＿＿＿＿＿＿＿＿＿＿＿＿＿

＿＿＿＿＿＿＿＿＿＿＿＿＿＿＿＿＿＿＿＿＿＿＿＿＿＿＿＿＿＿＿＿＿＿

3. 影像诊断:＿＿＿＿＿＿＿＿＿＿＿＿＿＿＿＿＿＿＿＿＿＿＿＿＿＿＿＿

4. 鉴别诊断及要点:＿＿＿＿＿＿＿＿＿＿＿＿＿＿＿＿＿＿＿＿＿＿＿＿＿

＿＿＿＿＿＿＿＿＿＿＿＿＿＿＿＿＿＿＿＿＿＿＿＿＿＿＿＿＿＿＿＿＿＿

＿＿＿＿＿＿＿＿＿＿＿＿＿＿＿＿＿＿＿＿＿＿＿＿＿＿＿＿＿＿＿＿＿＿

病例四

病人,女,39 岁。因发热、咳嗽,查体示左肾肿块(图 8-15)。

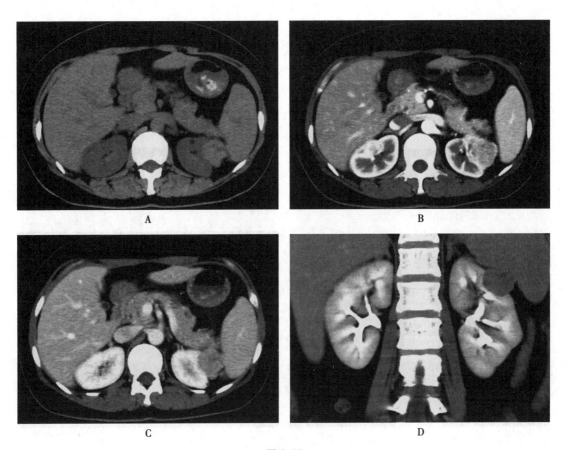

图 8-15

1. 检查部位及方法:_____
2. 影像学表现:_____
_____
_____
_____
3. 影像诊断:_____
4. 鉴别诊断及要点:_____
_____
_____

病例五

病人,男,32岁。体检发现左肾占位(图8-16)。

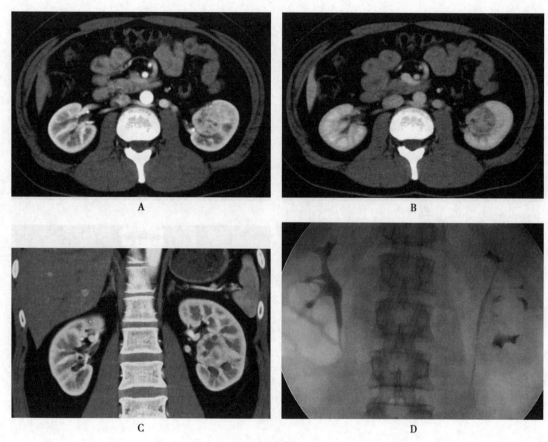

图 8-16

1. 检查部位及方法:_____
2. 影像学表现:_____
_____
_____
_____
3. 影像诊断:_____
4. 鉴别诊断及要点:_____
_____
_____

病例六

病人,女,60 岁。车祸外伤入院,完善检查发现肾脏异常(图 8-17)。

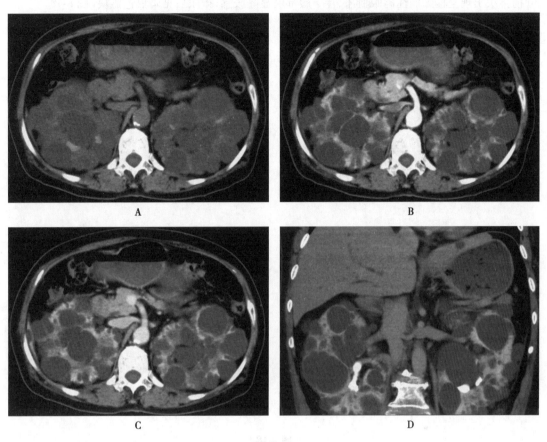

图 8-17

1. 检查部位及方法:_____

2. 影像学表现:_____

_____

_____

_____

3. 影像诊断:_____

4. 鉴别诊断及要点:_____

_____

_____

病例七

病人,女,59 岁。反复出现全程无痛性肉眼血尿 4 年,自行服用中药,血尿消失,症状缓解。3d 前再次出现全程无痛性肉眼血尿,伴下腹部明显酸胀感,排尿后见暗黑色血块(图 8-18)。

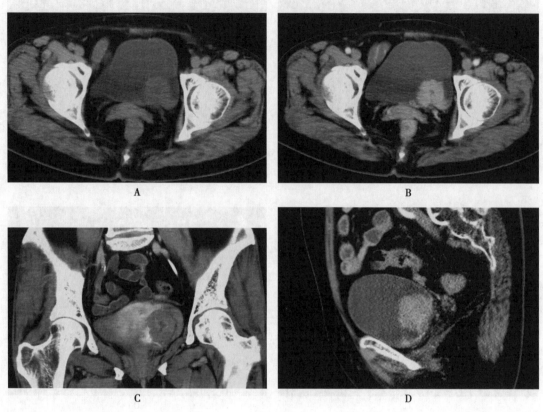

图 8-18

1. 检查部位及方法:_____

2. 影像学表现:_____

_____

_____

_____

3. 影像诊断:_____

4. 鉴别诊断及要点:_____

_____

_____

病例八

病人,男,73 岁。进行性排尿不畅,直肠指检前列腺增大,表面光滑(图 8-19)。

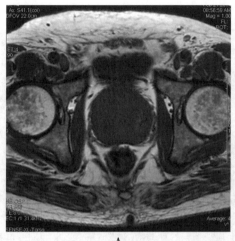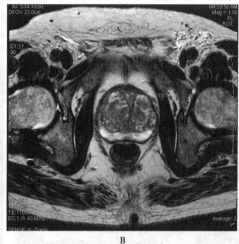

图 8-19

1. 检查部位及方法:_____

2. 影像学表现:_____

_____

_____

_____

3. 影像诊断:_____

4. 鉴别诊断及要点:_____

_____

_____

病例九

病人,男,82岁。因排尿困难就诊。直肠指检可触及前列腺硬结,表面不规则。实验室检查示 PSA 增高(图 8-20)。

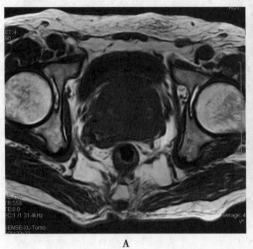
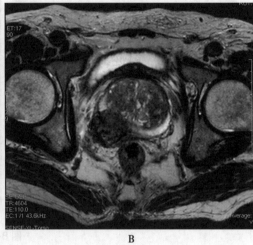

图 8-20

1. 检查部位及方法:_____
2. 影像学表现:_____
_____
_____
_____
3. 影像诊断:_____
4. 鉴别诊断及要点:_____
_____
_____

病例十

病人,女,43 岁。体检发现子宫肿物 6d(图 8-21)。

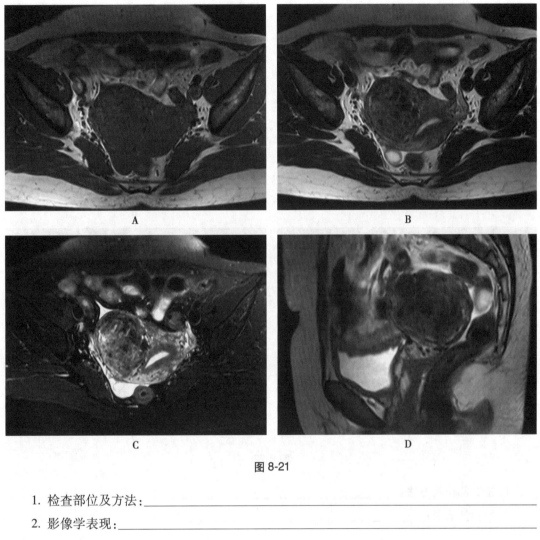

图 8-21

1. 检查部位及方法：＿＿＿＿＿＿＿＿＿＿＿＿＿＿＿＿＿＿＿＿＿＿＿＿＿＿＿

2. 影像学表现：＿＿＿＿＿＿＿＿＿＿＿＿＿＿＿＿＿＿＿＿＿＿＿＿＿＿＿＿＿＿＿

＿＿＿＿＿＿＿＿＿＿＿＿＿＿＿＿＿＿＿＿＿＿＿＿＿＿＿＿＿＿＿＿＿＿＿＿＿＿

＿＿＿＿＿＿＿＿＿＿＿＿＿＿＿＿＿＿＿＿＿＿＿＿＿＿＿＿＿＿＿＿＿＿＿＿＿＿

3. 影像诊断：＿＿＿＿＿＿＿＿＿＿＿＿＿＿＿＿＿＿＿＿＿＿＿＿＿＿＿＿＿＿＿＿

4. 鉴别诊断及要点：＿＿＿＿＿＿＿＿＿＿＿＿＿＿＿＿＿＿＿＿＿＿＿＿＿＿＿＿＿

＿＿＿＿＿＿＿＿＿＿＿＿＿＿＿＿＿＿＿＿＿＿＿＿＿＿＿＿＿＿＿＿＿＿＿＿＿＿

病例十一

病人,女,38岁。平素月经周期欠规律,进行性痛经3个月余,下腹痛1周(图8-22)。

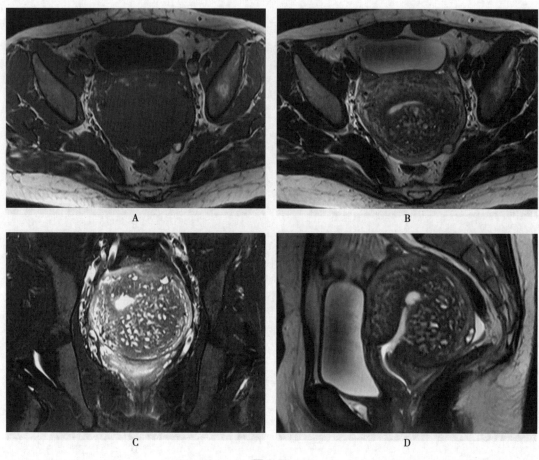

图 8-22

1. 检查部位及方法:_____

2. 影像学表现:_____

_____

_____

3. 影像诊断:_____

4. 鉴别诊断及要点:_____

_____

_____

病例十二

病人,女,42 岁。阴道异常流血 3 个月余(图 8-23)。

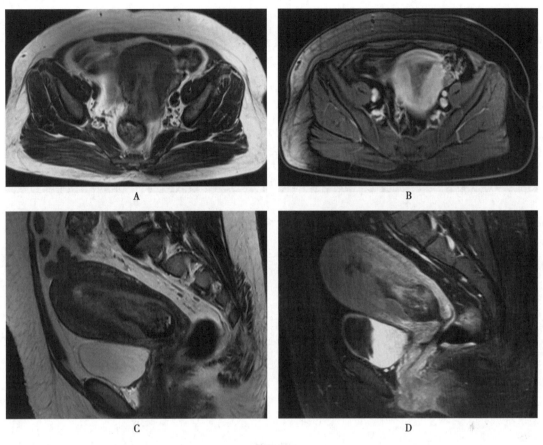

图 8-23

1. 检查部位及方法:_____

2. 影像学表现:_____

_____

_____

_____

3. 影像诊断:_____

4. 鉴别诊断及要点:_____

_____

_____

病例十三

病人,女,15 岁。发现盆腔包块 2 个月余(图 8-24)。

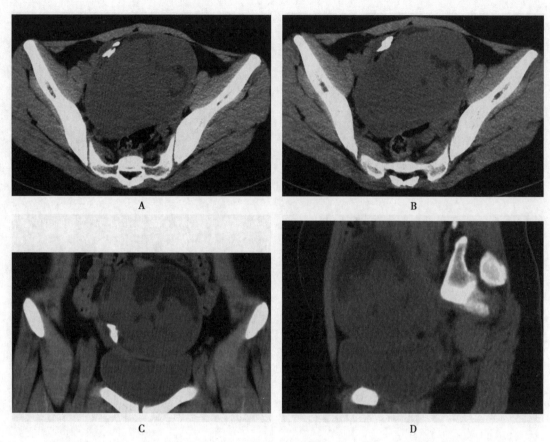

图 8-24

1. 检查部位及方法:_____

2. 影像学表现:_____

_____

_____

_____

3. 影像诊断:_____

4. 鉴别诊断及要点:_____

_____

_____

病例十四

病人,女,52 岁。体检发现盆腔肿物 1d(图 8-25)。

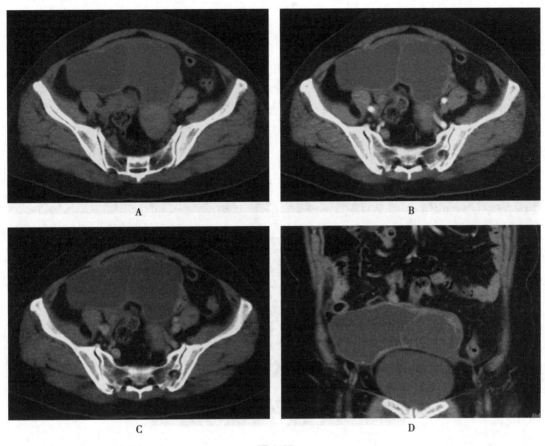

图 8-25

1. 检查部位及方法:_____

2. 影像学表现:_____

_____

_____

_____

3. 影像诊断:_____

4. 鉴别诊断及要点:_____

_____

_____

病例十五

病人,女,39岁。体检发现右侧附件区包块,无特殊不适(图8-26)。

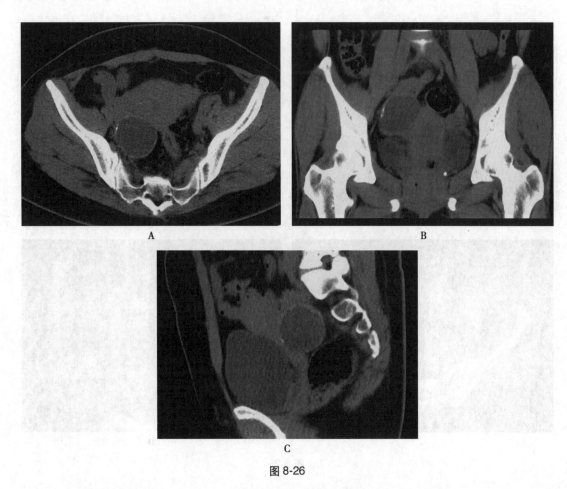

图 8-26

1. 检查部位及方法:＿＿＿＿＿＿＿＿＿＿＿＿＿＿＿＿＿＿＿＿＿＿＿＿＿

2. 影像学表现:＿＿＿＿＿＿＿＿＿＿＿＿＿＿＿＿＿＿＿＿＿＿＿＿＿＿＿＿
＿＿＿＿＿＿＿＿＿＿＿＿＿＿＿＿＿＿＿＿＿＿＿＿＿＿＿＿＿＿＿＿＿＿＿
＿＿＿＿＿＿＿＿＿＿＿＿＿＿＿＿＿＿＿＿＿＿＿＿＿＿＿＿＿＿＿＿＿＿＿
＿＿＿＿＿＿＿＿＿＿＿＿＿＿＿＿＿＿＿＿＿＿＿＿＿＿＿＿＿＿＿＿＿＿＿

3. 影像诊断:＿＿＿＿＿＿＿＿＿＿＿＿＿＿＿＿＿＿＿＿＿＿＿＿＿＿＿＿＿

4. 鉴别诊断及要点:＿＿＿＿＿＿＿＿＿＿＿＿＿＿＿＿＿＿＿＿＿＿＿＿＿＿
＿＿＿＿＿＿＿＿＿＿＿＿＿＿＿＿＿＿＿＿＿＿＿＿＿＿＿＿＿＿＿＿＿＿＿
＿＿＿＿＿＿＿＿＿＿＿＿＿＿＿＿＿＿＿＿＿＿＿＿＿＿＿＿＿＿＿＿＿＿＿

病例十六

病人,女,42岁。2个月余无明显诱因出现下腹部胀痛,程度可忍受。7d来下腹部胀痛加重,伴尿频、尿急,偶有阴道血性分泌物。化验检查 CA125 明显升高达 5 129U/ml(图 8-27)。

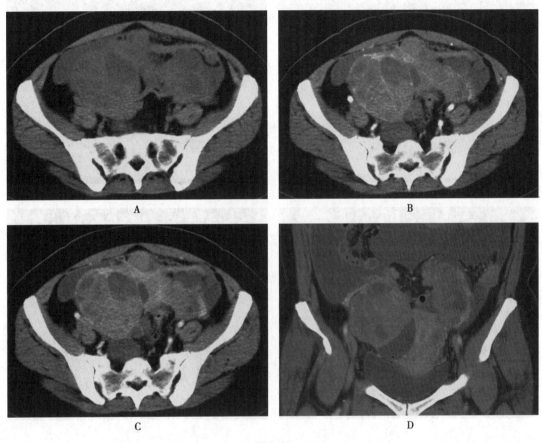

图 8-27

1. 检查部位及方法:_____

2. 影像学表现:_____

_____

_____

_____

3. 影像诊断:_____

4. 鉴别诊断及要点:_____

_____

_____

病例十七

病人,女,47 岁。阴道不规律流血半年(图 8-28)。

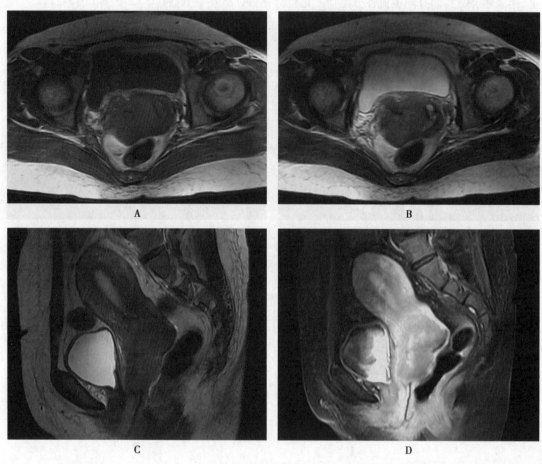

A

B

C

D

图 8-28

1. 检查部位及方法:＿＿＿＿＿＿＿＿＿＿＿＿＿＿＿＿＿＿＿＿＿＿
2. 影像学表现:＿＿＿＿＿＿＿＿＿＿＿＿＿＿＿＿＿＿＿＿＿＿＿
＿＿＿＿＿＿＿＿＿＿＿＿＿＿＿＿＿＿＿＿＿＿＿＿＿＿＿＿＿＿＿
＿＿＿＿＿＿＿＿＿＿＿＿＿＿＿＿＿＿＿＿＿＿＿＿＿＿＿＿＿＿＿
＿＿＿＿＿＿＿＿＿＿＿＿＿＿＿＿＿＿＿＿＿＿＿＿＿＿＿＿＿＿＿
3. 影像诊断:＿＿＿＿＿＿＿＿＿＿＿＿＿＿＿＿＿＿＿＿＿＿＿＿
4. 鉴别诊断及要点:＿＿＿＿＿＿＿＿＿＿＿＿＿＿＿＿＿＿＿＿＿
＿＿＿＿＿＿＿＿＿＿＿＿＿＿＿＿＿＿＿＿＿＿＿＿＿＿＿＿＿＿＿
＿＿＿＿＿＿＿＿＿＿＿＿＿＿＿＿＿＿＿＿＿＿＿＿＿＿＿＿＿＿＿

病例十八

病人,女,45岁。口干、多饮、多尿、消瘦半月余。既往有高血压病史(图 8-29)。

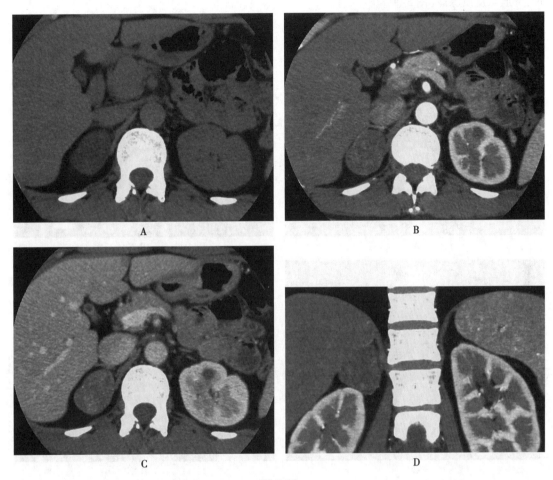

图 8-29

1. 检查部位及方法:_____

2. 影像学表现:_____

_____

_____

_____

3. 影像诊断:_____

4. 鉴别诊断及要点:_____

_____

_____

病例十九

病人,女,60岁。因双眼翼状胬肉切除入院,反复低血钾。查体发现右肾上腺肿瘤。手术病理:肾上腺皮质腺瘤(图8-30)。

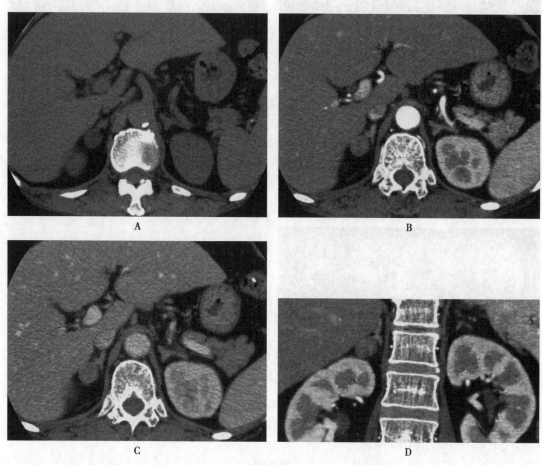

A

B

C

D

图 8-30

1. 检查部位及方法:_____

2. 影像学表现:_____

_____

_____

3. 影像诊断:_____

4. 鉴别诊断及要点:_____

_____

_____

病例二十

病人,男,42岁。9年前发现血压偏高,长期服药,血压控制可。4个月前出现血压波动,最高达180/100mmHg,情绪波动时出现,伴头晕、乏力(图8-31)。

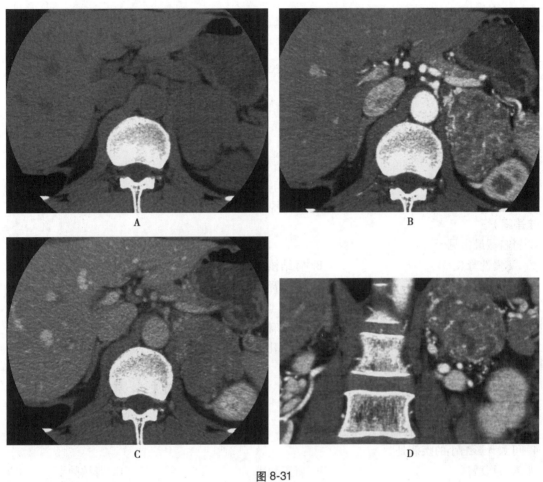

图 8-31

1. 检查部位及方法:_____

2. 影像学表现:_____
_____
_____
_____

3. 影像诊断:_____

4. 鉴别诊断及要点:_____
_____
_____

第三节 复习测试题

一、名词解释

1. 肾脊角
2. 肾自截
3. 马蹄肾
4. 精囊角
5. 前纤维间质
6. Cushing 腺瘤
7. Conn 腺瘤

二、选择题

（一）A 型题（以下每一道题下面有 A、B、C、D、E 五个备选答案，请从中选择一个最佳答案）

1. 肾自截最常见于
   A. 慢性肾炎   B. 肾结核   C. 肾癌
   D. 肾结石   E. 慢性肾盂肾炎

2. 儿童最常见的肾肿瘤是
   A. 肾母细胞瘤   B. 肾腺瘤   C. 肾腺癌
   D. 肾血管瘤   E. 肾盂乳头状瘤

3. 诊断肾母细胞瘤的重要指征是
   A. 婴幼儿腹部巨大包块   B. 腰痛血尿
   C. 中老年腹部包块   D. 高血压和血尿
   E. 无痛性间歇性全程肉眼血尿

4. 可致肾影缩小的疾病是
   A. 重复肾   B. 肾盂积水   C. 肾脓肿
   D. 肾缺血   E. 肾肿瘤

5. 肾盂癌是
   A. 透明细胞癌   B. 鳞癌   C. 腺癌
   D. 移行细胞癌   E. 小细胞癌

6. 肾结核晚期特征性 X 线表现是
   A. 肾积水   B. 肾盂、肾盏边缘性破坏   C. 肾功能减退
   D. 肾自截   E. 小膀胱

7. 肾结核干酪坏死最早发生在
   A. 肾皮质部   B. 肾乳头部   C. 肾窦
   D. 肾小盏   E. 肾周组织

8. 前列腺异常增大是指前列腺横径超过
   A. 3.5cm   B. 4cm   C. 4.5cm   D. 5cm   E. 6cm

9. 下列关于前列腺癌的描述,**不正确**的是
    A. 前列腺癌是男性最常见的恶性肿瘤之一
    B. MRI 显示前列腺癌主要用 T_2WI
    C. 前列腺癌 95% 发生在中央叶
    D. 精囊受侵犯 T_2WI 呈低信号
    E. 淋巴结转移首先累及闭孔和髂内动脉旁组淋巴结

10. 男性 MRI 盆腔检查前,病人需要
    A. 膀胱不充盈
    B. 膀胱过度充盈
    C. 碘对比剂充盈胃肠道
    D. 膀胱中等充盈
    E. 在内镜检查后行 MRI 检查

11. 前列腺外围带在 T_2WI 表现为
    A. 低信号　　B. 高信号　　C. 等信号　　D. 无信号　　E. 混杂信号

12. 早期诊断前列腺癌的首选检查方法是
    A. MRI　　B. CT　　C. 超声　　D. PET-CT　　E. X 线

13. 兼有治疗作用的检查方法是
    A. 盆腔充气造影
    B. 子宫输卵管碘油造影
    C. 盆腔动脉造影
    D. 盆腔静脉造影
    E. 腹部平片

14. 关于正常子宫 CT 表现的说法,**错误**的是
    A. 子宫体中心较小的低密度区为宫腔
    B. 宫颈在子宫体下方层面上,横径小于 3cm
    C. 膀胱位于子宫前方,呈水样密度
    D. 直肠位于子宫后方,内常有气体
    E. 育龄妇女的正常卵巢常表现为子宫旁双侧高密度影

15. 关于子宫输卵管结核的 X 线表现,描述**不正确**的是
    A. 盆腔两侧呈横行条状钙化影
    B. 宫体钙化呈不规则形
    C. 子宫输卵管造影,显示宫腔边缘不规则
    D. 壶腹部积水呈腊肠样改变
    E. 溃疡形成小的瘘管

16. 下列关于正常子宫 MRI 表现的说法,**错误**的是
    A. 子宫肌层在 T_1WI 上呈较低信号
    B. 子宫肌层在 T_2WI 上呈中等信号影
    C. 子宫内膜在 T_1WI 上呈高信号
    D. 子宫内膜在 T_2WI 上呈低信号
    E. 联合带在 T_2WI 上呈低信号

17. 女性生殖器结核最常见的是
    A. 子宫内膜结核
    B. 子宫颈结核
    C. 卵巢结核
    D. 结核性子宫内膜炎合并卵巢结核
    E. 输卵管结核

18. 下列病变在 T_1WI 及 T_2WI 上均呈高信号,**除外**
    A. 宫颈腺囊肿
    B. 卵巢黏液性囊肿
    C. 卵巢囊肿出血
    D. 巧克力囊肿
    E. 卵巢浆液性囊肿

19. 下列关于宫颈癌的描述,**不正确**的是
    A. 是妇科最常见的恶性肿瘤
    B. 预后取决于肿瘤大小和分期

C. 在 T_2WI 上呈低信号

D. 矢状位和横轴位 T_2WI 是诊断宫颈癌的基础层面

E. 病理上鳞癌多见

20. 卵巢恶性肿瘤的诊断依据**不包括**

　　A. 肿瘤壁不规则,壁结节融合成团　　　　　　B. 肿瘤内分隔厚且不规则

　　C. 肿瘤周围可有化学位移伪影　　　　　　　　D. 合并有腹水

　　E. 有转移病灶

21. 属于女性生殖腺的是

　　A. 睾丸　　　　B. 卵巢　　　　C. 精囊　　　　D. 前列腺　　　　E. 尿道球腺

22. 病人,女,18 岁。左下腹痛 1 个月。CT 示左下腹 10cm×12cm 椭圆形囊性团块影,CT 值 15Hu,密度均匀,边缘光滑,包膜完整,增强扫描无强化。首先考虑的诊断是

　　A. 卵巢囊肿　　　　　　　　　B. 卵巢囊腺瘤　　　　　　　　　C. 卵巢畸胎瘤

　　D. 卵巢脓肿　　　　　　　　　E. 卵巢巧克力囊肿

23. 病人,女,65 岁。绝经 16 年,阴道反复流血 3 个月。查体:肥胖,血压 160/110mmHg。妇科检查:阴道少量流血,子宫颈光滑。CT 表现为子宫增大,密度不均匀,有低密度坏死区。最可能的诊断是

　　A. 宫颈癌　　　　　　　　　　B. 子宫肌瘤　　　　　　　　　　C. 子宫内膜癌

　　D. 卵巢癌　　　　　　　　　　E. 卵巢巧克力囊肿

24. 病人,女,54 岁。CT 及 MRI 发现盆腔内囊实性肿块,内壁不规则并有明显实性部分。最可能的诊断是

　　A. 卵巢囊肿　　　　　　　　　B. 卵巢腺瘤　　　　　　　　　　C. 卵巢囊畸胎瘤

　　D. 卵巢囊腺癌　　　　　　　　E. 卵巢脓肿

25. 肾上腺嗜铬细胞瘤的 MRI 表现**错误**的是

　　A. 多为单侧、偶为双侧的肾上腺肿块

　　B. 圆形或椭圆形

　　C. 直径多在 1cm 以上

　　D. 肿块密度均匀或不均匀

　　E. 增强肿块实体部分发生明显强化,囊变坏死不强化

26. 肾上腺转移瘤最常见的原发肿瘤是

　　A. 肝癌　　　　B. 乳腺癌　　　　C. 胰腺癌　　　　D. 胆囊癌　　　　E. 肺癌

27. 典型的嗜铬细胞瘤 MRI 表现为

　　A. T_1WI 呈低信号,T_2WI 呈中等高信号　　　　B. T_1WI 呈高信号,T_2WI 呈低信号

　　C. T_1WI 呈低信号,T_2WI 呈中等信号　　　　　D. T_1WI 及 T_2WI 均呈高信号

　　E. T_1WI 及 T_2WI 均呈低信号

28. 关于肾上腺皮质癌的 MRI 表现,正确的是

　　A. 无明显强化　　　　　　　　B. 均无功能　　　　　　　　　　C. 信号不均匀

　　D. 易发生下腔静脉癌栓　　　　E. 很少淋巴结转移

　　(二)B 型题(以下提供若干组考题,每组考题共同使用在考题前列出的 A、B、C、D、E 五个备选答案,请从中选择一个与考题关系最密切的答案,每个备选答案可以被选择一次、多次或不被选择)

　　(1~3 题共用备选答案)

　　A. 肾实质内类圆形均匀水样密度和信号灶,无强化

B. 肾实质内分叶状肿块,不均匀强化

C. 肾实质内边缘清楚的混杂密度肿块,其内有脂肪成分

D. 两肾多发大小不等囊肿,双肾体积增大

E. 小儿肾区巨大混杂密度肿块,不均匀强化

1. 单纯性肾囊肿可见

2. 肾母细胞瘤可见

3. 肾血管平滑肌脂肪瘤可见

（4~6 题共用备选答案）

A. 前列腺周围带不规则软组织肿块,PSA 水平增高

B. 前列腺内斑点状高密度灶

C. 前列腺弥漫性增大,直肠指检时压痛

D. 前列腺移行带和中央带对称性增大

E. 前列腺明显增大,周围带局限性不规则肿块,直肠指诊表面不规则,质硬

4. 良性前列腺增生时,可见

5. 前列腺癌时,可见

6. 前列腺增生伴前列腺癌时,可见

（三）X 型题（以下每一道题下面有 A、B、C、D、E 五个备选答案，其中有 2 个及以上的正确答案）

1. 关于多囊肾的描述,正确的是

 A. 常合并多囊肝   B. 双肾明显增大   C. 囊肿大小不等

 D. 见不到正常的肾组织   E. 多为双侧

2. 关于膀胱癌的描述,正确的是

 A. 多发生于青少年   B. 以乳头状癌多见

 C. 临床表现主要为血尿   D. 由膀胱壁突向腔内的肿块

 E. 肿块可随体位改变而移动

3. 下列关于女性生殖系统的叙述,正确的是

 A. 由生殖腺(卵巢)和输送管道(输卵管、子宫和阴道)组成

 B. 输卵管可分为四部分:子宫部、峡部、壶腹部和伞部

 C. 子宫是一中空的肌性器官,分为底、体、颈三部分

 D. 成人子宫呈前倾前屈位

 E. 阴道位于盆腔中央,前方与膀胱底和尿道相邻,后方贴近直肠

4. 输卵管结核的 X 线表现包括

 A. 输卵管僵直呈锈铁丝状

 B. 管腔内干酪坏死显示不规则充盈缺损

 C. 壶腹部积水扩张呈桑葚状或腊肠状

 D. 多段性狭窄呈串珠状

 E. 输卵管边缘毛糙,见细小壁龛或闭塞

5. X 线片上有节育器,但宫腔探查无节育器,**不考虑**

 A. 节育器过大   B. 节育器过小   C. 节育器变形

 D. 节育器入腹腔   E. 节育器低位

6. 慢性输卵管炎时,子宫输卵管造影表现包括

    A. 输卵管扭曲   B. 输卵管中断闭塞

    C. 输卵管呈锈铁丝状   D. 输卵管末端膨大

    E. 输卵管粗细不均

7. 常见的子宫畸形有

    A. 先天性无子宫   B. 双子宫   C. 双角单颈子宫

    D. 不完全中隔子宫   E. 中隔子宫

8. 子宫平滑肌瘤的类型包括

    A. 肌壁间肌瘤   B. 皮下肌瘤   C. 浆膜下肌瘤

    D. 多发肌瘤   E. 黏膜下肌瘤

9. 子宫输卵管造影的禁忌证包括

    A. 生殖器官慢性炎症   B. 月经期或子宫出血   C. 高热

    D. 妊娠期   E. 子宫恶性肿瘤

10. 子宫输卵管造影的并发症包括

    A. 感染   B. 静脉回流   C. 淋巴回流

    D. 碘过敏   E. 子宫穿孔

11. 女性盆腔内可发生钙化的疾病有

    A. 输卵管结核   B. 卵巢囊肿   C. 畸胎瘤

    D. 纤维肌瘤   E. 子宫肌瘤

12. 关于子宫内膜癌描述正确的是

    A. 绝经后出血   B. 多为老年女性   C. 阴道排液

    D. 超声表现为宫腔病变   E. 常合并卵巢囊肿

13. 下列卵巢肿瘤中,产生性激素的肿瘤有

    A. 黏液性囊腺瘤   B. 原发性绒毛膜癌   C. 畸胎瘤

    D. 卵泡膜细胞瘤   E. 颗粒细胞瘤

14. 卵巢转移癌的转移途径有

    A. 直接蔓延   B. 血行转移   C. 淋巴转移

    D. 腹腔种植   E. 卵巢之间相互转移

15. 卵巢癌腹腔种植的常见部位有

    A. 子宫直肠窝   B. 右下腹部肠系膜根部的下端

    C. 左下腹部乙状结肠系膜的上缘   D. 盲肠和升结肠外侧的结肠旁沟

    E. 左侧膈下

16. 关于卵巢癌的说法正确的是

    A. 是对来源于卵巢上皮、性索间质、生殖细胞等各种恶性肿瘤的统称

    B. 主要为浆液性囊腺癌和黏液性囊腺癌

    C. 黏液性囊腺癌最多见

    D. 浆液性囊腺癌多为单侧

    E. 黏液性囊腺癌腹膜种植转移可形成腹腔假性黏液瘤

17. 具有分泌功能的肾上腺肿瘤包括

    A. Cushing 腺瘤   B. Conn 腺瘤   C. 神经母细胞瘤

    D. 嗜铬细胞瘤   E. 髓质脂肪瘤

18. X 线检查时,正常腹部平片上能显示的结构是

    A. 肝脏　　　　B. 双肾　　　　C. 腰大肌　　　　D. 脊柱　　　　E. 肾上腺

19. 关于肾上腺造影,描述正确的是

    A. 包括选择性肾上腺动脉造影和肾上腺静脉造影

    B. 正常选择性肾上腺动脉造影显示肾上腺血供来自肾上腺上、中、下三支动脉

    C. 正常选择性肾上腺动脉造影肾上腺实质染色时表现为均匀一致的密度增高影

    D. 肾上腺静脉造影可现实肾上腺静脉主干、腺体内中心静脉及周围排列的小分支

    E. 右侧肾上腺静脉直接汇入下腔静脉,左侧与膈下静脉合成一支汇入左肾静脉

20. 关于肾上腺肿瘤,描述正确的是

    A. 可行选择性肾上腺动脉造影或肾上腺静脉造影进行诊断

    B. 易误诊为肾脏肿瘤或腹膜后肿瘤

    C. 普通 X 线检查可以见到所有类型肾上腺肿瘤

    D. 部分肾上腺肿瘤可有钙化

    E. 表现为肾上腺增大、变形,同时可有肾轴的移位

21. 关于肾上腺,描述**错误**的是

    A. 普通 X 线检查为常规检查

    B. 肾上腺静脉造影可用于肾上腺巨大恶性肿瘤的介入性栓塞治疗

    C. 肾上腺静脉造影偶尔用于采取静脉血标本,进行相关激素水平测定

    D. 目前公认肾上腺造影是肾上腺病变最佳检查方法

    E. 选择性肾上腺动脉造影的异常表现为肾上腺动脉增粗并异常结节状或不规则肿块染色

22. 下列属于肾上腺髓质病变的是

    A. 嗜铬细胞瘤　　　　　　　　B. 神经母细胞瘤　　　　　　　　C. 节细胞神经瘤

    D. 原发性醛固酮腺瘤　　　　　E. 原发性皮质醇腺瘤

23. 与嗜铬细胞瘤相关的统计数字,正确的是

    A. 10%位于肾上腺之外　　　　B. 10%为恶性肿瘤　　　　　　C. 10%为多发性

    D. 90%位于肾上腺　　　　　　E. 10%起源于肾上腺皮质

24. 关于嗜铬细胞瘤描述正确的是

    A. 多见于 14 岁以下儿童　　　　　　　　　　B. 为圆形或卵圆形肿块

    C. 既可有实质性肿块也可有囊性肿块　　　　D. 普通 X 线检查即可发现

    E. 肿瘤大小可以鉴别良恶性

25. **不易**累及双侧肾上腺的疾病是

    A. 肾上腺腺瘤　　　　　　　　B. 肾上腺出血　　　　　　　　C. 神经源性肿瘤

    D. 肾上腺结核　　　　　　　　E. 髓质脂肪瘤

26. 可引起皮质醇增多症(Cushing 综合征)的是

    A. 肾上腺腺瘤　　　　　　　　B. 肾上腺增生　　　　　　　　C. 嗜铬细胞瘤

    D. 肾上腺皮质腺瘤　　　　　　E. 肾上腺髓样脂肪瘤

27. 关于肾上腺囊肿的病理分类,正确的是

    A. 内皮囊肿　　　　　　　　　B. 假性囊肿　　　　　　　　　C. 上皮性囊肿

    D. 真性囊肿　　　　　　　　　E. 棘球蚴性囊肿

28. 关于前列腺癌的描述,正确的是

    A. 好发于周围带　　　　　　　　　　　　　B. 好发于移行带

C. 99%为腺癌
D. 老年人多见

E. 前列腺特异性抗原(PSA)增高

29. 前列腺增生的表现包括

A. 前列腺增大呈球形
B. 主要是中央带增生

C. 增生的前列腺可突向膀胱
D. 其内可见钙化

E. 包膜完整

三、填空题

1. 输尿管行程中,有 3 个生理狭窄,即＿＿＿＿＿＿、＿＿＿＿＿＿、＿＿＿＿＿＿。

2. 泌尿道结石大多数为＿＿＿＿结石。

3. 肾脏通常位于＿＿＿＿＿＿＿＿＿＿＿＿＿＿＿＿水平之间,右肾一般较左肾低。

4. 正常肾盂、肾盏的形状有＿＿＿＿、＿＿＿＿、＿＿＿＿。

5. 膀胱壁的厚度一般不超过＿＿＿＿ mm。

6. 正常年轻人前列腺平均上下径为＿＿＿＿ cm,前后径为＿＿＿＿ cm,横径为＿＿＿＿ cm。

7. 前列腺增生多发生在＿＿＿＿＿＿和＿＿＿＿＿＿。

8. 前列腺癌突破被膜向外侵犯,最易受累的是＿＿＿。

9. 输卵管自子宫角向外下走行,为纤曲柔软的线状影,依次分为＿＿＿＿、＿＿＿＿、＿＿＿＿和＿＿＿＿四个部分。

10. 子宫在 MRI 上分三层:＿＿＿＿、＿＿＿＿和＿＿＿＿。

11. 宫颈 MRI 自内向外信号依次为:＿＿＿＿＿＿＿＿＿＿＿、＿＿＿＿＿＿＿＿＿＿＿、＿＿＿＿＿＿＿＿＿＿＿、＿＿＿＿＿＿＿＿＿＿＿。

12. 肾上腺嗜铬细胞瘤典型表现为＿＿＿＿＿＿、＿＿＿＿＿＿、＿＿＿＿＿＿(三高症)、＿＿＿＿＿＿、＿＿＿＿＿＿(三联症)等。

13. Cushing 腺瘤病人临床表现可见＿＿＿＿＿＿、＿＿＿＿＿＿、＿＿＿＿、继发性糖尿病和骨质疏松等,实验室检查可发现血和尿中＿＿＿＿＿＿和＿＿＿＿＿＿增多。

14. Conn 腺瘤病人临床表现为＿＿＿＿＿＿、＿＿＿＿＿＿、＿＿＿＿＿＿,实验室检查可见低血钾、高血钠,血浆和尿中＿＿＿＿＿＿水平增高,肾素水平下降。

四、问答题

1. 一侧肾影增大常见于哪些疾病?

2. 一侧肾盂积水常见的原因有哪些?尿路造影表现是什么?

3. 试述肾结核的 CT 表现。

4. 肾细胞癌与肾血管平滑肌脂肪瘤的鉴别要点是什么?

5. 试述肾母细胞瘤的 CT 表现。

6. 试述前列腺癌的 MRI 表现。

7. 试述前列腺增生的 CT、MRI 表现。

8. 试述 MRI 检查子宫的优势。

9. 试述慢性输卵管炎的 X 线表现。

10. 试述子宫肌瘤的 MRI 表现。

11. 试述宫颈癌的 MRI 表现及临床分期。

12. 试述子宫内膜癌的 MRI 表现及临床分期。

13. 试述卵巢畸胎瘤的 CT 表现。

14. 试述 Cushing 腺瘤的临床表现及 CT 表现。

15. 试述 Conn 腺瘤的临床表现及 CT 表现。

16. 试述肾上腺转移瘤的 CT 表现。

17. 试述肾上腺嗜铬细胞瘤的 MRI 表现。

18. 试述肾上腺皮质癌的 MRI 表现。

第四节　参 考 答 案

辨识正常影像解剖结构

1. X 线静脉肾盂造影图像

①肾小盏　②肾盂　③输尿管　④膀胱

2. CT 尿路成像(CTU)图像

①肾盂　②输尿管　③膀胱

3. 肾脏 CT 平扫和增强扫描,横轴位及冠状位重组图像

①右肾　②腹主动脉　③左肾　④下腔静脉　⑤脾　⑥左肾

4. 肾脏 MRI 平扫和增强扫描,横轴位及冠状位图像

①右肾　②左肾　③肝脏　④右肾　⑤脾　⑥左肾

5. 前列腺 MRI 横轴位 T_1WI 和 T_2WI 图像

①前列腺中央腺体　②前列腺周围带

6. 正常输卵管 X 线造影图像

①输卵管间质部　②输卵管峡部　③输卵管伞部　④输卵管壶腹部　⑤宫颈管　⑥子宫腔

7. 正常输卵管 X 线造影图像

①子宫腔　②输卵管壶腹部　③宫颈管　④输卵管

8. 正常子宫 MRI 横轴位 T_2WI 图像

①子宫联合带　②子宫内膜　③子宫肌层　④卵巢

9. 正常子宫 MRI 矢状位 T_2WI 图像

①子宫联合带　②子宫肌层　③宫颈部黏液　④子宫内膜

10. 正常肾上腺 CT 图像

①右侧肾上腺　②左侧肾上腺　③腹主动脉　④下腔静脉

11. 正常肾上腺 MRI 图像

①下腔静脉　②右侧肾上腺　③腹主动脉　④左侧肾上腺

常见病病例分析

病例一

1. 检查部位及方法:CT 尿路成像(CTU)。

2. 影像学表现:CTU 显示右侧肾盂和上段输尿管分为上下两部分,于输尿管中上段呈 Y 形汇合。

3. 影像诊断:右侧肾盂输尿管不完全重复畸形。

4. 鉴别诊断及要点:表现典型,无需鉴别。

病例二

1. 检查部位及方法:腹部 CT 平扫轴位、冠状位与 CU 尿路造影(CTU)。

2. 影像学表现:腹部 CT 平扫轴位像显示右侧输尿管走行区点状致密影,边缘清楚;冠状位像显示右侧输尿管盆腔段数枚点状致密影呈串状排列;CTU 见右侧输尿管盆腔段近膀胱入口处高密度影,其上方输尿管及肾盂肾盏轻度积水扩张。

3. 影像诊断:右侧输尿管结石,伴肾盂输尿管积水。

4. 鉴别诊断及要点:CTU 三维图像可以立体观察结石的位置,为临床提供更全面的信息。

病例三

1. 检查部位及方法:腹部 CT 增强扫描轴位和冠状位图像。

2. 影像学表现:CT 增强轴位像显示两侧肾实质在脊柱前方融合;冠状位见左侧肾门朝向外上方,右侧肾门朝向上方。

3. 影像诊断:融合肾(马蹄肾)。

4. 鉴别诊断及要点:马蹄肾是先天性肾融合畸形最常见的一种类型。表现典型,无需鉴别。

病例四

1. 检查部位及方法:腹部 CT 平扫及增强扫描肾皮质期、肾实质期和实质期冠状位图像。

2. 影像学表现:左肾上极外侧向肾轮廓外突出的类圆形肿块,平扫图像肿块密度高于肾实质,增强扫描肾皮质期强化明显。

3. 影像诊断:左肾透明细胞癌。

4. 鉴别诊断及要点:需与肾血管平滑肌脂肪瘤鉴别。鉴别要点是肾血管平滑肌脂肪瘤内可见脂肪成分。

病例五

1. 检查部位及方法:腹部 CT 增强扫描肾皮质期、肾实质期轴位,增强扫描皮质期冠状位和静脉尿路造影。

2. 影像学表现:CT 增强扫描显示肾盂内血供丰富的类圆形肿块,静脉尿路造影显示肾盂内充盈缺损。

3. 影像诊断:(向肾盂内生长)左肾透明细胞癌。

4. 鉴别诊断及要点:需与肾盂癌鉴别,多数肾盂癌为乏血供肿瘤。

病例六

1. 检查部位及方法:腹部 CT 平扫及增强扫描肾皮质期、实质期轴位和肾皮质期冠状位。

2. 影像学表现:CT 平扫示双肾增大,肾实质见弥漫分布多发大小不等囊状低密度影,肾实质受压呈分隔状或多房状,双肾轮廓呈波浪状。

3. 影像诊断:多囊肾。

4. 鉴别诊断及要点:主要需与单纯性多发肾囊肿鉴别。单纯性多发肾囊肿的囊肿间为正常肾组织,肾脏不增大。

病例七

1. 检查部位及方法:盆腔 CT 平扫及增强扫描轴位、冠状位和矢状位。

2. 影像学表现:CT 平扫见膀胱左后壁向腔内隆起的类圆形不规则肿块,表面呈菜花状,病灶中心密度较低。增强扫描明显强化。

3. 影像诊断:膀胱癌。

4. 鉴别诊断及要点:需与膀胱息肉鉴别,息肉多表面光滑。

病例八

1. 检查部位及方法：前列腺 MRI 横轴位 T_1WI 和 T_2WI。

2. 影像学表现：MRI 平扫见前列腺中央带和移行带对称性增大，T_1WI 呈均匀低信号，T_2WI 见结节性不均匀高信号，周围带受压变薄。

3. 影像诊断：良性前列腺增生。

4. 鉴别诊断及要点：主要与前列腺癌鉴别，前列腺癌多发生在周围带，信号不均，可呈局限性。

病例九

1. 检查部位及方法：前列腺 MRI 横轴位 T_1WI 和 T_2WI 图像。

2. 影像学表现：MRI 平扫见前列腺增大，右侧周围带见一不规则等 T_1 短 T_2 肿块，其内信号不均匀，向外后方突出。

3. 影像诊断：前列腺增生伴前列腺癌。

4. 鉴别诊断及要点：主要与良性前列腺增生鉴别，良性前列腺增生多呈均匀增大。

病例十

1. 检查部位及方法：盆腔 MRI T_1WI、T_2WI、脂肪抑制 T_2WI 轴位和 T_2WI 矢状位。

2. 影像学表现：子宫体积增大，形态不规则，内见多发结节状、团块状异常信号影，T_1WI 呈等信号，T_2WI 及 T_2WI/FS 呈混杂信号，最大者位于右侧壁，大小约 62mm×46mm×49mm，边缘欠清；内膜居中，轮廓光整。

3. 影像诊断：子宫平滑肌瘤。

4. 鉴别诊断及要点：CT 上发现子宫分叶状增大，局部等、低密度伴有钙化，增强扫描呈中度强化，伴有包膜。MRI 可多表现为子宫肌层内边界清楚的类圆形低信号病灶，病变内部液化坏死 T_2WI 表现为混杂信号，钙化则表现为无信号灶，诊断不难。

病例十一

1. 检查部位及方法：盆腔 MRI T_1WI、T_2WI、脂肪抑制 T_2WI 轴位和 T_2WI 矢状位。

2. 影像学表现：子宫增大，形态饱满，壁增厚，以后壁为著，肌层内多发斑片状、小囊状、索条状等 T_1 及短 T_1、长 T_2 异常信号，内膜增厚、轮廓欠光整，夹杂少量混合信号。

3. 影像诊断：子宫腺肌病。

4. 鉴别诊断及要点：MRI 子宫肌层明显增厚，T_1WI 与子宫肌层信号相似，T_2WI 病灶内腺体成分呈多发点状高信号，有特征性表现。

病例十二

1. 检查部位及方法：盆腔 MRI 平扫及增强。

2. 影像学表现：平扫可见子宫增大，宫腔扩张，内膜不均匀增厚、中断，内见团块状异常信号，到达子宫颈部，T_1WI 呈等、稍高混杂信号，T_2WI 及 STIR 呈高、低混杂信号，大部分边界较清，约 94mm×34mm。增强扫描可见宫腔内肿块呈轻中度不均匀强化，强化程度低于正常子宫肌层，内见不规则小斑片状低强化灶。

3. 影像诊断：子宫内膜癌。

4. 鉴别诊断及要点：子宫内膜癌需与子宫腺肌病、子宫黏膜下肌瘤、宫颈癌鉴别。子宫腺肌病表现为联合带增厚，厚度≥12mm，子宫肌壁内可见小囊样信号影。子宫黏膜下肌瘤表现为子宫体积增大，宫腔受压；T_2WI 上呈均匀低信号；子宫肌瘤常多发；肿瘤边界清晰，常见钙化。宫颈癌表现为宫颈管增厚，侵犯周围组织，宫颈活检可鉴别。

病例十三

1. 检查部位及方法：盆腔 CT 平扫轴位、冠状位和矢状位。

2. 影像学表现：盆腔内膀胱上方见混合密度肿块，大小约 14cm×10cm×10cm，密度不均，见不规则斑片状脂肪密度及斑点状骨质密度影，边界清晰，膀胱受压。

3. 影像诊断：右侧卵巢囊性畸胎瘤。

4. 鉴别诊断及要点：盆腔内混杂信号肿块，内有脂肪性密度或信号灶，即可诊断本病。应与脂肪瘤鉴别，脂肪瘤瘤体内全部是脂肪成分，信号或密度均匀。

病例十四

1. 检查部位及方法：盆腔 CT 平扫、CT 增强动脉期、CT 增强静脉期轴位和 CT 增强静脉期冠状位。

2. 影像学表现：CT 平扫盆腔内见 86mm×152mm×70mm 多房囊性肿块，囊内密度均匀，CT 值约 8~29Hu，形态欠规则，内可见分隔，部分囊壁可见斑点状致密影，边界清晰。增强扫描显示盆腔内多房囊性病变囊壁呈明显均匀强化，囊内未见强化，与卵巢分界不清。

3. 影像诊断：卵巢黏液性囊腺瘤。

4. 鉴别诊断及要点：应与卵巢囊肿、卵巢畸胎瘤和卵巢恶性肿瘤鉴别。卵巢囊肿常为潴留囊肿，常较小。卵巢浆液性囊腺瘤多为单房，囊壁较薄，以囊性为主，圆形或卵圆形。卵巢囊性畸胎瘤内如无脂肪或骨骼成分，有时难以鉴别。卵巢囊腺癌多为囊实性病灶，如有囊壁增厚、囊壁结节，需考虑恶性可能。

病例十五

1. 检查部位及方法：盆腔 CT 平扫轴位、冠状位和矢状位。

2. 影像学表现：右侧附件区见一类圆形囊状水样密度影，CT 值 5Hu，大小约 44mm×45mm，囊内密度均匀，囊壁见斑点状、蛋壳样改变，病灶边界清晰。

3. 影像诊断：右侧卵巢浆液性囊腺瘤。

4. 鉴别诊断及要点：应与卵巢囊肿、卵巢畸胎瘤和卵巢恶性肿瘤鉴别。卵巢囊肿常为潴留囊肿，常较小。卵巢黏液性囊腺瘤囊壁多较厚，常为多房，囊内容物含黏液，CT 值往往较高，T_1WI 信号强度较高。卵巢囊性畸胎瘤内如无脂肪或骨骼成分，有时难以鉴别。卵巢囊腺癌多为囊实性病灶，如有囊壁增厚、囊壁结节，需考虑恶性可能。

病例十六

1. 检查部位及方法：盆腔 CT 平扫、CT 增强扫描动脉期、CT 增强静脉期轴位和 CT 增强静脉期冠状位。

2. 影像学表现：CT 平扫盆腔内巨大不规则团块状囊实性混合密度肿块，大小约 13cm×10cm×14cm，密度不均匀，以囊液性密度为主，其内可见斑片状软组织密度及分隔，与子宫分界不清，双侧附件显示不清。盆腔见大量液性密度影。增强扫描显示双侧附件区肿块实性部分明显不均匀强化，分隔及包膜亦明显强化；囊性部分未见强化。

3. 影像诊断：卵巢癌（低分化腺癌）伴腹水。

4. 鉴别诊断及要点：中年以上女性盆腔内较大的分房性囊性肿块，囊壁与间隔形态不规则，其内呈液体信号，即可诊断。需与卵巢囊腺瘤、盆腔子宫内膜异位症、卵巢转移瘤鉴别。卵巢囊腺瘤不是生长在卵巢内部，而是以蒂与卵巢相连；它是以囊性为主的囊实性肿物，边界清晰，肿块体积较大，囊壁及间隔较薄且规则，厚度一般≤3mm。盆腔子宫内膜异位症常见于生育期年龄，有进行性痛经、随月经周期加重及不孕等特征，多为囊性包块，分隔及实性成分少见。如发现双侧卵巢肿块又有原发瘤，则考虑为卵巢转移肿瘤。

病例十七

1. 检查部位及方法：盆腔 MRI 平扫及增强。

2. 影像学表现：平扫见子宫颈部体积增大、形态饱满，偏右侧见 52mm×46mm×58mm 软组织肿块，信号略欠均匀，形态不规则，边界欠清，邻近脂间隙抑脂序列信号不均匀性增高；宫颈偏左见多个囊状等 T_1 长 T_2 异常信号影，边界清晰。左侧附件区见 31mm×17mm 囊状长 T_1 长 T_2 信号影，边界清晰。增强扫描宫颈肿块增强扫描呈明显强化，强化略欠均匀。左侧附件区囊状信号，增强扫描见薄壁强化。

3. 影像诊断：宫颈癌。

4. 鉴别诊断及要点：子宫颈实性肿块，有阴道出血表现，应首先考虑宫颈癌。

病例十八

1. 检查部位及方法：肾上腺 CT 平扫、CT 增强扫描动脉期、CT 增强静脉期轴位和 CT 增强静脉期冠状位。

2. 影像学表现：平扫见右侧肾上腺内侧支类椭圆形稍低密度影，大小约为 37mm×27mm×34mm，边界清楚，密度欠均匀，CT 值约为−14~15Hu，与内侧支分界不清，内侧支未见增粗，右肾上腺外侧支及体部未见异常。增强扫描显示右肾上腺结节呈轻度强化，内见多发絮状、斑片状明显强化，动脉期 CT 值约为 30~120Hu，静脉期 CT 值约为 46~122Hu，边界清楚。

3. 影像诊断：右侧肾上腺腺瘤，醛固酮腺瘤可能。

4. 鉴别诊断及要点：肾上腺腺瘤在 T_1WI 和 T_2WI 均接近肝实质信号，化学位移成像能证实肿块内富含脂质，与同相位相比，反相位上肿块信号明显下降，富有特征。应与肾上腺皮质癌和肾上腺囊肿鉴别。皮质癌肿块较大，形态不规则，内部密度、信号不均匀，出血、坏死、钙化多见，可伴其他部位转移。肾上腺囊肿常较大而无任何强化。

病例十九

1. 检查部位及方法：肾上腺 CT 平扫、CT 增强扫描动脉期、CT 增强静脉期轴位和 CT 增强静脉期冠状位。

2. 影像学表现：平扫见右肾上腺外支类圆形低密度结节，密度均匀，CT 值约 2Hu，边缘清楚。增强扫描显示右侧肾上腺外支结节动脉期呈明显不均匀强化，静脉期强化程度稍减低。

3. 影像诊断：右肾上腺皮质腺瘤。手术病理证实为肾上腺皮质腺瘤。

4. 鉴别诊断及要点：需与肾上腺皮质癌和转移瘤鉴别。肾上腺皮质癌的肿块较大，坏死囊变显著，部分可形成假囊肿，由于皮质癌胶原间隔的存在，增强扫描肿块明显不均匀强化，并可见网络样强化，邻近脂肪间隙及脏器易受肿瘤组织浸润。肾上腺转移瘤多为双侧，临床多无肾上腺皮质及髓质功能异常，结合原发癌多可作出诊断。

病例二十

1. 检查部位及方法：肾上腺 CT 平扫、CT 增强扫描动脉期、CT 增强静脉期轴位和 CT 增强静脉期冠状位。

2. 影像学表现：平扫见左肾上腺区类圆形团块状软组织密度影，边缘呈分叶状，密度均匀，CT 值约 36Hu，边界清楚，周围脂肪间隙存在，左肾受压下移。增强扫描显示左肾上腺区团块呈明显不均匀强化，内见多发斑片状稍低强化灶，病灶内部及周围见多发迂曲强化血管影。

3. 影像诊断：左肾上腺嗜铬细胞瘤。手术病理证实为肾上腺嗜铬细胞瘤。

4. 鉴别诊断及要点：肾上腺皮质癌的肿块较大，坏死囊变显著，部分可形成假囊肿，增强扫描明显不均匀强化。肾上腺转移瘤多无肾上腺皮质及髓质功能异常，结合原发癌多可作出诊断。

复习测试题

一、名词解释

1. 肾脊角:肾脏长轴自内上斜向外下,其与脊柱之间形成的夹角称肾脊角,正常约 15°~25°。

2. 肾自截:肾结核时肾脏广泛干酪样坏死,大部或全部钙化且功能完全丧失,称肾自截。

3. 马蹄肾:两侧肾脏的上极或下极相融合成马蹄样。马蹄肾发生在胚胎早期,是两侧肾脏胚胎在脐动脉之间被紧挤而融合的结果。

4. 精囊角:两侧精囊于中线部汇合,精囊前缘与膀胱后壁之间为三角形低密度脂肪间隙,称为精囊角。

5. 前纤维间质:前列腺根据不同组织学成分分为腺体区(外周带、中央带、移行带和尿道周围腺体组织)和非腺体区(前纤维间质),前纤维间质构成前列腺的前表面。

6. Cushing 腺瘤:分泌糖皮质激素(主要为皮质醇)的肾上腺腺瘤称为皮质醇腺瘤,又称 Cushing 腺瘤。

7. Conn 腺瘤:分泌醛固酮的肾上腺腺瘤称为醛固酮腺瘤,又称 Conn 腺瘤。

二、选择题

（一）A 型题

1. B	2. A	3. A	4. D	5. D	6. D	7. A	8. D	9. C	10. D
11. B	12. A	13. B	14. E	15. D	16. D	17. D	18. A	19. C	20. C
21. B	22. A	23. C	24. D	25. C	26. E	27. A	28. D		

（二）B 型题

1. A　　2. E　　3. C　　4. D　　5. A　　6. E

（三）X 型题

1. ABCDE	2. BCD	3. ABCDE	4. ABDE	5. ABCE	6. ABCE
7. ABCDE	8. ACE	9. BCDE	10. ABCDE	11. ABCE	12. ABCD
13. BDE	14. ABCD	15. ABCD	16. ABDE	17. ABD	18. ABCD
19. ABCDE	20. ABDE	21. ABD	22. ABC	23. ABCD	24. BC
25. ABCE	26. ABD	27. ABCE	28. ACDE	29. ABCDE	

三、填空题

1. 与肾盂相连处　跨越髂血管及小骨盆边缘处　进入膀胱处

2. 阳性

3. 第 12 胸椎至第 3 腰椎

4. 常见型　分支型　壶腹型

5. 3

6. 1.3　2.3　3.1

7. 中央带　移行带

8. 精囊

9. 间质部　峡部　壶腹部　伞端

10. 子宫肌层　子宫内膜　联合带

11. 宫颈管内含黏液呈高信号　宫颈黏膜呈中等信号　宫颈纤维化间质为低信号　宫颈肌层呈中等信号

12. 阵发性高血压　高代谢　高血糖　心悸　头痛　出汗

13. 满月脸　向心性肥胖　高血压　17-羟皮质激素　17-酮皮质激素

14. 高血压　肌无力　夜尿增多　醛固酮

四、问答题

1. 一侧肾影增大常见于哪些疾病？

一侧肾影增大可见于肾盂积水、肾肿瘤、肾囊肿、肾实质及肾周血肿、肾结核、急性肾盂肾炎和急性肾小球肾炎；也可见于肾缺如、肾发育不全、肾功能损害。

2. 一侧肾盂积水常见的原因有哪些？尿路造影表现是什么？

常见原因有肿瘤、结石、血块、炎症、输尿管外肿瘤压迫。

尿路造影表现为肾小盏杯口状轮廓变平或向外隆起，峡部变宽变短，肾盂膨隆。阻塞以上的输尿管扩张增粗。如梗阻时间长，可使肾实质萎缩，肾功能受损，静脉肾盂造影肾脏显影变淡、显影时间延长。

3. 试述肾结核的 CT 表现。

早期：CT 平扫显示肾实质内边缘模糊的低密度灶。增强扫描可呈环形强化并有对比剂进入，但对肾盂、肾盏的早期破坏显示不佳。

进展期：部分或全部肾盂、肾盏扩张，呈多个囊状低密度影，CT 值略高于水。可伴有肾盂和输尿管壁的增厚、管腔狭窄。膀胱变小，壁不规则。

晚期：可见多发点状或不规则钙化影，甚至全肾钙化，肾影增大或萎缩。

4. 肾细胞癌与肾血管平滑肌脂肪瘤的鉴别要点是什么？

肾细胞癌多为肾实质内类圆形或分叶状肿块，内部密度和信号不均匀，增强扫描呈不均匀强化，囊变坏死区无强化，边缘可有假包膜，肿瘤可向外侵犯肾周脂肪、肾筋膜增厚，肾静脉和下腔静脉可发生癌栓。肾血管平滑肌脂肪瘤表现为肾实质内边界清楚的混杂密度或信号肿块，肿瘤内含脂肪组织是诊断的主要依据。肾细胞癌中极少有脂肪成分。根据 CT 的密度及 MRI 的信号特征可判断肿瘤内是否含脂肪成分，可鉴别。

5. 试述肾母细胞瘤的 CT 表现。

平扫见肾区巨大软组织密度肿块，密度略低于周围正常肾实质；肿块内部密度不均匀，边缘较清晰；肿块如突破肾包膜，肾周脂肪受侵，界线模糊不清，残留肾实质受压变形、移位。增强扫描：肿块实质部分强化程度低于周围正常肾实质，肾静脉或下腔静脉瘤栓形成，表现为腔内充盈缺损。

6. 试述前列腺癌的 MRI 表现。

MRI 平扫见前列腺不规则增大；T_1WI 上呈等、低信号，T_2WI 上呈低信号，DWI 呈高信号；内部信号均匀/不均匀；肿瘤外侵可见周围脂肪信号消失，与周围组织分界不清；增强扫描见明显强化；波谱分析：病变区 Cit 峰值明显下降和/或（Cho+C_r）/Cit 的比值显著增高。

7. 试述前列腺增生的 CT、MRI 表现。

CT：平扫见前列腺对称性体积增大，上缘超过耻骨联合上方 2cm 或横径>5cm，内部密度均匀，可见钙化灶，边界清晰。增强扫描见均匀强化。

MRI：平扫见前列腺对称性体积增大，T_1WI 上呈均匀低信号，T_2WI 上见中央带及移行带增大呈不均匀等、高信号，周围带受压变薄；DWI 无扩散受限。增强扫描无异常强化；MRS 检查，增生区 Cit 峰升高，Cho 峰和 Cr 变化不大。

8. 试述 MRI 检查子宫的优势。

MRI 检查软组织对比度高，解剖清晰，子宫内膜、联合带、肌层清晰可辨，且可多平面扫描，有较高的敏感性，能准确进行病变定位为黏膜下、肌层或浆膜下。

9. 试述慢性输卵管炎的 X 线表现。

慢性输卵管炎多为双侧发生,炎症造成宫腔粘连、狭窄、闭塞。闭塞近侧输卵管扩大,形成输卵管积水。当明显增粗时,碘油在其内可呈油滴状。

10. 试述子宫肌瘤的 MRI 表现。

子宫肌瘤的 MRI 表现为 T_1WI 与邻近肌组织信号相似,T_2WI 上呈均匀低信号,边界清楚,具有特征。T_1WI 抑脂,子宫肌瘤表现为混杂信号影;T_2WI 抑脂,呈均匀低信号,边界清楚。肿瘤伴发囊性变,T_1WI 上为低信号,T_2WI 上为高信号。MRI 增强,肌瘤常为不均匀强化。

11. 试述宫颈癌的 MRI 表现及临床分期。

宫颈癌的 MRI 表现为 T_1WI 上呈中等信号肿块,T_2WI 上呈高信号,比正常宫颈组织信号高。MRI 能显示癌肿向腔内的生长情况,并能显示周围器官组织的层次。

宫颈癌临床分期如下:

Ⅰ期:肿瘤完全局限于宫颈;

Ⅱ期:肿瘤延伸超过宫颈,但未达到盆壁和阴道下 1/3;

Ⅲ期:肿瘤延伸至盆壁和阴道下 1/3;

Ⅳ期:肿瘤延伸超过真骨盆或侵犯膀胱、直肠。

12. 试述子宫内膜癌的 MRI 表现及临床分期。

子宫内膜癌的 MRI 表现为子宫内膜增厚,宫体不对称性增大,T_1WI 呈等信号,T_2WI 呈高信号,其间可混有结节状中等或低信号区。癌肿侵犯肌层时,T_2WI 上可见低信号的联合带不规则破坏、中断。增强扫描,子宫内膜不均匀强化。宫旁组织受侵犯时,邻近结构不清,脂肪信号消失。

临床上子宫内膜癌以其侵犯范围分为四期:

Ⅰ期:肿瘤局限于宫体;

Ⅱ期:肿瘤宫颈受侵;

Ⅲ期:肿瘤侵犯至子宫外;

Ⅳ期:肿瘤侵犯膀胱、肠管或发生远处转移。

13. 试述卵巢畸胎瘤的 CT 表现。

盆腔内囊实性肿块:密度不均匀的肿块,囊壁厚薄不等,可有弧形钙化,内有脂肪密度(CT 值 −40~−120Hu)、牙或骨组织,即可诊断为畸胎瘤;增强扫描可见不均匀密度影,脂肪和钙化不强化。盆腔内囊性肿块伴囊内结节:若囊内结节大于 5cm,形态不规则,肿块边缘模糊,肿瘤与周围器官的脂肪层消失,与膀胱、盆腔肌肉或附近肠管间的分界不清,可诊断为畸胎瘤恶变或恶性畸胎瘤。

14. 试述 Cushing 腺瘤的临床表现及 CT 表现。

Cushing 腺瘤病人满月脸、多血质外貌、向心性肥胖、痤疮、紫纹、高血压、继发性糖尿病和骨质疏松等,实验室检查可发现血和尿中 17-羟皮质激素和 17-酮皮质激素增多。

CT 平扫:一侧肾上腺圆形或椭圆形肿块,边界清楚,密度均匀。增强扫描:轻-中度强化,肿块周围、腹腔内及腹壁脂肪多而明显,一般 Cushing 腺瘤瘤体较大,多大于 3cm,密度较高,强化明显。

15. 试述 Conn 腺瘤的临床表现及 CT 表现。

Conn 腺瘤病人临床表现为高血压、肌无力、麻痹、夜尿增加。实验室检查可见低血钾、高血钠、血浆和尿中醛固酮水平增高、肾素水平下降。

CT 平扫:一侧肾上腺圆形或椭圆形肿块,边界清楚,密度均匀。增强扫描:轻度强化,肿块周围、腹腔内及腹壁脂肪很少,一般 Conn 腺瘤瘤体较小,多小于 2cm,密度较低,强化轻。

16. 试述肾上腺转移瘤的 CT 表现。

肾上腺转移瘤常表现为双侧肾上腺肿块,偶为单侧性,呈圆形、椭圆形或分叶状,大小不等,常为 2~5cm,也可更大。肿块的密度可均匀或不均,增强扫描,肿块为均匀或不均匀强化。

17. 试述肾上腺嗜铬细胞瘤的 MRI 表现。

由于肾上腺嗜铬细胞瘤瘤体内水分含量较多,T_1WI 瘤体大部分呈低信号,少数为等信号,T_2WI 强度显著增强,呈高信号,整个瘤体的信号强度接近水,为嗜铬细胞瘤 MRI 特点。

18. 试述肾上腺皮质癌的 MRI 表现。

肾上腺皮质癌 MRI 表现为 T_1WI 低或混杂信号,T_2WI 高或混杂信号,T_1WI 内出现高信号提示有出血。增强扫描,肿块为不均匀强化,内有不规则无强化区。

(周鹏　齐春华　于广会)

第九章 骨骼肌肉系统

第一节 辨识正常影像解剖结构

1. 儿童长骨 X 线图像(图 9-1)

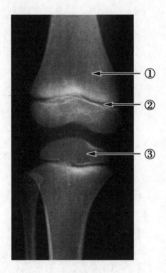

图 9-1

① _____; ② _____;
③ _____。

2. 成人长骨 X 线图像(图 9-2)

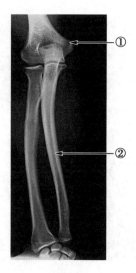

图 9-2

① _____ ;   ② _____ 。

3. 腰椎正侧位 X 线图像(图 9-3)

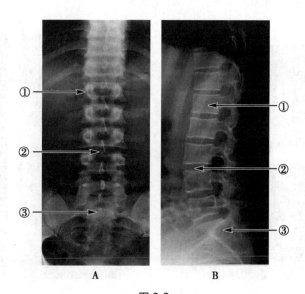

A   B

图 9-3

① _____ ;   ② _____ ;

③ _____ 。

4. 成人膝关节 X 线图像(图 9-4)

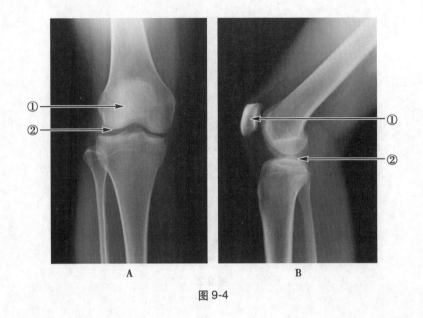

图 9-4

① _____ ; ② _____ 。

5. 腰椎横断面和矢状面 MRI T_1WI、T_2WI(图 9-5)

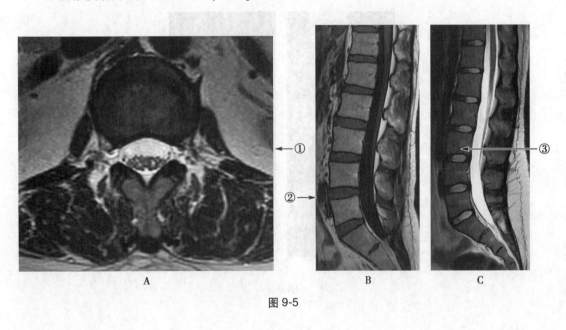

图 9-5

① _____ ; ② _____ ;

③ _____ 。

6. 髋关节 CT 图像、MRI 图像(图 9-6)

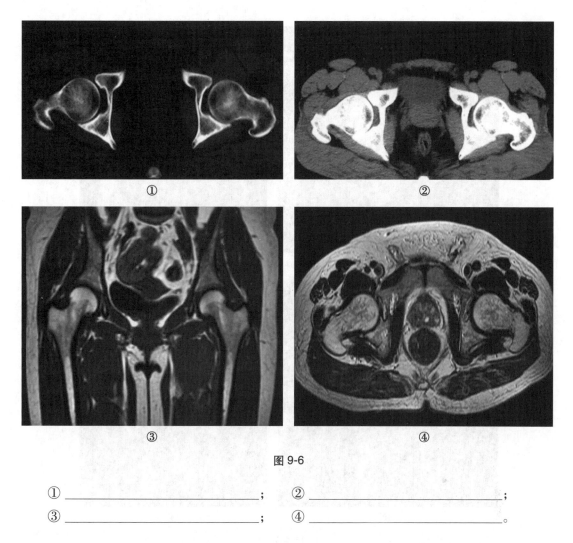

①   ②

③   ④

图 9-6

① _____ ; ② _____ ;

③ _____ ; ④ _____ 。

7. 膝关节 MRI 图像(图 9-7)

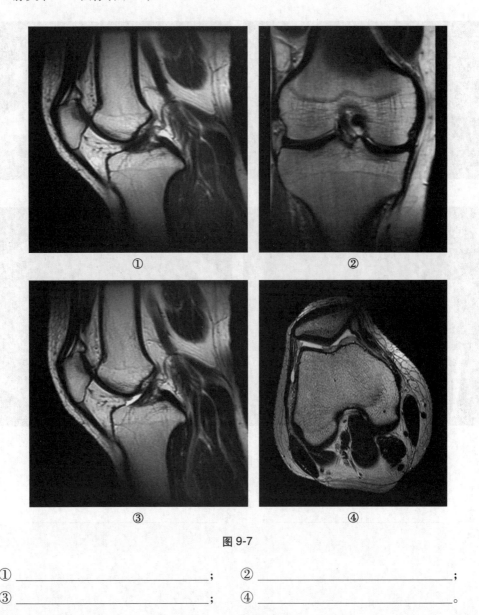

图 9-7

① _____ ;　② _____ ;

③ _____ ;　④ _____ 。

第二节 常见病病例分析

病例一

病人,男,20 岁。30min 前重物砸伤左前臂,肿痛、畸形、活动受限(图 9-8)。

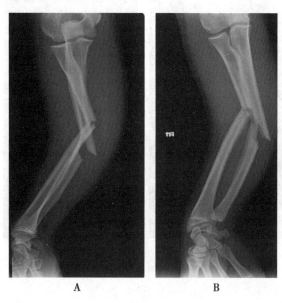

A   B

图 9-8

1. 检查部位及方法:_____

2. 影像学表现:_____

_____

_____

_____

3. 影像诊断:_____

4. 鉴别诊断及要点:_____

_____

_____

病例二

病人,男,45 岁。自三层楼高度坠落,臀部着地,腰背部疼痛,站立及翻身困难,活动受限(图 9-9)。

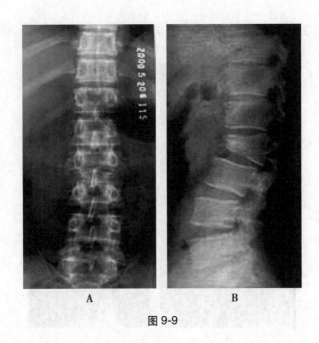

A   B

图 9-9

1. 检查部位及方法:＿＿＿＿＿＿＿＿＿＿＿＿＿＿＿＿＿＿＿＿＿＿＿＿

2. 影像学表现:＿＿＿＿＿＿＿＿＿＿＿＿＿＿＿＿＿＿＿＿＿＿＿＿＿

＿＿＿＿＿＿＿＿＿＿＿＿＿＿＿＿＿＿＿＿＿＿＿＿＿＿＿＿＿＿＿＿＿

＿＿＿＿＿＿＿＿＿＿＿＿＿＿＿＿＿＿＿＿＿＿＿＿＿＿＿＿＿＿＿＿＿

＿＿＿＿＿＿＿＿＿＿＿＿＿＿＿＿＿＿＿＿＿＿＿＿＿＿＿＿＿＿＿＿＿

3. 影像诊断:＿＿＿＿＿＿＿＿＿＿＿＿＿＿＿＿＿＿＿＿＿＿＿＿＿＿＿＿

4. 鉴别诊断及要点:＿＿＿＿＿＿＿＿＿＿＿＿＿＿＿＿＿＿＿＿＿＿＿＿

＿＿＿＿＿＿＿＿＿＿＿＿＿＿＿＿＿＿＿＿＿＿＿＿＿＿＿＿＿＿＿＿＿

＿＿＿＿＿＿＿＿＿＿＿＿＿＿＿＿＿＿＿＿＿＿＿＿＿＿＿＿＿＿＿＿＿

病例三

病人,女,30岁。擦玻璃时不慎从桌子上坠落,臀部着地,现腰背部疼痛,活动受限,右下肢感觉异常(图9-10)。

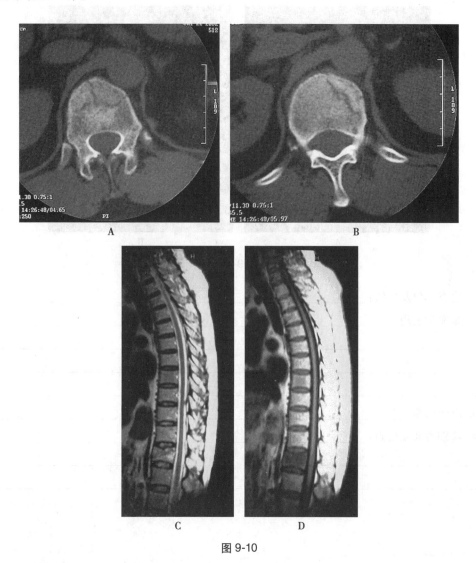

图9-10

1. 检查部位及方法:_____
2. 影像学表现:_____
_____
_____
_____
3. 影像诊断:_____
4. 鉴别诊断及要点:_____
_____
_____

病例四

病人,男,25 岁。摔伤后右肘关节畸形,活动受限(图 9-11)。

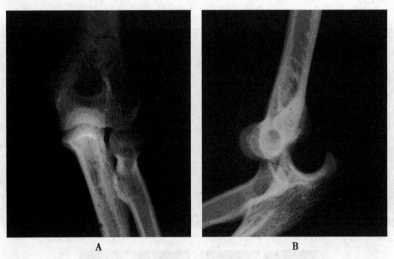

图 9-11

1. 检查部位及方法:_____
2. 影像学表现:_____

_____

_____

3. 影像诊断:_____
4. 鉴别诊断及要点:_____

_____

_____

病例五

病儿,男,5 岁。左髋关节疼痛、跛行 3 个月(图 9-12)。

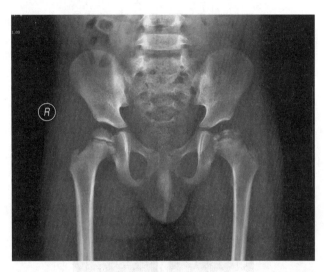

图 9-12

1. 检查部位及方法:＿＿＿＿＿＿＿＿＿＿＿＿＿＿＿＿＿＿＿＿＿＿＿＿＿＿

2. 影像学表现:＿＿＿＿＿＿＿＿＿＿＿＿＿＿＿＿＿＿＿＿＿＿＿＿＿＿＿＿
＿＿＿＿＿＿＿＿＿＿＿＿＿＿＿＿＿＿＿＿＿＿＿＿＿＿＿＿＿＿＿＿＿＿
＿＿＿＿＿＿＿＿＿＿＿＿＿＿＿＿＿＿＿＿＿＿＿＿＿＿＿＿＿＿＿＿＿＿
＿＿＿＿＿＿＿＿＿＿＿＿＿＿＿＿＿＿＿＿＿＿＿＿＿＿＿＿＿＿＿＿＿＿

3. 影像诊断:＿＿＿＿＿＿＿＿＿＿＿＿＿＿＿＿＿＿＿＿＿＿＿＿＿＿＿＿＿

4. 鉴别诊断及要点:＿＿＿＿＿＿＿＿＿＿＿＿＿＿＿＿＿＿＿＿＿＿＿＿＿
＿＿＿＿＿＿＿＿＿＿＿＿＿＿＿＿＿＿＿＿＿＿＿＿＿＿＿＿＿＿＿＿＿＿
＿＿＿＿＿＿＿＿＿＿＿＿＿＿＿＿＿＿＿＿＿＿＿＿＿＿＿＿＿＿＿＿＿＿

病例六

病儿,男,11 岁。右下肢反复性疼痛 1 年。1 年前右胫骨有轻微外伤史(图 9-13)。

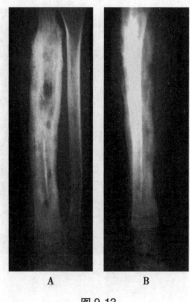

图 9-13

1. 检查部位及方法:＿＿＿＿＿＿＿＿＿＿＿＿＿＿＿＿＿＿＿＿＿＿＿＿＿＿＿＿＿
2. 影像学表现:＿＿＿＿＿＿＿＿＿＿＿＿＿＿＿＿＿＿＿＿＿＿＿＿＿＿＿＿＿＿＿＿
＿＿＿＿＿＿＿＿＿＿＿＿＿＿＿＿＿＿＿＿＿＿＿＿＿＿＿＿＿＿＿＿＿＿＿＿＿＿＿
＿＿＿＿＿＿＿＿＿＿＿＿＿＿＿＿＿＿＿＿＿＿＿＿＿＿＿＿＿＿＿＿＿＿＿＿＿＿＿
＿＿＿＿＿＿＿＿＿＿＿＿＿＿＿＿＿＿＿＿＿＿＿＿＿＿＿＿＿＿＿＿＿＿＿＿＿＿＿
3. 影像诊断:＿＿＿＿＿＿＿＿＿＿＿＿＿＿＿＿＿＿＿＿＿＿＿＿＿＿＿＿＿＿＿＿＿
4. 鉴别诊断及要点:＿＿＿＿＿＿＿＿＿＿＿＿＿＿＿＿＿＿＿＿＿＿＿＿＿＿＿＿＿＿
＿＿＿＿＿＿＿＿＿＿＿＿＿＿＿＿＿＿＿＿＿＿＿＿＿＿＿＿＿＿＿＿＿＿＿＿＿＿＿
＿＿＿＿＿＿＿＿＿＿＿＿＿＿＿＿＿＿＿＿＿＿＿＿＿＿＿＿＿＿＿＿＿＿＿＿＿＿＿

病例七

病人,男,59 岁。腰背部肿胀、疼痛伴活动受限 6 个月(图 9-14)。

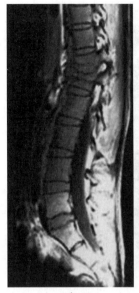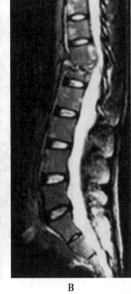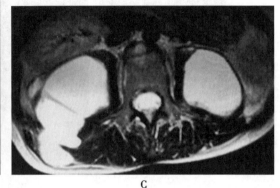

A   B   C

图 9-14

1. 检查部位及方法:_____

2. 影像学表现:_____

_____

_____

_____

3. 影像诊断:_____

4. 鉴别诊断及要点:_____

_____

_____

病例八

病人,男,47 岁。腰痛 20 年,伴活动受限、逐渐僵直。血沉加快(图 9-15)。

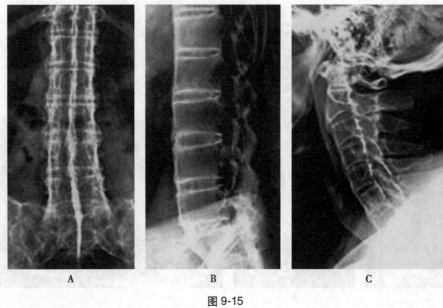

图 9-15

1. 检查部位及方法:＿＿＿＿＿＿＿＿＿＿＿＿＿＿＿＿＿＿＿＿＿＿＿＿＿＿
2. 影像学表现:＿＿＿＿＿＿＿＿＿＿＿＿＿＿＿＿＿＿＿＿＿＿＿＿＿＿＿＿
＿＿＿＿＿＿＿＿＿＿＿＿＿＿＿＿＿＿＿＿＿＿＿＿＿＿＿＿＿＿＿＿＿＿＿
＿＿＿＿＿＿＿＿＿＿＿＿＿＿＿＿＿＿＿＿＿＿＿＿＿＿＿＿＿＿＿＿＿＿＿
＿＿＿＿＿＿＿＿＿＿＿＿＿＿＿＿＿＿＿＿＿＿＿＿＿＿＿＿＿＿＿＿＿＿＿

3. 影像诊断:＿＿＿＿＿＿＿＿＿＿＿＿＿＿＿＿＿＿＿＿＿＿＿＿＿＿＿＿＿
4. 鉴别诊断及要点:＿＿＿＿＿＿＿＿＿＿＿＿＿＿＿＿＿＿＿＿＿＿＿＿＿
＿＿＿＿＿＿＿＿＿＿＿＿＿＿＿＿＿＿＿＿＿＿＿＿＿＿＿＿＿＿＿＿＿＿＿
＿＿＿＿＿＿＿＿＿＿＿＿＿＿＿＿＿＿＿＿＿＿＿＿＿＿＿＿＿＿＿＿＿＿＿

病例九

病人,女,70岁。右膝关节疼痛伴活动受限4个月,屈曲时疼痛加剧(图9-16)。

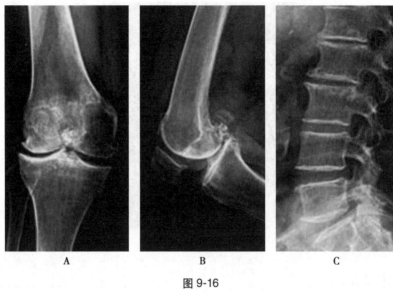

图 9-16

1. 检查部位及方法:_____

2. 影像学表现:_____

_____

_____

_____

3. 影像诊断:_____

4. 鉴别诊断及要点:_____

_____

_____

病例十

病人,男,22岁。右大腿近膝关节上方肿块,较硬,扣压时有疼痛(图 9-17)。

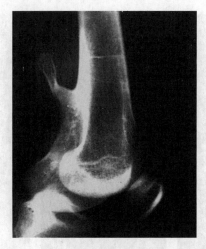

图 9-17

1. 检查部位及方法:＿＿＿＿＿＿＿＿＿＿＿＿＿＿＿＿＿＿＿＿＿＿＿＿＿＿＿

2. 影像学表现:＿＿＿＿＿＿＿＿＿＿＿＿＿＿＿＿＿＿＿＿＿＿＿＿＿＿＿＿＿＿

＿＿＿＿＿＿＿＿＿＿＿＿＿＿＿＿＿＿＿＿＿＿＿＿＿＿＿＿＿＿＿＿＿＿＿＿＿

＿＿＿＿＿＿＿＿＿＿＿＿＿＿＿＿＿＿＿＿＿＿＿＿＿＿＿＿＿＿＿＿＿＿＿＿＿

＿＿＿＿＿＿＿＿＿＿＿＿＿＿＿＿＿＿＿＿＿＿＿＿＿＿＿＿＿＿＿＿＿＿＿＿＿

3. 影像诊断:＿＿＿＿＿＿＿＿＿＿＿＿＿＿＿＿＿＿＿＿＿＿＿＿＿＿＿＿＿＿＿

4. 鉴别诊断及要点:＿＿＿＿＿＿＿＿＿＿＿＿＿＿＿＿＿＿＿＿＿＿＿＿＿＿＿＿

＿＿＿＿＿＿＿＿＿＿＿＿＿＿＿＿＿＿＿＿＿＿＿＿＿＿＿＿＿＿＿＿＿＿＿＿＿

＿＿＿＿＿＿＿＿＿＿＿＿＿＿＿＿＿＿＿＿＿＿＿＿＿＿＿＿＿＿＿＿＿＿＿＿＿

病例十一

病人,男,22 岁。右小腿近膝关节处疼痛 3 个月,可见肿块,压之疼痛,患肢活动受限(图 9-18)。

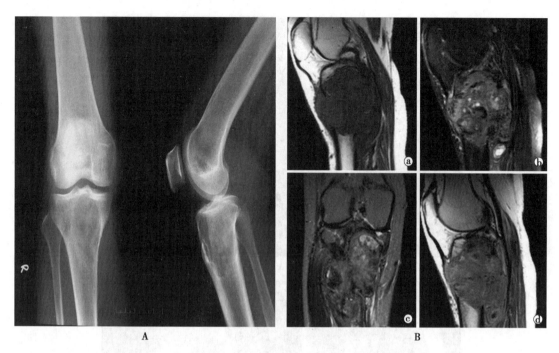

图 9-18

1. 检查部位及方法:_____

2. 影像学表现:_____

_____

_____

_____

3. 影像诊断:_____

4. 鉴别诊断及要点:_____

_____

_____

病例十二

病人,男,32 岁。右大腿肿块半年。近 1 个月自觉增大伴疼痛,外院摄片诊断为骨巨细胞瘤 (图 9-19)。

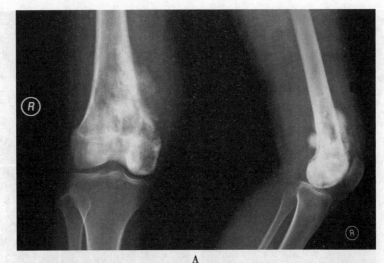

A

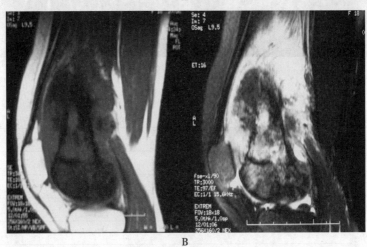

B

图 9-19

1. 检查部位及方法:_____
2. 影像学表现:_____

_____

_____

3. 影像诊断:_____
4. 鉴别诊断及要点:_____

_____

_____

病例十三

病人,男,53 岁。2 年前因肾癌而做了右肾切除术,近来感觉右髋部及背部疼痛(图 9-20)。

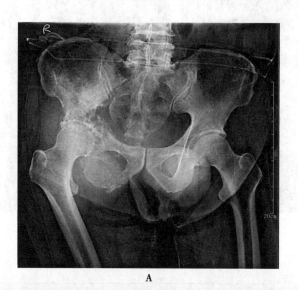

A

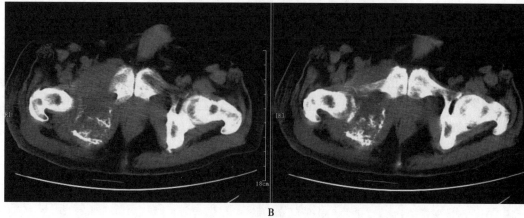

B

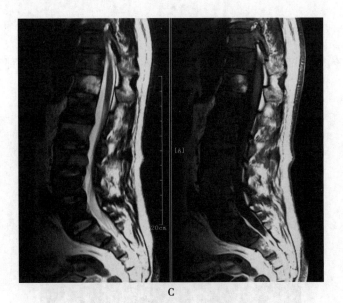

C

图 9-20

1. 检查部位及方法：_____

2. 影像学表现：_____

_____

_____

_____

3. 影像诊断：_____

4. 鉴别诊断及要点：_____

_____

_____

病例十四

病人,男,22 岁。不慎摔倒,左上臂疼痛、肿胀,活动受限(图 9-21)。

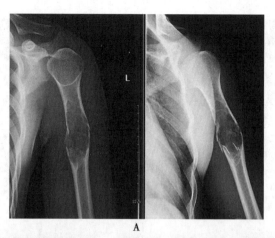

A

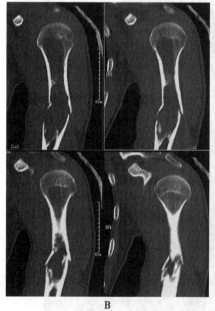

B

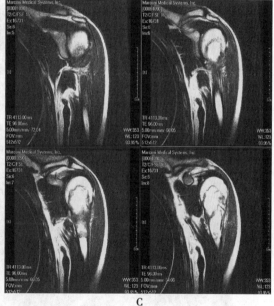

C

图 9-21

1. 检查部位及方法:_____
2. 影像学表现:_____
_____
_____
_____
_____
3. 影像诊断:_____
4. 鉴别诊断及要点:_____
_____
_____

病例十五

病儿,女,8 岁。因左眼部疼痛而就诊(图 9-22)。

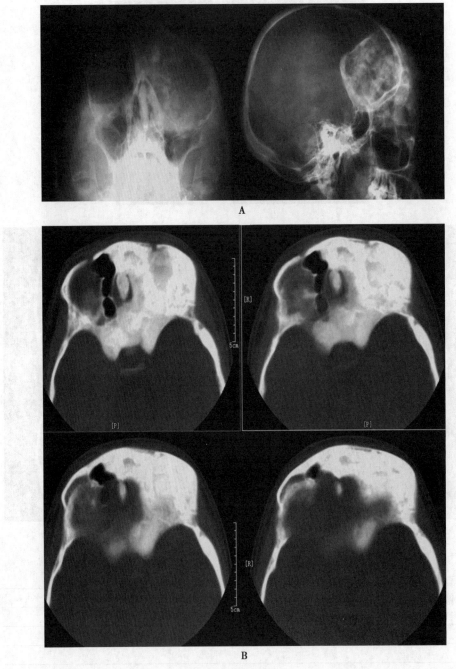

图 9-22

1. 检查部位及方法:_____
2. 影像学表现:_____

3. 影像诊断：_____

4. 鉴别诊断及要点：_____

病例十六

病人，男，67 岁。下腰部疼痛，不能弯腰，左腿部疼痛，走路时明显（图 9-23）。

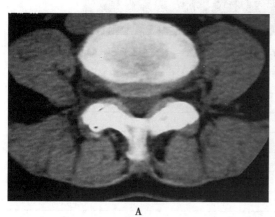
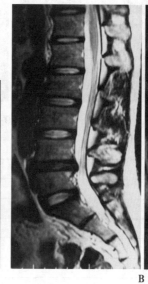
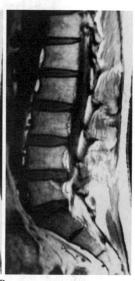

A   B

图 9-23

1. 检查部位及方法：_____

2. 影像学表现：_____

_____

_____

3. 影像诊断：_____

4. 鉴别诊断及要点：_____

_____

病例十七

病人,男,47岁。半个月前不小心右膝扭伤,疼痛、肿胀、活动受限。近来疼痛好转,未完全缓解(图9-24)。

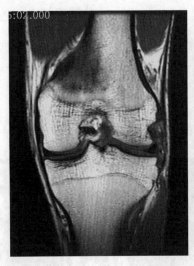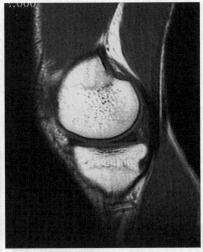

图 9-24

1. 检查部位及方法:_____

2. 影像学表现:_____

_____

_____

_____

3. 影像诊断:_____

4. 鉴别诊断及要点:_____

_____

_____

第三节 复习测试题

一、名词解释

1. Monteggia 骨折
2. 骨质破坏
3. 骨质坏死
4. 骨膜反应
5. Codman 三角
6. 骨质软化
7. 骨质疏松
8. Schmorl 结节

9. 硬化性骨髓炎

10. 关节破坏

11. 骨折

12. 青枝骨折

13. 骨龄

14. 肿瘤骨

15. Colles 骨折

二、选择题

A 型题（以下每一道题下面有 A、B、C、D、E 五个备选答案，请从中选择一个最佳答案）

1. 诊断骨肌关节疾病，首选检查方法是
   - A. X 线平片
   - B. CT
   - C. 螺旋 CT
   - D. MRI
   - E. MRA

2. 观察骨内小病灶和软组织宜选用的检查方法是
   - A. X 线平片
   - B. 高千伏摄影
   - C. CT
   - D. MRI
   - E. CT 增强扫描

3. 观察软组织和骨髓病变宜选用的检查方法是
   - A. X 线平片
   - B. CT
   - C. PET
   - D. MRI
   - E. MRA

4. 关于骨骼 CT 检查的优点，叙述**错误**的是
   - A. 横断面二维图像
   - B. 组织重叠较平片少
   - C. 密度分辨力高
   - D. 三维重组成像
   - E. 空间分辨力优于平片

5. 关于人体骨骼的骨化方式，叙述**错误**的是
   - A. 软骨内化骨
   - B. 膜化骨
   - C. 混合化骨
   - D. 躯干及四肢骨均属软骨内化骨
   - E. 颅底骨与筛骨均属于膜化骨

6. 儿童长骨的 X 线解剖**不包括**
   - A. 骨骺
   - B. 骨端
   - C. 干骺端
   - D. 骨骺线
   - E. 骨干

7. 关于儿童长骨干骺端的 X 线解剖，叙述**错误**的是
   - A. 骨干两端增宽处称为干骺端
   - B. 干骺端的骺侧为一不规则的致密线
   - C. 随着软骨内成骨不断向骨髓侧移动
   - D. 是骨骼生长最活跃的部位
   - E. 骨干与干骺端的界线清楚

8. 关于成人长骨的 X 线解剖，叙述**错误**的是
   - A. 骨骺线消失
   - B. 骨干和骨松质构成骨端
   - C. 骨端有一薄层壳状骨板为骨性关节面
   - D. 骨性关节面外面覆盖一层软骨
   - E. 关节软骨可在 X 线平片上显影

9. 测定骨龄的合适部位是
   - A. 腕骨
   - B. 桡骨远端骨骺
   - C. 股骨远端骨骺
   - D. 跟骨、距骨和骰骨
   - E. 手及腕部

10. 关于关节的 X 线解剖,叙述**错误**的是
    A. 关节间隙为综合投影
    B. 骨性关节面显示为高密度
    C. 关节囊部分可显示
    D. 韧带通常不能显示
    E. 关节囊外脂肪层为高密度影

11. 关于关节间隙的说法,正确的是
    A. 关节腔的投影
    B. 关节软骨的投影
    C. 关节盘的投影
    D. 关节软骨和关节盘投影
    E. 关节软骨、关节腔及少量滑液的共同投影

12. 关于关节的 CT 解剖,叙述**错误**的是
    A. 骨性关节面表现为线样高密度影
    B. 关节软骨常不能显影
    C. 关节囊和囊内外韧带可显影
    D. 正常关节腔内的少量液体可显影
    E. 软组织呈中等密度影

13. 关于正常椎间盘,叙述**错误**的是
    A. 纤维环是纤维软骨
    B. 髓核是胶样物质
    C. CT 可见后缘呈肾形
    D. CT 显示密度相同于椎体
    E. CT 值约为 50~70Hu

14. 关于正常椎间盘,叙述**错误**的是
    A. 由髓核、纤维环构成
    B. T_1WI 呈较高信号
    C. T_1WI 分不清髓核和纤维环
    D. T_2WI 髓核及内纤维环呈高信号
    E. T_2WI 外纤维环呈低信号

15. 关于正常脊髓的 MRI 表现,叙述**错误**的是
    A. T_1WI 上脊髓与脑脊液、硬膜外脂肪相比呈中等信号
    B. 脊髓圆锥一般在 T_{11}~T_{12} 水平逐渐变细
    C. 脊髓圆锥末端在 L_1~L_2 水平
    D. 马尾神经与脊髓圆锥相比呈低信号
    E. 脊髓中央管显示清晰

16. 关于脊椎生理性弯曲的说法,**错误**的是
    A. 颈曲突向前
    B. 胸曲突向后
    C. 腰曲突向前
    D. 骶曲突向后
    E. 尾骨突向前

17. 关于骨质疏松的说法,**错误**的是
    A. 正常钙化的骨组织减少
    B. 有机成分和钙盐都减少
    C. 有机成分和钙盐的比例正常
    D. 是骨量的减少
    E. 是骨质的异常

18. 骨质疏松的主要 X 线表现是
    A. 骨密度减低
    B. 骨小梁模糊
    C. 骨骼变形
    D. 骨小梁稀疏
    E. 骨密度减低和骨小梁稀疏

19. 关于骨质软化,说法**错误**的是
    A. 有机成分正常而矿物质含量减少
    B. 组织学上为骨样组织钙化不足
    C. 发生于生长期为佝偻病
    D. 是骨量的减少
    E. 是骨质的异常

20. 关于骨质软化的影像学表现,叙述**错误**的是
    A. 骨密度减低以腰椎和骨盆明显
    B. 骨小梁和骨皮质边缘模糊
    C. 承重骨骼常发生各种变形
    D. 可见到假骨折线
    E. 骨皮质变厚和骨小梁增多

21. 关于骨质破坏的 X 线表现,叙述**错误**的是
    A. 骨质局限性密度减低
    B. 骨小梁稀疏或消失
    C. 筛孔状骨质破坏呈针尖样透亮影
    D. 虫蚀状骨质破坏呈空洞样透亮影
    E. 筛孔状骨质破坏见于骨质破坏的晚期

22. 单位体积内骨量的增多,属于
    A. 骨质增生硬化
    B. 骨膜增生
    C. 骨、软骨内钙化
    D. 骨质坏死及死骨
    E. 矿物质沉积

23. 关于骨质增生硬化的 X 线表现,叙述**错误**的是
    A. 骨密度增高
    B. 骨小梁增粗增多
    C. 骨皮质增厚致密
    D. 骨皮质与骨松质界线清楚
    E. 长骨病变时骨髓腔变窄或消失

24. 骨膜增生早期,X 线表现是
    A. 细线状
    B. 花边状
    C. 葱皮状
    D. 垂直型
    E. 三角型

25. 关于骨膜增生的 X 线表现,叙述**错误**的是
    A. 平行型和三角型
    B. 花边状和葱皮状
    C. 针状和放射状
    D. 炎症所致的骨膜增生较广泛
    E. 肿瘤引起的骨膜增生较局限

26. 死骨的 X 线表现是
    A. 早期死骨密度稍增高
    B. 局限性骨质密度增高
    C. 死骨密度绝对高于正常骨
    D. 死骨形成后不能被吸收
    E. 死骨骨小梁不会有新骨生成

27. 关于骨质坏死的组织学表现,叙述**错误**的是
    A. 骨细胞死亡
    B. 骨细胞消失
    C. 骨髓液化
    D. 骨髓萎缩
    E. 骨髓硬化

28. 关于关节周围软组织肿胀,叙述**错误**的是
    A. 关节肿胀是指关节周围软组织肿大
    B. 关节周围软组织密度略增高
    C. 软组织结构层次欠清晰
    D. CT 上关节囊积液呈水样密度影
    E. MRI 上多呈 T_1WI 低信号、T_2WI 高信号

29. 关于关节破坏的 X 线表现,叙述**错误**的是
    A. 关节软骨下骨吸收
    B. 骨性关节面下骨吸收
    C. 骨性关节面下囊性变
    D. 关节边缘性骨破坏
    E. 关节间隙正常

30. 骨关节创伤病人一般均需行影像学检查,其目的**不包括**
    A. 明确有无骨折
    B. 判断骨折的类型
    C. 判断骨折是否有移位和断端成角
    D. 判断骨折愈合情况及有无并发症
    E. 判断有无神经损伤

31. 关于骨折的基本 X 线表现,叙述**错误**的是
    A. 锐利而不规则的透明线称骨折线
    B. 骨折线是骨折的直接 X 线征象

C. 未见骨折线可排除骨折   D. 嵌入性骨折呈密度增高的条带影

E. 不明显的骨折常需在一周后才能显示

32. 关于骨骺分离的说法,**错误**的是

     A. 骨骺分离不是儿童骨折的特点   B. 平片上不能显示骨折线

     C. 骺板增宽   D. 骨骺与干骺端对位异常

     E. 可合并干骺端骨碎片撕脱

33. 关于骨折骨性愈合期的说法,**错误**的是

     A. 为骨折后 1~3 个月   B. 骨痂体积逐渐变小   C. 骨痂致密

     D. 骨痂边缘清楚   E. 骨小梁穿过骨折线

34. 关于骨折的移位和成角的叙述,**错误**的是

     A. 断端移位方向以远侧为标准

     B. 成角方向以凹侧为准

     C. 横向移位、纵向移位皆称为对位不良

     D. 成角者称为对线不良

     E. 对线正常,对位达 2/3 以上者,即已达到复位要求

35. 关于嵌入性骨折的叙述,**错误**的是

     A. 多发生于股骨颈   B. 见不到骨折线

     C. 显示为条带状高密度影   D. 患肢缩短变形

     E. 仔细观察仍可见完整的骨皮质与骨小梁

36. 关于股骨颈骨折的叙述,**错误**的是

     A. 多见于老年人和绝经期后妇女   B. 病人多存在有骨质疏松

     C. 极易损伤供血血管   D. 愈合正常

     E. 易并发股骨头缺血性坏死

37. 关于单纯屈曲压缩性骨折的叙述,**错误**的是

     A. 常见于胸椎,其次为腰椎和颈椎

     B. 椎体前柱上部终板塌陷、皮质断裂

     C. 椎体后柱正常

     D. 若有骨质疏松,则椎体上、下终板都塌陷

     E. 为脊柱过屈损伤引起前柱的压缩

38. 外伤性关节脱位最常见于

     A. 肩关节   B. 肘关节   C. 腕关节   D. 髋关节   E. 膝关节

39. 疲劳性骨折好发于

     A. 跖骨   B. 跖骨和胫腓骨   C. 股骨干

     D. 股骨干和股骨颈   E. 肋骨

40. 化脓性骨髓炎是指化脓性炎症病变涉及

     A. 骨髓   B. 骨骺和骨髓   C. 骨骺板和骨髓

     D. 骨髓、骨和骨膜   E. 骨皮质和骨膜

41. 急性化脓性骨髓炎的 X 线表现**不包括**

     A. 软组织肿胀   B. 骨质破坏   C. 骨质增生

     D. 骨膜增生   E. 偶见死骨

42. 急性化脓性骨髓炎的骨骼改变发生在症状出现后

     A. 1~5d   B. 5~10d   C. 10~14d

D. 14~30d   E. 30d 以后

43. 急性化脓性骨髓炎血行感染时的好发部位是
    A. 干骺端   B. 骨骺板   C. 骨骺   D. 骨皮质   E. 骨膜

44. 急性化脓性骨髓炎形成死骨的主要原因是
    A. 骨膜下脓肿   B. 软组织脓肿   C. 血栓性动脉炎
    D. 骨膜固定   E. 骨髓硬化

45. 早期化脓性关节炎的 X 线表现是
    A. 关节间隙增宽   B. 关节间隙狭窄   C. 关节面模糊、破坏
    D. 关节骨质增生、硬化   E. 关节纤维性强直

46. 化脓性关节炎的诊断要点**不包括**
    A. 急性期关节间隙增宽   B. 可出现关节脱位或半脱位
    C. 较早出现关节间隙变窄   D. 关节面承重部位骨质破坏
    E. 愈合期只形成纤维性关节强直

47. 最容易发生关节骨性强直的疾病是
    A. 强直性脊柱炎   B. 类风湿关节炎   C. 化脓性关节炎
    D. 骨关节结核   E. 退行性骨关节病

48. 关节结核的关节面破坏首先发生在
    A. 骨端   B. 骨骺   C. 骨骺板
    D. 干骺端   E. 关节非持重部分

49. 滑膜型关节结核的特点是
    A. 关节软组织肿胀   B. 关节间隙稍增宽
    C. 关节间隙狭窄   D. 全关节骨质破坏
    E. 非承重部位的关节面骨质破坏

50. 骨骺干骺端结核的特点是
    A. 干骺端类圆形透光区   B. 破坏灶边缘模糊
    C. 破坏灶常横跨骺线   D. 病灶内泥沙样死骨
    E. 无骨膜反应

51. 关于短骨骨干结核,叙述**错误**的是
    A. 双侧多指、多骨发病   B. 软组织梭形肿胀和局部骨质疏松
    C. 圆形、椭圆形囊状膨胀性骨破坏   D. 常见有死骨
    E. 平行状或层状骨膜增生

52. 儿童短骨骨干结核的 X 线表现特点是
    A. 骨质疏松   B. 骨质增生   C. 骨膜增生
    D. 死骨   E. "骨气臌"

53. 脊椎结核的 X 线征象**不包括**
    A. 椎体破坏,相互嵌入   B. 椎间隙消失   C. 脊柱呈竹节状
    D. 脊柱后凸畸形   E. 椎旁脓肿形成

54. 关于脊椎结核的基本 X 线征象,叙述**错误**的是
    A. 骨质破坏   B. 骨质增生
    C. 椎间隙变窄或消失   D. 椎旁脓肿和钙化
    E. 脊柱畸形

55. 儿童骨软骨缺血坏死最常见的部位是
    A. 股骨头　　　　　　　　　B. 胫骨结节　　　　　　　　C. 跖骨头
    D. 椎体骺板　　　　　　　　E. 腕月骨

56. 对早期诊断股骨头骨骺缺血坏死有十分重要价值的 X 线表现是
    A. 骨质硬化　　　　　　　　B. 骨发育迟缓　　　　　　　C. 关节间隙增宽
    D. 骨骺变扁、骨折线和节裂　E. "软骨下半月征"

57. 股骨头缺血坏死早期具有的特征性 CT 表现是
    A. 股骨头完整　　　　　　　B. 股骨头变形　　　　　　　C. 斑片状低密度区
    D. 条带状硬化　　　　　　　E. 小灶状透光区

58. 股骨头缺血坏死中期的 X 线表现**不包括**
    A. 硬化和透光区混杂存在　　B. 新月样及裂隙样征象　　　C. 股骨头外形正常
    D. 股骨头皮质断开成角　　　E. 关节间隙无变窄

59. 股骨头缺血坏死晚期的 X 线表现**不包括**
    A. 股骨头塌陷加重　　　　　　　　　　　B. 股骨头碎裂或蘑菇状变形
    C. 股骨头内硬化及透光区混杂存在　　　　D. 股骨头和髋臼边缘增生肥大
    E. 关节间隙无变窄

60. 椎体骺板缺血坏死的 X 线表现**不包括**
    A. 椎体楔状或阶梯状变形　　　　　　　　B. 骺线增宽
    C. 出现 Schmorl 结节　　　　　　　　　　D. 椎间隙正常或稍增宽
    E. 骨质疏松明显

61. 影像学诊断骨肿瘤的基本原则首先是判断
    A. 骨骼病变是否为肿瘤　　　　　　　　　B. 肿瘤是良性还是恶性
    C. 肿瘤是原发性还是转移性　　　　　　　D. 肿瘤的范围
    E. 肿瘤的组织学类型

62. 骨瘤好发于
    A. 长骨　　　　　　　　　　B. 短骨　　　　　　　　　　C. 颅面骨
    D. 颅顶骨　　　　　　　　　E. 颅顶骨和颅面骨

63. 骨软骨瘤的 X 线表现**不包括**
    A. 表面骨皮质与发生骨骨皮质相延续　　　B. 好发于长骨干骺端
    C. 骨性突起背离骨骺生长　　　　　　　　D. 基底宽或带蒂
    E. 骨性突起顶部不规则

64. 关于良性骨肿瘤的 X 线表现,叙述**错误**的是
    A. 呈膨胀性　　　　　　　　B. 病变界线清楚　　　　　　C. 皮质断裂
    D. 病变边缘硬化　　　　　　E. 一般无骨膜反应

65. 关于骨瘤的 X 线表现,叙述**错误**的是
    A. 边缘光滑的骨性突起　　　B. 无骨质破坏　　　　　　　C. 无骨膜反应
    D. 多见于额窦和筛窦　　　　E. 鼻窦骨瘤多为松质骨瘤

66. 骨软骨瘤的病变特征**不包括**
    A. 具有软骨帽的骨性突起　　　　　　　　B. 含有海绵状结构的瘤体
    C. 骨质与邻近骨皮质连续　　　　　　　　D. 软骨帽可钙化
    E. 瘤体可随骨骺生长而移至骨干

67. 骨膜增生时,提示恶性骨肿瘤的特征性影像学表现是
    A. 平行型　　　　B. 花边状　　　　C. 葱皮状　　　　D. 放射状　　　　E. Codman 三角

68. 关于骨软骨瘤的 X 线表现,叙述**错误**的是
    A. 向外突起骨性肿块　　　　　　　　　　B. 背离骨骺或垂直骨干生长
    C. 基底宽或带蒂　　　　　　　　　　　　D. 顶部呈圆形或菜花状钙化
    E. 好发于干骺端或骨干

69. 骨软骨瘤的 X 线表现中,提示有恶变的可能是
    A. 肿瘤边缘骨质破坏,顶端钙化增多　　　B. 基底宽或带蒂
    C. 背离骨骺或垂直骨干生长　　　　　　　D. 顶部呈圆形或菜花状钙化
    E. 邻近骨骼见边缘整齐的压迹

70. 关于单发性内生软骨瘤的 X 线表现,叙述**错误**的是
    A. 圆形或椭圆形透亮区　　　　B. 位于髓腔内　　　　C. 透亮区内有钙化
    D. 透亮区呈多房样　　　　　　E. 皮质膨胀变薄、断裂

71. 下列疾病均可出现钙化,其中透亮区内见有小环状、点状钙化影的是
    A. 软骨瘤　　　　　　　　　　B. 骨软骨瘤　　　　　　　　C. 骨样骨瘤
    D. 成软骨细胞瘤　　　　　　　E. 软骨黏液样纤维瘤

72. 肿瘤骨是诊断骨肉瘤的重要征象,关于肿瘤骨的叙述**错误**的是
    A. 絮状瘤骨　　　　　　　　　B. 象牙质样瘤骨　　　　　　C. 针状瘤骨
    D. 层状瘤骨　　　　　　　　　E. 瘤骨无骨小梁结构

73. 骨肉瘤的诊断要点**不包括**
    A. 常见于老年　　　　　　　　B. 好发于长骨干骺端　　　　C. 片状致密瘤骨
    D. Codman 三角　　　　　　　E. 软组织肿块

74. 关于溶骨型骨肉瘤骨质破坏区的 X 线表现,叙述**错误**的是
    A. 斑片状骨破坏　　　　　　　　　　　　B. 大片状溶骨性破坏区
    C. 破坏区内无骨化或钙化影　　　　　　　D. Codman 三角
    E. 软组织肿块中常见瘤骨

75. 中心型软骨肉瘤的 X 线表现特征是
    A. 混杂密度肿块
    B. 骨皮质膨胀变薄
    C. 穿破骨皮质后形成软组织肿块
    D. 肿块内有片状、环状或(和)半环状钙化
    E. 常伴骨膜反应

76. 周围型软骨肉瘤的 X 线表现特点**不包括**
    A. 原发性多见　　　　　B. 肿块内含有丰富钙化灶　　　　C. 肿块处骨质破坏
    D. 肿块处骨皮质增厚　　E. 肿瘤与骨皮质相连

77. 对放疗敏感的骨肿瘤是
    A. 骨肉瘤　　　　　　　　　　B. 软骨肉瘤　　　　　　　　C. 骨纤维肉瘤
    D. 尤因肉瘤　　　　　　　　　E. 骨髓瘤

78. 转移性骨肿瘤发生率最高的是
    A. 乳腺癌　　　　　　　　　　B. 肺癌　　　　　　　　　　C. 宫颈癌
    D. 鼻咽癌　　　　　　　　　　E. 甲状腺癌

79. 转移性骨肿瘤的好发部位是
    A. 骨骺   B. 骨干   C. 扁骨
    D. 干骺端   E. 躯干骨和肱骨及股骨上端

80. 成骨性骨转移瘤的原发灶最常见于
    A. 肾癌   B. 前列腺癌   C. 肺癌
    D. 甲状腺癌   E. 乳腺癌

81. 类风湿关节炎初期病变主要在
    A. 滑膜   B. 关节软骨   C. 骨组织
    D. 关节韧带   E. 软组织

82. 类风湿关节炎最早、最常受累的部位是
    A. 手足小关节   B. 膝和肘关节   C. 肩和髋关节
    D. 颈椎   E. 寰枢关节

83. 类风湿关节炎早期 X 线表现的重要特点之一是
    A. 手足小关节软组织肿胀   B. 多发对称性梭形肿胀   C. 关节间隙增宽
    D. 关节邻近骨质疏松   E. 层状骨膜反应

84. 关于类风湿关节炎的 X 线表现,叙述**错误**的是
    A. 关节间隙变窄   B. 关节面骨质破坏
    C. 关节面下假囊肿形成   D. 腕间关节面变窄
    E. 桡腕关节变窄

85. 强直性脊柱炎的特征性 X 线表现是
    A. "方椎"   B. 竹节状脊柱   C. "假关节"
    D. 寰枢椎脱位   E. 三条平行的带状致密影

86. 关于强直性脊柱炎骶髂关节改变的 X 线表现,叙述**错误**的是
    A. 骨质破坏以髂侧为主   B. 边缘增生硬化
    C. 关节间隙"假增宽"   D. 关节间隙变窄
    E. 纤维性强直

87. 关于强直性脊柱炎的叙述,**错误**的是
    A. 发病年龄以 20 岁左右最多见   B. 男女之比约为 1:5
    C. 类风湿因子(RF)多为阴性   D. 双侧对称性侵犯骶髂关节
    E. 向上侵犯脊柱

88. 关于退行性骨关节病的基本 X 线征象,叙述**错误**的是
    A. 关节间隙狭窄   B. 关节面骨质硬化、边缘骨赘形成
    C. 关节面下类圆形透光区、常有硬化缘   D. 关节脱位
    E. 关节内游离体

三、填空题

1. 关节为两骨或数骨的连接部分,包括_____和_____两种类型。

2. 小儿长骨的主要特点是有_____,且完全骨化,而分为____、_____和____等部分。

3. 关节脱位是组成关节骨骼的脱离、错位,有_____和_____两种。

4. 钙化或骨骼在 T_1WI 及 T_2WI 上均为_____。

5. 骨质疏松是指单位体积内骨组织的____减少,特点是骨组织的_____和_____均减少,骨内两种成分的比例_____。

6. 骨质软化是单位体积内骨组织_____正常而____不足,因而骨内____含量降低,骨质变软。

7. 骨质破坏是局部骨质为_____组织所替代而造成的____组织的缺失。

8. 骨质增生硬化是单位体积内____的增多,是____活动增多或____活动减少或两者同时存在所致。

9. 骨质坏死是骨组织局部代谢的停止,坏死的骨质称为_____,X 线表现为_____。

10. 骨膜反应,是因骨膜受到刺激,骨膜内层的_____活动增加所产生的骨膜新生骨。

11. 骨质疏松最常见的并发症为____。

12. 骨折的类型根据骨碎片的情况可分为_____、_____、_____三型。根据骨折的程度可分为_____和_____。

13. 长骨骨折依靠____和____来判断骨折断端关系,以骨折____端为准,判断骨折____端移位方向和程度。

14. 骨折愈合不良表现:骨痂_____,____或_____,骨折线_____或_____。

15. 骨折不愈合表现:断端为_____封闭,致密光整,或断端_____,断端间有明显____,有时可有_____形成。

16. 儿童最常见的两种骨折类型为_____和_____。

17. 儿童骨骼柔韧性较大,外力不易使骨质完全断裂,仅表现为局部骨皮质和骨小梁的____,而不见____或只引起骨皮质发生____、____或____,即青枝骨折。

18. 腕关节 Colles 骨折是指位于腕关节面上_____以内的骨折,远侧端向____或____移位,断端向____成角畸形,可伴_____骨折。

19. 骨折的并发症有_____、_____、_____、_____、_____、_____、_____、_____。

20. 老年人骨盆区最常见的骨折是_____,骨折后容易并发_____。

21. 急性化脓性骨髓炎的典型 X 线表现是病灶内出现____。

22. 化脓性骨髓炎常由于_____进入骨髓所致。急性化脓性骨髓炎以_____为主,慢性化脓性骨髓炎以_____为土。

23. 化脓性关节炎好发于关节_____部位,关节结核好发于关节____部位。

24. 化脓性关节炎急性期 X 线表现为_____和_____,严重时可发生干骺端的_____。

25. 骨关节结核是以_____、_____和_____为主的慢性病。

26. 脊椎结核以____多见,常累及_____。

27. 滑膜型关节结核的严重病例:愈合后产生____强直,多为_____强直。

28. 滑膜型结核,一般以____和____关节常见。

29. 早期滑膜型结核，X 线表现为＿＿＿＿＿＿＿＿和关节周围＿＿＿＿＿＿＿＿肿胀，＿＿＿＿＿＿＿＿增高，关节间隙正常或＿＿和＿＿＿＿＿＿＿＿。

30. 脊椎退行性变包括＿＿＿＿＿＿＿＿、＿＿＿＿＿＿＿＿和＿＿＿＿＿＿＿＿的退行性变。

31. 骨巨细胞瘤好发于＿＿＿＿＿＿＿＿，骨肉瘤好发于＿＿＿＿＿＿＿＿，骨髓瘤好发于＿＿＿＿＿＿＿＿。

32. 骨巨细胞瘤好发于长骨＿＿＿＿＿＿＿＿，骨肉瘤好发于长骨＿＿＿＿＿＿＿＿。

33. 椎体转移瘤在 X 光片的正位像上典型改变为＿＿＿＿＿＿＿＿，边缘＿＿＿＿＿＿＿＿、＿＿＿＿＿＿＿＿。

34. 骨肉瘤的最主要 X 线征象是＿＿＿＿＿＿＿＿。

35. 肿瘤骨的形态主要有＿＿＿＿＿＿＿＿、＿＿＿＿＿＿＿＿和＿＿＿＿＿＿＿＿。

36. 骨转移瘤的 X 线表现可分为＿＿＿＿＿＿＿＿、＿＿＿＿＿＿＿＿和＿＿＿＿＿＿＿＿，以＿＿＿＿＿＿＿＿多见。

37. 骨肉瘤的 X 线表现大致可分为＿＿＿＿＿＿＿＿、＿＿＿＿＿＿＿＿、＿＿＿＿＿＿＿＿三型。

38. CT 检查椎间盘变形程度由轻到重可分为＿＿＿＿＿＿＿＿、＿＿＿＿＿＿＿＿、＿＿＿＿＿＿＿＿。

39. 肢端肥大症是＿＿＿＿＿＿＿＿分泌＿＿＿＿＿＿＿＿过多。

40. 甲状旁腺功能亢进症的主要 X 线表现有＿＿＿＿＿＿＿＿、＿＿＿＿＿＿＿＿、＿＿＿＿＿＿＿＿、＿＿＿＿＿＿＿＿、＿＿＿＿＿＿＿＿和＿＿＿＿＿＿＿＿等。

四、问答题

1. 什么是骨质疏松？X 线有什么表现？

2. 骨质破坏是什么？X 线有什么表现？

3. 关节肿胀有哪些影像学表现？

4. 骨关节 X 线平片摄影要注意哪些？

5. 何为 Colles 骨折？诊断要点是什么？如何与 Smith 骨折鉴别？

6. 试述成人股骨头缺血性坏死的影像表现与鉴别要点。

7. 试述脊椎结核的影像学表现。

8. 试述类风湿关节炎的影像学表现。

9. 试述强直性脊柱炎的影像学表现。

10. 试述退行性骨关节病的 X 线与 CT 表现。

11. 试述良恶性骨肿瘤的鉴别要点。

12. 对骨肿瘤影像诊断的要求有哪些？

13. 试述骨样骨瘤的影像学表现。

14. 试述骨巨细胞瘤影像学特点。

15. 试述骨软骨瘤的影像学表现。

16. 骨肉瘤有哪些影像学表现？需与哪些疾病相鉴别，鉴别要点是什么？

17. 试述软骨肉瘤影像学表现。

18. 试述转移性骨肿瘤影像学表现。

19. 骨囊肿有哪些影像学表现？试述其鉴别诊断及鉴别要点。

20. 试述骨纤维异常增殖症的影像学表现。

21. 试述椎间盘突出症的影像学表现。

22. 椎管狭窄有哪些影像学表现？

第四节　参　考　答　案

辨识正常影像解剖结构

1. 儿童长骨 X 线图像

①骨干　②骨骺线　③骨骺

2. 成人长骨 X 线图像

①骨端　②骨干

3. 腰椎正侧位 X 线图像

①第 1 腰椎椎体　②椎间隙　③骶骨

4. 成人膝关节 X 线图像

①髌骨　②关节间隙

5. 腰椎横断面和矢状面 MRI T_1WI、T_2WI

①腰椎横断面 T_2WI　②腰椎矢状面 T_1WI　③腰椎矢状面 T_2WI

6. 髋关节 CT 图像、MRI 图像

①髋关节 CT 图像(骨窗)　②髋关节 CT 图像(软组织窗)　③髋关节 MRI 冠状面　④髋关节 MRI 横断面

7. 膝关节 MRI 图像

①膝关节矢状面 T_1WI　②膝关节冠状面 T_1WI　③膝关节关节矢状面 T_2WI　④膝关节关节横断面 T_2WI

常见病病例分析

病例一

1. 检查部位及方法:左尺桡骨 X 线正、侧位片。

2. 影像学表现:左尺桡骨中段骨折,断端向尺侧成角,周围软组织肿胀。

3. 影像诊断:左尺桡骨中段骨折。

4. 鉴别诊断及要点:诊断明确。

病例二

1. 检查部位及方法:腰椎 X 线正、侧位片。

2. 影像学表现:第 2 腰椎椎体楔形变,椎体的高度减小,前后径增宽,前缘骨皮质嵌压,胸腰椎顺列不佳,第 3 腰椎椎体轻度前移,椎间隙未见异常。

3. 影像诊断:第 2 腰椎椎体压缩骨折。

4. 鉴别诊断及要点:主要与脊椎结核鉴别。脊椎结核 X 线表现是椎体骨质破坏变形,椎间隙变窄、消失,椎旁冷脓肿形成。

病例三

1. 检查部位及方法:胸腰椎 CT 平扫、MRI 平扫。

2. 影像学表现:CT 示第 12 胸椎椎体前、右侧骨折线,未见碎骨片游离或突入椎管,余椎体及附件未见骨折。MRI 示第 12 胸椎椎体楔状变形,其内长 T_1 长 T_2 信号,后缘未见突入椎管,脊膜囊和脊髓未见受压征象。

3. 影像诊断:第 12 胸椎椎体压缩骨折。

4. 鉴别诊断及要点:需与脊椎结核鉴别。脊椎结核的 CT 表现是椎体骨质破坏变形,椎间隙变窄、消失,椎旁冷脓肿形成。脊椎结核的 MRI 表现为炎性水肿,T_1WI 呈现均匀或混杂的低信号,T_2WI 多呈混杂的高信号或部分均匀的高信号,在椎体终板附近可见到米粒状死骨低信号影,椎间盘常受累呈 T_1WI 低信号、T_2WI 不均匀混杂高信号;亦可显示脊椎结核沿前纵韧带下蔓延的特点,椎旁脓肿和肉芽肿在 T_1WI 上呈低信号或等信号,T_2WI 多呈混杂高信号或均匀高信号。

病例四

1. 检查部位及方法:右肘关节 X 线正、侧位片。

2. 影像学表现:右侧尺桡骨近端向后移位,尺骨鹰嘴、桡骨小头远离关节面,骨质无异常。

3. 影像诊断:右肘关节脱位。

4. 鉴别诊断及要点:诊断明确。

病例五

1. 检查部位及方法:骨盆 X 线正位片。

2. 影像学表现:左侧股骨头骨骺骨质密度不均匀、碎裂,内可见死骨、骨质破坏区,左侧股骨干骺端增粗,左髋关节间隙增宽。

3. 影像诊断:股骨头骨骺缺血坏死。

4. 鉴别诊断及要点:主要与髋关节结核鉴别。髋关节结核为结核性炎症所致,骨破坏周围较少有硬化带,邻关节骨广泛骨质疏松,较早即有关节间隙狭窄,无明显骺板和干骺端增粗。

病例六

1. 检查部位及方法:右胫腓骨 X 线正、侧位片。

2. 影像学表现:右侧胫骨不规则增粗,为骨内外膜增生形成的骨包壳,其内有大块死骨和骨质缺损。

3. 影像诊断:慢性化脓性骨髓炎。

4. 鉴别诊断及要点:需与骨肉瘤及骨样骨瘤鉴别。骨肉瘤无感染病史,发展较快,软组织肿块内可见到肿瘤骨。骨样骨瘤病变部位呈局部广泛的骨皮质增厚,无脓肿死骨。瘤巢骨质破坏区呈透亮低密度影。

病例七

1. 检查部位及方法:腰椎 MRI 平扫。

2. 影像学表现:第 12 胸椎、第 1 腰椎椎体呈溶骨性破坏及楔形变,局部成角畸形后突入椎管内,椎间隙消失,椎体 T_1WI 信号减低,T_2WI 信号稍增高,椎管狭窄,相应水平脊髓受压变细;横断面椎体周围及双侧腰大肌内侧可见巨大软组织影,T_2WI 高信号。

3. 影像诊断:脊椎结核。

4. 鉴别诊断及要点:需与化脓性脊柱炎及脊柱转移瘤鉴别。化脓性脊柱炎多为单个或两个椎体发病,破坏进展快,骨质增生硬化出现早且明显,椎间常有粗大的骨桥及骨赘形成。脊柱转移瘤常出现椎弓根破坏,较少累及椎间盘,较少沿前纵韧带向下蔓延。

病例八

1. 检查部位及方法:腰椎 X 线正、侧位片,颈椎 X 线侧位片。

2. 影像学表现:颈椎、腰椎生理曲度明显变直,脊柱呈"竹节状",椎体小关节间隙大部分消失,前纵韧带、后纵韧带、侧方韧带、棘上韧带及棘间韧带等韧带骨化,见"手推车辙征"。

3. 影像诊断:强直性脊柱炎。

4. 鉴别诊断及要点:需与类风湿关节炎和致密性髂骨炎鉴别。类风湿关节炎好发于女性,主要累及四肢小关节,类风湿因子阳性。致密性髂骨炎多为女性,病变仅累及髂骨,关节间隙正常。

病例九

1. 检查部位及方法:右膝关节 X 线正、侧位片,腰椎 X 线侧位片。

2. 影像学表现:膝关节间隙不均匀变窄,股骨髁呈方形;关节面骨质增生、硬化,边缘可见骨赘形成,关节腔内见游离体。腰椎体前缘见唇样、刺样骨质增生影,椎体终板增生、硬化;小关节突变尖,小关节间隙狭窄、关节面硬化。

3. 影像诊断:退行性骨关节病(右膝及腰椎)。

4. 鉴别诊断及要点:需和风湿性关节炎、骨与关节结核鉴别。类风湿关节炎常侵犯腕、掌指及近侧指间关节,逐渐累及大关节,为多发对称性病变等。骨与关节结核多累及关节非承重面,以骨质破坏为主,无明显增生、硬化。

病例十

1. 检查部位及方法:右股骨中下段 X 线侧位片。

2. 影像学表现:右股骨下端可见一个骨性突起,呈长柄样,背离关节生长,内有骨小梁,骨皮质与母骨皮质相连。

3. 影像诊断:右股骨下段骨软骨瘤。

4. 鉴别诊断及要点:需与骨旁骨瘤、皮质旁软骨瘤、肌腱及韧带骨化鉴别。骨旁骨瘤来自骨皮质表面,并不与母体骨的髓腔相通。皮质旁软骨瘤骨皮质和松质与母骨均无连续性。肌腱及韧带骨化位于肌腱韧带附着处,沿肌腱韧带走行,多呈尖角状或条带状。

病例十一

1. 检查部位及方法:右膝关节 X 线正、侧位片,右膝关节 MRI 平扫+增强扫描。

2. 影像学表现:右胫骨上段可见偏心性骨质破坏区,骨壳菲薄,轮廓完整,无骨膜反应和软组织肿块。MRI 显示 T_1WI(A)肿块为低信号;T_2WI(B、C)显示胫骨上段不均匀高信号肿块,膨胀明显;增强扫描(D)肿块明显不均匀强化,中间有斑点状无强化区。

3. 影像诊断:胫骨上段骨巨细胞瘤。

4. 鉴别诊断及要点:需与骨囊肿、动脉瘤样骨囊肿及成软骨细胞瘤鉴别。骨囊肿的骨破坏沿骨干长轴发展。动脉瘤样骨囊肿多位于干骺端,常有硬化边,发生于扁骨或不规则钙化或骨化影。成软骨细胞瘤多发生于干骺愈合前的骨骺,病变边缘有硬化,骨壳较厚且破坏区内可见钙化影。

病例十二

1. 检查部位及方法:右膝关节 X 线正、侧位片,右膝关节 MRI 平扫。

2. 影像学表现:X 线检查显示右侧股骨远端可见斑块状肿瘤骨,密度较高,边界不清,并突入软组织内,形成肿块。MRI 显示右侧股骨下段骨质信号异常,T_1WI 为等低混杂信号(↑),T_2WI 为混杂信号(↑),病变侵犯周围软组织形成肿块。

3. 影像诊断:右侧股骨远端骨肉瘤。

4. 鉴别诊断及要点:需与化脓性骨髓炎、成骨性骨转移瘤和溶骨性骨转移瘤鉴别。化脓性骨髓炎早期骨破坏模糊,新生骨密度低,骨膜反应轻微;晚期骨破坏清楚,新生骨密度高,骨膜反应光滑完整,有死骨形成,无软组织肿块。成骨性骨转移瘤发病年龄较大,常在 40 岁以上,好发于躯干骨和四肢长骨骨端,表现松质骨内的多发性骨硬化灶,境界清楚。溶骨性骨转移瘤发病年龄较大,好发于躯干和四肢长骨骨干及骨端,常为多发性。

病例十三

1. 检查部位及方法:骨盆 X 线正位片,骨盆 CT,脊柱 MRI。

2. 影像学表现:X 线检查显示右侧坐骨骨质破坏,周围密度增高,有软组织肿块形成;CT 片显示右侧髋关节溶骨性骨质破坏,正常结构形状破坏,伴有软组织肿块;MRI 显示多个椎体骨质破坏,椎间隙未见狭窄。

3. 影像诊断:骨转移瘤(肾癌骨转移)。

4. 鉴别诊断及要点:需与多发性骨髓瘤、骨恶性淋巴瘤鉴别。多发性骨髓瘤病灶大小多较一致,常伴有明显的骨质疏松和软组织肿块,病变区多有膨胀。骨恶性淋巴瘤骨破坏明显,但全身状况良好。

病例十四

1. 检查部位及方法:左肱骨中上段 X 线正、侧位片,左肱骨 CT 平扫、MRI 平扫。

2. 影像学表现:X 线检查显示左肱骨上端长圆形、向心性骨质破坏区,皮质菲薄,破坏区长径与骨长轴一致,皮质不连续,有断裂现象。CT 显示病变部位与骨长轴一致的长圆形破坏区,有多发性骨皮质断裂现象。MRI 显示破坏区在 T_1WI 上呈等低信号,T_2WI 呈高信号,并伴有多发性骨折。

3. 影像诊断:骨囊肿伴骨折。

4. 鉴别诊断及要点:需与骨巨细胞瘤、动脉瘤样骨囊肿、单病灶骨纤维异常增殖症鉴别。骨巨细胞瘤多发生在骨端,偏心性生长,多横向扩展,具有膨胀性。动脉瘤样骨囊肿多为偏心生长,其内可呈皂泡状或有斑片状钙化影,囊壁可呈蛋壳样改变,膨胀程度较囊肿为大,常向外膨突。单病灶骨纤维异常增殖症的病变范围多较广泛,内密度较高,多呈磨玻璃样改变,可不呈中心性生长。

病例十五

1. 检查部位及方法:眼眶 X 线正、侧位片,眼眶 CT 平扫。

2. 影像学表现:X 线检查显示左侧眼部骨密度增高,呈磨玻璃状改变。CT 显示左眼部骨密度不均匀增高,骨膨胀增厚,骨结构显示不清,内有散在的条状、斑点状致密影。

3. 影像诊断:骨纤维异常增殖症。

4. 鉴别诊断及要点:需与畸形性骨炎、甲状旁腺功能亢进症、非骨化性纤维瘤鉴别。畸形性骨炎的骨囊肿呈椭圆形,CT 显示骨囊肿密度较低,CT 值为 2~39Hu,边缘清楚或有薄层硬化缘;常伴有病理性骨折,骨折片向囊内陷入为特征性改变。甲状旁腺功能亢进症可见全身骨质疏松、骨膜下骨吸收、颅骨颗粒状透光影及异位钙化,均为特征。非骨化性纤维瘤的病变位于皮质或皮质下,呈椭圆形或扇贝壳样,长轴与骨干一致,边缘硬化。

病例十六

1. 检查部位及方法:腰椎 CT 平扫、MRI 平扫。

2. 影像学表现:CT 显示 L_4~L_5 椎间盘后缘局限性后突,超过椎体后缘,压迫脊髓硬膜囊,椎管狭窄;MRI 矢状位可见 L_4~L_5、L_5~S_1 椎间盘信号异常并后突,压迫硬膜囊外脂肪,椎管狭窄。

3. 影像诊断:椎间盘突出。

4. 鉴别诊断及要点:CT 直接征象为椎间盘后缘向椎管内局限性突出的软组织块影,其密度与相应的椎间盘密度一致(介于骨质与硬膜囊之间),形态不一,边缘规则或不规则。MRI 还可进行矢状位扫描,诊断不难,一般无需鉴别诊断。

病例十七

1. 检查部位及方法:右膝关节 MRI 平扫。

2. 影像学表现:右膝内侧半月板后角条带状异常信号,T_1WI 上呈等信号,T_2WI 上呈稍高信号,达关节面。右膝关节腔及髌上囊见少量长 T_2 信号影。

3. 影像诊断:右膝半月板后角损伤,关节腔少量积液。

4. 鉴别诊断及要点:需与骨性关节炎、髌骨软化症、半月板变性鉴别。骨性关节炎以中老年发病多,X 线或 CT 显示膝关节退行性改变。髌骨软化症多见于老年人,X 线上可见髌骨呈低密度改变,以上楼梯时出现酸痛为主要症状。半月板变性时,MRI 可见受损部位的信号发生改变,甚至可见异常信号。

复习测试题

一、名词解释

1. Monteggia 骨折:尺骨上 1/3 骨折伴桡骨小头脱位,合并有前臂旋转功能障碍,称为 Monteggia 骨折。

2. 骨质破坏:局部骨质为病理组织所代替而造成的骨组织消失。X 线表现为骨质局限性密度减低,骨小梁稀疏、消失而形成骨质缺损。

3. 骨质坏死:骨组织局部代谢停止,坏死的骨质称为死骨。X 线表现为骨质局限性密度增高。

4. 骨膜反应:是因骨膜受刺激,骨膜内层成骨细胞活动增加所引起的骨质增生。X 线表现为与骨皮质平行排列的线状、层状或花边状致密影。

5. Codman 三角:肿瘤浸润性生长侵犯骨膜,引起骨膜成骨,继而破坏骨膜成骨,使两端残存的部分在影像学上形成三角形阴影改变,称为 Codman 三角,是恶性骨肿瘤征象。

6. 骨质软化:指一定单位体积内骨组织的有机成分正常,而矿物质含量减少。X 线表现为骨密度减低,骨小梁和骨皮质边缘模糊。

7. 骨质疏松:指一定单位体积内正常钙化的骨组织减少,即骨组织的有机成分和钙盐都减少,但骨内的有机成分和钙盐含量比例正常。

8. Schmorl 结节:表现为椎体上、下缘边缘清楚的隐窝状压迹,多位于椎体上下缘中后 1/3 交界部。

9. 硬化性骨髓炎:又称 Garre 骨髓炎,特点为骨质增生硬化,骨外膜与骨内膜都明显增生。骨皮质增厚,骨髓腔变窄,骨干增粗。

10. 关节破坏:因关节软骨及其下方的骨性关节面骨质为病理组织所侵犯、代替所致。

11. 骨折:指骨骼发生断裂,骨的连续性中断。骨骺分离也属骨折。在 X 线上呈不规则的透明线,称骨折线。骨折可分为完全性骨折和不完全性骨折。

12. 青枝骨折:儿童骨骼柔韧性较大,外力不易使骨质完全断裂,仅表现为局部骨皮质和骨小梁的扭曲,不见骨折线或只引起骨皮质发生皱褶、凹陷或隆起。

13. 骨龄:在骨的发育过程中,骨的原始骨化中心和继发骨化中心的出现时间、骨骺与干骺端骨性愈合的时间及其形态变化都有一定的规律性,这种规律以月或年表示,即骨龄。

14. 肿瘤骨:出现于病变骨和/或软组织肿块内的由肿瘤细胞形成的骨质。

15. Colles 骨折:为桡骨远端关节面下 2.5cm 内的横行或粉碎性骨折,骨折远段向背侧和桡侧移位,两断端向掌侧成角畸形,可伴有尺骨茎突骨折。

二、选择题

A型题

1. A	2. C	3. D	4. E	5. C	6. B	7. C	8. E	9. E	10. E
11. E	12. D	13. D	14. B	15. E	16. E	17. E	18. E	19. D	20. E
21. E	22. A	23. D	24. A	25. C	26. B	27. E	28. A	29. E	30. E
31. C	32. A	33. A	34. A	35. E	36. D	37. A	38. B	39. B	40. D
41. E	42. C	43. A	44. C	45. A	46. E	47. A	48. E	49. C	50. C
51. D	52. E	53. C	54. B	55. A	56. E	57. D	58. C	59. E	60. C
61. A	62. E	63. E	64. E	65. E	66. E	67. E	68. E	69. A	70. E
71. A	72. D	73. A	74. E	75. D	76. A	77. D	78. A	79. E	80. B
81. A	82. A	83. B	84. D	85. E	86. E	87. B	88. D		

三、填空题

1. 间接连结 直接连结

2. 骺软骨 骨干 干骺端 骺

3. 完全脱位 半脱位

4. 低信号

5. 含量 有机成分 无机成分 仍正常

6. 有机成分 钙化 钙盐

7. 病理性 骨

8. 骨量 成骨 破骨

9. 死骨 骨质局限性密度增高

10. 成骨细胞

11. 骨折

12. 撕脱性 粉碎性 嵌入性 完全性 不完全性

13. 对位 对线 近 远

14. 出现延迟 稀少 不出现 消失延缓 长期存在

15. 密质骨 吸收变尖 裂隙 假关节

16. 青枝骨折 骺离骨折

17. 扭曲 骨折线 皱褶 凹陷 隆突

18. 2~3cm 背侧 桡侧 掌侧 尺骨茎突

19. 骨折延迟愈合或不愈合 骨折畸形愈合 外伤后骨质疏松 骨关节感染 骨缺血性坏死 关节强直 关节退行性变 骨化性肌炎

20. 股骨颈骨折 股骨头缺血性坏死

21. 死骨

22. 金黄色葡萄球菌 骨质破坏 骨质增生硬化

23. 承重(或中心) 边缘

24. 关节囊肿胀 关节间隙增宽 骨髓炎

25. 骨质破坏 骨质疏松 局部软组织肿胀

26. 腰椎 相邻的两个椎体

27. 关节 纤维性

28. 髋 膝

29. 关节囊　软组织　密度　增宽　骨质疏松

30. 椎间盘　椎间关节　韧带

31. 长骨骨端　长骨干骺端　扁骨和异状骨

32. 骨端　干骺端

33. 椎弓根破坏　不规则　不完整

34. 肿瘤骨

35. 絮状　象牙状　针状

36. 溶骨型　成骨型　混合型　溶骨型

37. 成骨型　溶骨型　混合型

38. 椎间盘变性　椎间盘膨出　椎间盘突出

39. 腺垂体　生长激素

40. 全身性骨质疏松　骨膜下骨吸收　软骨下骨吸收　局限性囊状骨质破坏(棕色瘤)　骨质软化　骨质硬化

四、问答题

1. 什么是骨质疏松？X线有什么表现？

骨质疏松是指单位体积内骨组织含量减少,即骨组织的有机成分和无机成分都减少,但骨内两者的比例仍正常。可分为全身性和局限性两类。

X线表现为骨密度降低,骨小梁变细、数量减少、骨髓腔和小梁间隙增宽,骨皮质变薄和出现分层现象。

2. 骨质破坏是什么？X线有什么表现？

骨质破坏是指局部骨质被病理组织所替代而造成的骨组织消失,可由病理组织本身或由它引起破骨细胞生成和活动增强所致,骨皮质或松质均可发生破坏。

X线表现为骨质局限性密度减低,骨小梁稀疏消失而形成骨质缺损,其中全无骨结构。

3. 关节肿胀有哪些影像学表现？

X线表现为关节周围软组织肿胀、密度增高。CT可见软组织密度的关节囊肿胀、增厚。MRI除见关节囊增厚外,T_2WI可见关节囊尤其是滑膜层的高信号;另外,关节周围软组织肿胀也可呈T_1WI低信号、T_2WI高信号。

4. 骨关节X线平片摄影要注意哪些？

任何部位都要用正、侧两个摄影位置,某些部位还要加用斜位、切线位和轴位等。应当包括周围的软组织;四肢长骨摄片都要包括邻近的一个关节;在行脊柱摄影时要包括相邻部位,摄照腰椎应包括下部胸椎,以便计数。两侧对称的骨关节,病变在一侧而症状与体征较轻,或X线片上一侧有改变但不够明显时,应在同一技术条件下摄照对侧,以便对照。

5. 何为Colles骨折？诊断要点是什么？如何与Smith骨折鉴别？

Colles骨折是指发生于桡骨远端距关节面2~3cm以内的骨折。多为跌伤、撞伤时腕背伸位手掌触地所致。伤后腕背部肿胀,活动受限,呈银叉状变形。

影像表现:骨折线多为横形,少数为粉碎性或T形,可累及关节面。骨折远端向背侧、桡侧移位,背侧皮质嵌插,前缘皮质分离,常合并尺骨茎突骨折和下尺桡关节脱位。严重者骨折端粉碎、重叠、缩短和旋转,甚至累及腕关节。正位片示桡骨远端关节面内倾角减小或消失;侧位片的前倾角减小或变成后倾角。

与Smith骨折鉴别:在正常情况下,桡骨下关节面向掌侧倾斜10°~15°,并向尺侧倾斜20°~25°。在桡骨远端骨折时,桡骨下关节面的两个倾斜度完全改变。如桡骨远端所受暴力与Colles

骨折相反,远端断骨向掌侧、尺侧移位者,向背侧成角,称为 Smith 骨折。

6. 试述成人股骨头缺血性坏死的影像表现与鉴别要点。

成人股骨头缺血性坏死常由酒精中毒、皮质激素治疗和外伤引起。

X 线平片表现:早期股骨头内出现散在的斑片状或条带状硬化区,边缘模糊。中期股骨头塌陷,见混杂存在的致密硬化区和斑片状、囊状透亮区,承重部骨质增生、硬化。晚期股骨头塌陷加重,其内骨质破坏与硬化同时存在,关节间隙变窄。

CT 表现:可见斑片状高密度硬化区多呈扇形或地图形,正常骨小梁结构模糊,可呈磨玻璃样改变,周围多有高密度硬化条带构成的边缘,颇具诊断特征。还可见低密度骨质破坏区。

MRI 表现:多表现为股骨头前上部边缘的异常条带影,T_1WI 呈低信号、T_2WI 亦为低信号或两条内外并行的高低信号。MRI 可直接显示髓腔组织的异常改变,与 X 线平片及 CT 相对比,MRI 可较早地对股骨头缺血性坏死作出诊断。

需与关节结核及退变性囊肿相鉴别。关节结核病程长,多为溶骨性骨质破坏,骨质疏松及骨质破坏广泛,病变周围无骨质增生现象。退变性囊肿多位于骨性关节面下,形态规整,无明显股骨头塌陷。

7. 试述脊椎结核的影像学表现。

X 线表现为骨质破坏、椎间隙变窄或消失、脊柱后凸畸形、冷性脓肿和沙砾样死骨或钙化。

MRI 是诊断脊椎结核有效的检查方法,多数病灶 T_1WI 呈均匀的较低信号,少数病灶呈混杂低信号;T_2WI 多呈混杂高信号,部分病例呈均匀高信号。增强扫描以不均匀强化较常见,在椎体终板附近可见低信号的米粒状病变,颇具特征。椎旁软组织包括脓肿和肉芽肿,T_1WI 呈低信号,少数呈等信号;T_2WI 多呈混杂高信号,部分均匀高信号。增强扫描可出现不均匀强化、环状强化和脓肿壁薄且均匀强化三种方式。

8. 试述类风湿关节炎的影像学表现。

X 线表现为:①关节软组织肿胀;②关节间隙变窄、关节面边缘骨侵蚀;③骨性关节面下骨质小囊状破坏;④骨质疏松;⑤关节畸形和关节强直。骨侵蚀开始于关节软骨的边缘,即边缘性侵蚀,为 RA 早期重要征象。

MRI 显示较敏感,在侵蚀灶出现之前,即可出现炎性滑膜的强化。平扫加增强扫描,显示关节骨质侵蚀,主要能显示充填在侵蚀灶内的血管翳,表现为长 T_1 长 T_2 信号,有明显强化与关节内血管翳相延续。

9. 试述强直性脊柱炎的影像学表现。

骶髂关节为最早受累的关节,并且 100% 被累及,双侧对称性发病,是诊断的主要依据。早期关节面侵蚀破坏、边缘增生硬化,随后关节间隙变窄,骨性强直。上行累及脊柱,形成“方形椎”,椎旁韧带骨化,脊柱呈竹节状等。

CT 比平片能更早、更清晰地发现及显示关节面的侵蚀。骶髂关节有典型滑膜关节炎的 MRI 表现,关节血管翳为长 T_1 长 T_2 信号,明显强化,与侵蚀灶相延。

10. 试述退行性骨关节病的 X 线与 CT 表现。

X 线表现:①关节间隙不对称性变窄;②关节面骨质增生硬化、不平整;③关节边缘骨刺和骨桥形成;④关节面下假囊肿;⑤关节内游离体。

CT 表现类似 X 线,晚期引起滑膜炎及关节积液时,则见关节囊扩张,内为均匀液体性密度影。MRI 是唯一可以直接清晰显示关节软骨的影像学方法,早期软骨肿胀 T_2WI 呈高信号,晚期局部纤维化 T_2WI 则呈低信号,软骨变薄甚至剥脱。

11. 试述良恶性骨肿瘤的鉴别要点。

良恶性肿瘤的鉴别要点参见表9-1。

表9-1　良恶性肿瘤的鉴别要点

	良性骨肿瘤	恶性骨肿瘤
生长情况	生长缓慢,不侵及邻近组织,但可引起压迫性移位;无转移	生长迅速,易侵及邻近组织、器官,可有转移
局部骨质变化	呈膨胀性骨质破坏,与正常骨界线清晰,边缘锐利,骨皮质变薄,膨胀,保持其连续性	呈浸润性骨破坏,病变区与正常骨界线模糊,边缘不整
骨膜增生	一般无骨膜增生,病理骨折后可有少量骨膜增生,骨膜新生骨不被破坏	可出现不同形式的骨膜增生且多不成熟,并可被肿瘤侵犯破坏
周围软组织变化	多无肿胀或肿块影,如有肿块,其边缘清楚	长入软组织形成肿块,与周围组织分界不清

12. 对骨肿瘤影像诊断的要求有哪些?

①判断骨病变是否为肿瘤;②如是肿瘤,判断是良性还是恶性,是原发性还是转移性肿瘤;③了解肿瘤的侵犯范围;④推断肿瘤的组织学类型,重点在于判断肿瘤的良恶性,如属恶性肿瘤,应及时治疗以提高生存率。

13. 试述骨样骨瘤的影像学表现。

本病多数根据X线平片可以确诊。任何骨均可发病,多发生在长骨骨干,以胫骨和股骨多见。85%发生于骨皮质,其次为松质骨和骨膜下,均表现为瘤巢所在部位的骨破坏区以及周围不同程度的反应性骨硬化,有时可见瘤巢内的钙化或骨化影。根据受累部位分为:①皮质型,瘤巢位于骨皮质,周围骨质增生硬化及骨膜反应明显;②松质型,瘤巢位于松质骨内,周围仅有轻度的硬化带;③骨膜下型,瘤巢所在部位骨皮质可出现凹陷,肿瘤可将骨膜掀起形成骨膜新生骨,邻近骨皮质硬化。CT平扫显示瘤位置及瘤结构优于平片,常可见瘤巢中央的不规则钙化和骨化影。MRI示肿瘤未钙化的部分在T_1WI呈低到中等信号、T_2WI呈高信号,钙化呈长T_1短T_2信号;增强后强化明显,瘤巢周围骨质硬化呈低信号。肿瘤周围的骨髓和软组织常有充血和水肿,呈长T_1长T_2信号,可有一定程度的强化。

14. 试述骨巨细胞瘤影像学特点。

肿瘤多发生在骨骺愈合后的骨端,有横向膨胀生长的倾向,X线平片示肿瘤呈膨胀性单房或多房性偏心性骨破坏区。多房者瘤内可见骨性间隔,致肿瘤出现皂泡状透亮区为其典型表现。骨破坏区内无钙化,与正常骨交界清楚但不锐利。肿瘤相邻的骨皮质变薄、膨胀,甚至骨壳形成。一般无骨膜反应及增生硬化。当骨破坏区出现侵袭性表现如骨壳及骨性间隔残缺不全、骨膜明显增生、软组织肿块较大、肿瘤生长迅速等,常提示肿瘤为恶性。CT平扫瘤内密度不均,可见低密度坏死区,有时可见液-液平面。MRI的优势在于显示肿瘤周围的软组织情况。瘤体的MR信号是非特异性的,多数肿瘤在MRI图像上边界清楚,周围无低信号环,T_1WI呈均匀的低或中等信号,T_2WI信号不均匀、呈混杂信号,增强扫描可有不同程度的强化。

15. 试述骨软骨瘤的影像学表现。

骨软骨瘤是最常见的良性成软骨性肿瘤,由骨性瘤基底、软骨帽及瘤包膜构成。X线片上肿瘤包括骨性基底和软骨帽两部分,基底部可呈带蒂状或宽基底。骨性基底为母体骨骨皮质向外伸延突出的骨性赘生物,其中可见骨小梁,也与母体骨的小梁相延续。基底部顶端为软骨帽,呈菜花状或丘状等隆起。软骨帽通常不显影,当软骨钙化时,基底顶缘外出现线状、点状或环形钙化影。肿瘤背离关节面生长为其特征性改变。CT与X线表现相同,在平片显示不清的情况下,CT能显示骨皮质和骨松质与母体骨相延续的肿瘤基底,从而明确诊断。MRI示骨性基底各部的信号特点与母体骨相同,软骨帽 T_1WI 呈低信号,在脂肪抑制 T_2WI 为明显高信号,信号特点与关节透明软骨相似;钙化软骨呈长 T_1 短 T_2 信号。发生于骨盆或肩胛骨肿瘤的瘤体常呈菜花状或扁平疣状向外突出;肿瘤发生在肋骨时常沿肋骨走行,形成带蒂骨疣突入胸腔或胸壁软组织内。

16. 骨肉瘤有哪些影像学表现? 需与哪些疾病相鉴别,鉴别要点是什么?

骨肉瘤好发于长骨干骺端,以股骨下端、胫骨上段最为多见。X线表现为:①骨质破坏;②肿瘤骨;③肿瘤软骨钙化;④软组织肿块;⑤骨膜增生和 Codman 三角等。根据骨破坏和肿瘤骨的多寡,分为3型:硬化型、溶骨型、混合型。CT示软组织肿块常偏于病骨一侧或围绕其生长,边缘模糊,与周围正常组织分界不清,常见大小不等的坏死囊变区。MRI能清楚了解肿瘤侵犯的范围,大多数骨肉瘤在 T_1WI 呈不均匀低信号, T_2WI 呈不均匀高信号,骨质破坏、骨膜反应、瘤骨在 T_2WI 显示最好。但 MRI 显示细小、淡薄的骨化或钙化的能力远不及 CT。

骨肉瘤需与骨髓炎、软骨肉瘤相鉴别。骨髓炎晚期骨破坏边界清晰,骨膜反应光滑平整,骨破坏区周围围绕着新生骨,常有大块死骨出现。软骨肉瘤多见于25~50岁,常以病骨周围大量棉絮状或斑片状钙化为其特征。

17. 试述软骨肉瘤影像学表现。

中心型软骨肉瘤多呈溶骨性破坏,边界欠清晰;邻近骨皮质可有不同程度的膨胀、变薄,周围可形成大小不等的软组织肿块,其内可见数量不等、分布不均的钙化影,其中环形钙化具有确定软骨来源的定性价值。周围型软骨肉瘤若为继发性,则出现良性软骨类肿瘤恶变表现;原发性者,肿瘤自骨皮质的一侧向外生长,含或不含钙化。

18. 试述转移性骨肿瘤影像学表现。

根据X线表现可分为溶骨型、成骨型和混合型,以溶骨型最常见。

溶骨型表现为骨松质中多发或单发的斑片状骨质破坏,一般无骨膜增生和软组织肿块,常并发病理性骨折。发生于扁骨者,多表现为大小不等的骨破坏区,有融合倾向,或可见软组织肿块影。发生于椎体者,椎间隙多保持完整,常累及椎弓根。成骨型多表现为斑片状、结节状高密度影,位于松质骨内,骨皮质多完整,骨轮廓多无改变。发生于椎体时,椎体常不被压缩、变扁。混合型则兼有溶骨型和成骨型转移的骨质改变。CT与X线所见相同,但比X线敏感,并能清楚显示局部软组织肿块的范围、大小及邻近脏器的关系。MRI对含脂肪的骨髓组织中的肿瘤组织及其周围水肿非常敏感,大多数骨转移瘤在 T_1WI 上呈低信号,在 T_2WI 上呈不同程度的高信号,脂肪抑制可以清晰显示。

19. 骨囊肿有哪些影像学表现? 试述其鉴别诊断及鉴别要点。

X线见病灶多呈卵圆形,始于近骺板部位的干骺端,随骨的生长渐远离骨骺线,其长径与骨长轴一致,位居骨髓腔中心、很少偏心生长。囊肿沿骨干纵轴轻度膨胀生长,皮质变薄,病变周围无骨膜反应。在早期,骨囊肿的骨干侧边缘常呈连续的半弧形,边界清晰,当囊肿不断增大后,则边缘变为多弧形且伴硬化缘。病理骨折为最常见的并发症,因囊内液体流出,表现为皮质断裂,骨折碎片向囊内移位,即所谓骨片陷落征(fallen fragment sign)。CT显示病灶内为均匀的液体密度影,骨壳完整。MRI显示囊内容物在 T_1WI 上为中等信号, T_2WI 为高信号,如果内有出血或含胶样物质则在 T_1WI 和 T_2WI 上均为高信号。

需与骨巨细胞瘤及嗜酸性肉芽肿鉴别。骨巨细胞瘤多发生在骨端,偏心性生长,多横向扩展,具有膨胀性。嗜酸性肉芽肿病灶较小,内部密度不均匀,可见软组织肿块,多有骨膜反应,可出现中心性死骨及倾斜的边缘。

20. 试述骨纤维异常增殖症的影像学表现。

四肢以股骨、胫骨、肋骨和肱骨多见。颅面骨以下颌骨、颞骨和枕骨好发。长骨病变多始于干骺或骨干并逐渐向远端扩展。在干骺愈合前常为骺板所限,较少累及骨骺。四肢躯干骨病变的 X 线表现有 5 种:①囊状膨胀性改变;②磨玻璃样改变;③丝瓜瓤样改变;④虫蚀样改变;⑤硬化性改变。以上征象常数种并存,亦可单独存在。颅骨病变主要表现为内外板和板障的骨质膨大、增厚,最常见为颅面骨的不对称增大,呈极高密度影。

21. 试述椎间盘突出症的影像学表现。

X 线平片诊断价值较小,但可确定椎间盘病变的骨改变,并排除其他骨病变,是较常用的检查方法,结合临床并参考以下征象,可作出推测性诊断:①椎间隙变窄或前窄后宽;②椎体后缘唇样肥大增生或游离骨块。

CT 检查对椎间盘突出有很高的诊断价值,可见椎间盘向椎管内局限突出,部分可见游离的髓核块,硬膜外脂肪影不对称或消失,鞘膜囊可受压变形,相应平面神经根受压移位或湮没。

MRI 矢状面 T_2WI 可见相应平面的椎间盘信号减低并向后突出,压迫硬脊膜囊,蛛网膜下腔间隙变窄,横断面可见间盘后缘向后突出,压迫脊髓,硬膜外脂肪消失;部分可见黄韧带肥厚。

22. 椎管狭窄有哪些影像学表现?

X 线平片可见脊椎退行性变、脊椎不稳和韧带钙化等改变,X 线平片测量椎管的矢状径对骨性椎管狭窄的诊断有重要价值,如颈椎矢状径正常应在 10~13mm,10mm 以下可诊断为颈椎管狭窄;腰椎矢状径为 15~18mm,如小于 15mm 要考虑腰椎管狭窄。

CT 可清楚显示椎管横断面的大小与形态、椎体增生和小关节突肥大及椎管内韧带增厚的情况。主要 CT 表现为:与发育有关的骨性椎管狭窄;椎体后缘及椎间小关节骨质增生、骨赘形成、软骨下硬化和囊腔形成;黄韧带及后纵韧带肥厚、钙化及骨化;马尾神经及神经根受压迹象;硬膜外脂肪减少或消失;椎管矢状径<11.5cm,横径<16cm,关节突间距<12cm,黄韧带厚度>4mm。

MRI 能够进行矢状面、冠状面和横断面任意平面成像,显示三维结构形态及其变化,具有真实感。

(夏军 罗琳 张英俊)

参考文献

［1］夏瑞明,刘林祥.医学影像诊断学［M］.3 版.北京:人民卫生出版社,2014.

［2］刘林祥,夏瑞明.医学影像诊断学实训与学习指导［M］.北京:人民卫生出版社,2014.

［3］祁吉.医学影像诊断学［M］.北京:人民卫生出版社,2002.

［4］刘林祥,李俊峰.医学影像学［M］.北京:人民军医出版社,2013.

［5］夏瑞明.CT、MRI 诊断指南［M］.西安:陕西科学技术出版社,2005.

［6］白人驹,张雪林.医学影像诊断学［M］.3 版.北京:人民卫生出版社,2010.

［7］龚洪翰,白人驹,张雪林.医学影像诊断学学习指导与习题集［M］.北京:人民卫生出版社,2011.

［8］吴恩福.医学影像诊断习题集［M］.北京:人民卫生出版社,2011.

［9］刘林祥.2019 放射医学技术精选题集［M］.北京:人民卫生出版社,2018.

［10］李果珍.临床 CT 诊断学［M］.北京:中国科学技术出版社,1994.

［11］NADICH P N,WEBB W R,MULLER N L,et al.胸部 CT 和 MRI［M］.蔡祖龙,赵绍宏,译.北京:人民卫生出版社,2009.

［12］刘士远,陈起航.胸部影像诊断必读［M］.北京:人民军医出版社,2007.

［13］郭启勇.实用放射学［M］.3 版.北京:人民卫生出版社,2007.

［14］马大庆.影像诊断学［M］.2 版.北京:北京大学医学出版社,2009.

［15］伍建林.医学影像诊断学［M］.北京:科学技术文献出版社,2006.

［16］祁吉.放射学高级教程［M］.北京:人民军医出版社,2014.

［17］梁长虹.肝脏疾病 CT 诊断［M］.北京:人民卫生出版社,2009.

［18］柳澄.医学影像诊断学［M］.北京:人民军医出版社,2006.

［19］金征宇.医学影像学［M］.北京:人民卫生出版社,2005.

［20］王振常.医学影像学［M］.北京:人民卫生出版社,2012.

［21］荣独山.X 线诊断学［M］.2 版.上海:上海科学技术出版社,2001.

［22］白人驹,郑可国.医学影像学［M］.北京:人民卫生出版社,2007.

［23］鲜军舫,王振常,罗德红,等.头颈部影像诊断必读［M］.北京:人民军医出版社,2007.

［24］李文华.头颈部疾病影像鉴别诊断［M］.北京:化学工业出版社,2007.

［25］张培功,杜勇.医学影像学［M］.北京:科学出版社,2009.

［26］张雪林.医学影像学［M］.北京:高等教育出版社,2007.